中医古籍珍本集成

◎本书出版得到国家古籍整理出版专项经费资助

◎『十一五』、『十二五』国家重点图书出版规划

◎教育部、科技部、国家中医药管理局重点立项

总策划○王国强
总主编○周仲瑛 于文明
常务副总主编○王旭东

中医古籍珍本集成（续）

综合卷

景岳全书 四

主　编○虞　舜 王旭东
编　者○（按汉语拼音排序）
卞雅莉 黄晶晶 石历闻 王旭东 温雯婷
吴昌国 奚飞飞 衣兰杰 虞　舜 张雷强

湖南科学技术出版社
岳麓书社

《中医古籍珍本集成》编辑小组

组　长○黄一九　张旭东

副组长○易言者　徐　为

成　员○李　忠　鲍晓昕　林澧波　易法银

王跃军　周　妍　郭　升　喻　峰

王　李

秘　书○王跃军　喻　峰

景岳全書卷之三十九人集　婦人規下

會稽　張介賓　會卿著
會稽　魯　超　曾菴訂

產育類

滑胎　三十二

妊娠滑胎之法，惟欲其坐草①之期易而且速，而難易之由，則在血之盈虛，不在藥之滑利。蓋血多則潤而產必易，血虧則澀而產必難，故於未產之前，但宜以培養氣血為主，而預為之地，如四物湯、滑胎煎、五福飲、小營煎、八珍湯之類，即皆滑胎之要藥。若不知此，而過用滑利等物，或產期未近，無火無滯而妄用清火、行氣、沉降、苦寒等藥，必皆暗残營氣，走泄真陰，多致血虧氣陷，反為臨期大害。若果肥盛氣實者，則紫蘇飲

保生無憂散滑胎枳殻散之類皆可擇用

催生　三三

凡妊娠胎元完足彌②月而產熟落有期非可催③也所謂催生者亦不過助其血氣而利導之耳直待臨期乃可用脫花煎或滑胎煎隨證加減主之或經日久產母困倦難生俱宜服滑胎煎以助其氣血令兒速生其有氣虛無力艱於傳送者必用獨參湯隨多隨少接濟其力皆為催生要法若期未至而妄用行氣導血等劑以為催生亦猶摘方苞之蕚揠宋人之苗耳

一臨盆將產腹痛已甚凡催生之藥無如脫花煎少用肉桂五七分為最穩最妙若氣虛無力者加人參二三錢虛甚者任意加用之

一催生若水血下多子道乾澁難出者宜用滑利之物如猪脂

油蜜酥油葱白葵子牛乳滑石榆白皮之類以潤之以濟急之法也

滑胎催生論外方

達生散 婦四十　生化湯 婦四二

加味芎歸湯 婦四四 難產　良方當歸湯 婦五 滑胎催生

經驗滑石散 婦五二 胎乾難產　佛手散 婦四一

穩婆 二十四

產婦臨盆必須聽其自然弗宜[4]催逼安其神志勿使驚慌直待花熟蒂圓自當落矣所以凡用穩婆必須擇老成忠厚者預先囑之及至臨盆務令從容鎮靜不得用[5]法催逼余嘗見有穩婆忙冗性急者恐顧此失彼因而勉強試[6]湯分之[7]掐之逼之使下多致頭身未順而手足先出或橫或倒爲害不小若未有緊[8]陣不可令其動手切記切記又或有生息不順及雙

胎水下之類但宜穩婆安慰不可使產母聞知恐驚則氣散愈難生息又嘗見有奸詭之婦故爲哼嘆之聲或輕事重報以顯己能以圖酬謝因致產婦驚疑害尤非細極當慎也立齋醫按載一穩婆云止有一女於分娩時適當巡街侍御行牌取我視其内室分娩女爲此驚嚇未產而死後見侍御史以威顔分付迫視產母胎雖順而頭偏在一邊此時若以手入推正可保順生因畏其威不敢施手但回禀云此是天生天化非人力所能因是子母俱不能救由此觀之可見產時當用靜鎮自然而一毫驚恐疑畏有不可使混於其間者

產要 二五

凡孕婦臨月忽⑨然腹痛或作或止或一二日或三五日胎水少來但腹痛不密者名曰弄胎非當產也又有一月前或半月前忽然腹痛如欲產而不產者名曰試月亦非產也凡此腹

痛無論胎水來與不來俱不妨事但當寬心候時可也若果欲生則痛極連腰乃將產也蓋腎繫於腰胞繫於腎故耳又試捏產母手中指本節跳動即當產也此時兒逼產門穀道挺迸水血俱下方可坐草試湯瓜熟蒂懸此乃正產之候也

一產婦腹痛未甚且須寬心行動以便兒身舒轉如腰腹痛甚有產之兆即當正身仰臥或起坐舒伸務宜安靜從容待兒轉身向下其產必順而且易最不宜預爲驚擾入手以致產婦氣怯胞破漿乾使兒轉身不易則必有難產之患

一產婦初覺欲生便須惜力調養不可用力妄施恐致臨產之力若兒方轉身而用力太早則多致橫逆須待順而臨門一逼自下若時候未到用力徒然

一臨產房中不宜多人喧嚷驚慌宜閉戶靜以待生

一將產時宜食稠軟白粥勿令饑渴以乏氣力亦不宜食硬冷

難化之物恐産時乏力以致脾虛不能消化則産後有傷食
之病

一産婦産室當使溫凉得宜若産在春夏宜避陽邪風是也産在秋冬宜避陰邪寒是也故於盛暑之時亦不可衝風取凉以犯外邪又不宜熱甚致令産母頭疼面赤亦不宜人衆若熱氣熏蒸亦致前患其或有熱極煩渴而血暈血溢者亦可少與凉水暫以解之然亦不可多用若冬末春初餘寒尚盛産室不可無火務令下體和煖衣被亦當溫厚庶不爲寒氣所侵可免胎寒血滞難産之患且産後胎元既落氣血俱去乘虛感邪此時極易故不可不愼

凡富貴之家過於安逸者每多氣血壅滞常致胎元不能轉動此於未産之先亦須常爲運動庶使氣血流暢胎易轉則産亦易矣是所當預爲留意者

一妊娠將產不可信卜問神如巫覡之徒哄嚇謀利妄言凶險禱神祇保產婦聞之致生疑懼夫憂慮則氣結滯而不順多至難產所宜戒也

一產時胞漿未下但只穩守無妨若胞漿破後一二時辰不生即當服催生等藥如脫花煎滑胎煎或益母丸之類蓋漿乃養兒之生漿乾不產必其胎元無力愈遲則愈乾力必愈乏所以速宜催之

一產婦與酒不可多而致醉凡產前醉則乏力而四肢不用產後酒多恐引入血分四肢致後日有動血及四肢無力髓骨痠痛之患

六逆產 三六

一横生者以兒方轉身產母用力逼之太早故致兒身未順而先露手臂但令母安然仰卧穩婆以手徐推兒臂下體令其

正直復以中指摸其肩推使臍帶攀繫即生○二倒生者因兒未及轉身產母努力故令兒先露足令母正臥以手徐推足入良久仍推兒身徐侯轉正近門即生○三偏生者因兒未順生路產母努力逼兒頭偏一邊雖若露頂實額角也亦照前法推正即生若兒頂後骨偏拄穀道傍以手從外後徐[10]輕輕托正即生○四礙產者兒身雖順門路雖正但不能下乃因胎轉時臍帶絆肩而然令產母仰臥以手輕推兒向上乃用中指按兒兩肩理順臍帶即生○五坐產者因兒將產其母疲倦久坐椅褥抵其生路而然須用手巾一條拴繫高處令產母以手攀之輕輕屈足舒伸以開生路兒即順生○六盤腸產者臨產母腸先出子產而腸未收故曰盤腸產古法以醋水各半盞默然[11]噀產母面背則收一法以萆麻子四十九粒研爛塗母頭頂待腸收上急洗去俗以水噀面背驚

之而腸亦收但恐驚則氣散反致他疾戒之

一方治橫逆産難令産母仰臥以小針刺兒手脚心三五次用鹽擦之手脚即縮上轉身即生

一方治盤腸産以半夏爲末用少許搐鼻中腸自上

又方用大紙撚以蔴油潤滲點着吹滅以烟薰産婦鼻中腸即上

又方腸出盛以潔淨漆器濃煎黄芪湯浸之腸即上

胞破産難 三七

凡産婦胎未順而胞先破者其因有二蓋一有母質薄弱胞衣不固因兒轉動隨觸而破者此氣血之虚也一有兒身未轉以坐草太早用力太過而胞先破者此舉動之傷也若胞破久而水血乾産路滯則兒難下宜急用大料四物湯或五物煎脱花煎滑胎煎五福飲當歸湯之類助其氣血并濃煎葱

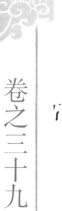

湯薰洗産戶使其煖而氣達則自當順下若持久力乏血已耗涸則甚危矣當用八珍湯料一斤益母草四兩水數碗煎熟不時飲之亦有得生者或以黄芪芎歸數斤以大釜煎藥氣氤氲滿室使産母口鼻俱受其氣亦良法也○大抵産難之證多患於鬱悶安佚富貴之家治法雖云胎前清氣産後補血然不可拘泥若脾胃不健氣血不充必當預爲調補不然臨産必多患難

一産難經日不下别無危證者宜用脱花煎催之極妥極妙

一醫宿客店治店婦臨産數日不生下體俱冷無藥甚窘令取椒橙葉茱萸共煎湯一盆令産婦以小凳坐盆内薰洗良久小腹皆煖氣温血行遂産

一方以紫蘇煎湯薰洗大抵遇嚴寒時月産久傷冷氣血必凝此薰洗之法亦要法也外以淋湯内以羊肉湯必效

一方令產婦以自己髮稍含於口中令其惡心作嘔即下亦治

胞衣不出

胞衣不出 三八

胞衣不出有以氣血疲弱不能傳送而停⑫閣不出者其證但見無力而別無痛脹治當補氣助血宜速用決津煎或滑胎煎保生無憂散局方黑神散之類主之○有以惡露流入胞中脹滯不出者蓋兒既脫胞帶必下墜故胞在腹中形如仰葉仰則盛聚血水而脹礙難出惟老成穩婆多有識者但以手指頂其胞底以使血散或以指摸上口攀開一角使惡露傾瀉則腹空自落矣○又一法以本婦頭髮攪入喉中使之作嘔則氣升血散胞軟亦自落矣凡胎胞不出者多死授以此法甚效○若血滲胞中停蓄既久而爲脹爲痛或喘或急則非逐血破血不可也宜速用奪命丹或用失笑散以熱酒調

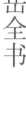

服使血散脹消其衣自下若氣血兼虛者亦惟決津煎爲善

一方用草麻子仁一兩研爛貼母右足心衣下速洗去緩則腸亦出如腸不收卽以此膏塗腦頂則腸自入

一方用紅花一兩酒煑濃汁服

一法用產婦鞋底炙熱熨小腹上下卽出

一方用皂角刺燒爲末每服一錢溫酒調服

胞衣論外方

牛膝散 婦四九 胎衣不下腹脹

氣脫血暈三九

產時胎胞既下氣血俱去忽爾眼黑頭眩神昏口噤昏不知人古人多云惡露乘虛上攻故致血暈不知此證有二曰血暈曰氣脫也若以氣脫作血暈而用辛香逐血化痰等劑則立刻斃矣不可不愼也○一氣脫證產時血既大行則血去氣

亦去多致昏暈不省微虛者少頃即甦大虛者脫竭即死但察其面白眼閉口開手冷六脈細微之甚是即氣脫證也速用人參一二兩急煎濃湯徐徐灌之但得下咽即可救活若少遲延則無及矣余嘗救此數人無不隨手而愈此最要法也又嘗見有禁參而斃者云新產後不可用參用參則補住惡血必致爲害即勸之亦不肯用直待斃而後悔者亦數人矣又有云産後必過七日方可用參此等愚昧訛傳不知始自何人悞人不淺萬萬不可信也○一血暈之證本由氣虛所以一時昏暈然血壅痰盛者亦或有之如果形氣脉氣俱有餘胸腹脹痛上衝此血逆證也宜失笑散若痰盛氣粗宜二陳湯如無脹痛氣粗之類悉屬氣虛宜大劑芎歸湯八珍湯之類主之○一猝時昏暈藥有未及宜燒秤錘令赤用器盛至床前以醋沃之或以醋塗口鼻令酸氣入鼻收神即醒

或以破舊漆器或用乾漆燒烟薰之使鼻受其氣皆可但此法雖輕而暴暈者所宜若氣虚之甚而昏厥者非用大補之劑終無益也

兒初生初誕法　詳小兒門　四十

凡嬰兒初生當隨手包裹切不可為風寒所侵蓋兒在腹中遂護最密及其初脱胞胎肌膚脆嫩極易感邪若在夏令自所無慮但覺稍寒即須慎之嘗見兒生未久多有驚風發熱抽搐等病者率由乎此○一小兒初生天氣微凉即大忌洗沐恐⑬湊理不密元氣發泄而外邪乘之也○凡産母分娩艱難勞傷胎氣多有兒雖脱胞而乏力垂危或已死者切不可便斷臍帶當急用大紙撚蘸香油於臍帶上往來燒斷之取其陽氣以續胎元俄頃兒得啼聲即已活矣且可免胃寒泄瀉之病凡見此者若以刀斷臍帶則子母皆多難保此出立齋

醫按○一凡燒帶之法惟素多陽虛及產時氣脫者最宜用之以助陽氣若母氣陽強或兒聲洪亮者皆不宜用恐火從臍入日後致生熱毒則反爲害不小

子死腹中 四一

凡子死腹中者多以觸傷或犯禁忌或以胎氣薄弱不成而殞或以胞破血乾持久困敗但察產母腹脹舌黑者其子已死若非產期而覺腹中陰冷重墜或爲嘔惡或穢氣上衝而舌見青黑者皆子死之證宜速用下死胎方下之下後察其虛實隨加調補自愈若唇舌面色俱青則母子皆危之兆也

補遺方　治胎死腹中用紅花以酒煑汁飲二三碗即下

新法下胎方　用當歸一兩厚朴三錢陳皮一錢入酒水各一碗煎至一碗加朴硝三五錢再煎十餘沸去柤熱服死胎自下　○或止用脫花煎更妙

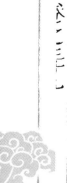

死胎論外方

廻生丹 婦六六　　下死胎方 婦五九

桂香散 婦五五　　琥珀丸 婦一三四

產門不開不閉子宮不收 四二

交骨不開產門不閉無非陰氣不足陰不足則氣不達所以不開不開則產必艱難宜加味芎歸湯補而開之大有奇效或十全大補湯亦可

產門不閉由陰氣大虛不能收攝或由陰火下流而然故或爲陰挺突出或爲腫脹或爲淋瀝不禁○若氣血俱虛者宜十全大補湯加五味子補而斂之○或痛而覺熱者宜加味逍遙散○若憂思傷脾血熱者加味歸脾湯○若暴怒傷肝動火者龍膽瀉肝湯

子宮不收而外墜者宜補中益氣湯加醋炒芍藥飲而舉之或

外以黄芪煎湯薰洗亦妙或以硫黄湯薰洗硫黄散傅之

一方　治產後子宮不斂用荆芥藿香椿根白皮煎湯薰洗神效

一方　產後子腸不收外用枳殼訶子五棓子白礬煎湯薰洗若不收再灸頂心百會穴數壯即上

一方　子宮脫出用蓖麻仁十四枚研爛塗頂心入即洗去

一方　治產後陰脫用絹袋盛炒熱蛇床子熨之亦治陰痛又法用蛇床子五兩烏梅十四個煎水日洗五六次

小產四三

小產之證有輕重有遠近有稟賦有人事由稟賦者多以虛弱由人事者多以損傷凡正產者出於熟落之自然小產者出於損折之勉强此小產之所以不可忽也若其年力已衰產育已多欲其再振且固自所難能凡見此者但得保其母氣

則爲善矣若少年不慎以致小産此則最宜調理否則下次臨期仍然復墜以至二次三次終難子嗣係不小矣凡此安之之法見前數墮胎條中既産調理之法亦與大産相似詳後産後條中俱當按而用之

一凡婦人年及中衰胎元無力則常有胎不能長及多小産者暈之患此氣血衰敗而然血氣既衰則凡於小産之後多有胎既落而復又下墜如更有一胎欲産者此非胎也乃因氣虚而胞宮隨胎下陷也産母不知必至驚慌此無足慮但以壽脾煎或八珍十全大補芎歸補中湯之類主之則自安矣

又凡小産有遠近其在二月三月爲之近五月六月爲之遠新受而産者其勢輕懷久而産者其勢重此皆人之所知也至若猶有近者則隨孕隨産矣凡今艱嗣之家犯此者十居五六其爲故也總由縱慾而然第自來人所不知亦所不信兹

謹以筆代燈用指迷者倘淂後人實深願也請詳言之蓋胎元始肇一月如珠露二月如桃花三月四月而後血脉形體具五月六月而後筋骨毛髮生方其初受亦不過一滴之玄津耳此其蒂簽正無依根荄尚無地肇之則凹決之則流故凡受胎之後極宜節慾以防泛溢而少年縱情罔知忌憚雖胎固慾輕者保全亦多其有兼人之勇者或恃强而不敗或既敗而復戰當此時也主方欲静吝不肯休無奈狂徒敲門撞戶顧彼水性熱腸有不啓扉而從隨流而逝者乎斯時也落花與粉蝶齊飛火棗共交梨並逸合污同流已莫知其昨日孕而今日産矣朔日孕而望日産矣隨孕隨産本無形迹蓋明産者胎已成形小産必覺暗産者胎仍⑭以水直溜何知故凡今之衍⑮術家多無大産以小産之多也娶娼妓者多少子息以其子宫滑而慣於小産也今営見娛嗣求方者詢其

陽事則曰能戰問其功夫則曰儘通問其意兒則怨嘆曰人皆有子我獨無亦豈知人之明產而爾之暗產耶此外如受胎三月五月而每有墮者雖衰薄之婦常有之然必由縱慾不節致傷母氣而墮者爲尤多也故凡恃强過勇者多無子以强弱之自相殘也縱肆不節者多不育以盜損胎元之氣也豈悉由婦人之罪哉欲求我方者當以此篇先讀之則傳方之思已過半矣

小產論外方

人參黃芪湯 婦四八 小產氣虛血不止

當歸川芎湯 婦四三 小產瘀血痛

殿胞煎 新因十 小產後腹痛

下胎斷產 四四

下胎斷產本非仁者之事然有婦人臨產艱危或病甚不勝產育者則下胎斷產之法有不得已亦不可廢者也至若水銀

虻蟲水蛭班猫之屬不惟傷胎且傷母矣用者不可造次

下胎方

千金去胎方 婦六一　下胎小品方 婦五六

扶羸小品方 婦五八　廣濟下胎方 婦五七

良方桂心散 婦五四

一方 不拘生胎死胎用蓖麻仁二個巴豆一個麝香一分研貼臍中并足心即下○月一粒溫酒吞下○又方下生胎用蓖麻子一

斷產方

斷產小品方 婦六八　千金斷產方 婦又六七

丹溪斷子法 婦六九　斷產灸法 婦六七

產育類論列總方 四五

四物湯 補八　八珍湯 補十九

產後類

論產後當大補氣血 四六

產後病治，當見丹溪云：產後當大補氣血，即有雜證，以末治之；一切病多是血虛，皆不可發表。此其意謂血氣隨胎而去，必屬大虛，故無論諸證，皆當以大補爲先，其他皆屬可緩。余於初年誠然佩服，及執而用之，則每爲所困，經者數次，始悟其言雖有理，而未免言之過也。即今產科所宗，無非此法。余目覩其誤，及親爲解救者，蓋不少矣，故敢剖析於後，實有所見，不得不言，非存心自衒，故毀先賢，若然則徒爲笑罵之招耳。賓雖至愚，必不爲也，觀者其深察此意。

凡產後氣血俱去，誠多虛證，然有虛者，有不虛者，有全實者。凡此三者，但當隨證隨人，辨其虛實，以常法治療，不得執有誠

心概行大補以致助邪此辨之不可不眞也

一產後虛證無非隨人元氣必素弱之人多有之或於產後血氣俱去而更弱者亦有之此當因人察脈因脈察證若脈氣形氣病氣俱不足此當以全虛治之若形氣不足病氣有餘或兼火邪或兼外邪或以飲食停滯是亦虛中有實不得不詳審而治此中委曲不能言盡惟明者悟之

一產後不虛證蓋或其素日無病或以年少當時或以素耐辛苦貧勞之質此輩本無不足及其一旦受孕乃於無病腹中參入此物故致血氣壅塞爲脹爲嘔是皆添設有餘之病及其既產始見通快所留得去仍復故吾常人之產此類極多果何虛之有然或以內傷或以外感產後之病難保必無倘有所犯去之即愈若概行大補果能堪否即臨盆帶去血氣未免暫見耗損然以壅滯之餘不過皆護胎隨從之物去者

當去生者旋生不出數日必已來復此生化自然之理何至是產皆虛也凡治此類但當因證用治若執云產後必當大補氣血則實實之病必所不免而輕者必甚甚者必危矣由此觀之則立言者固不易而用言者又豈易哉

一產後全實證有如外感風寒頭痛身熱便實中滿脈緊數洪大有力者此表邪之實證也○又火之盛者必熱渴躁煩或便結腹脹口鼻舌焦黑酷喜冷飲眼眵尿管痛赤脈見洪滑此內熱之實證也○又鬱怒動肝胸脅脹痛大便不利脈弦而滑此氣逆之實證也○又惡露未盡瘀血上衝心腹脹滿疼痛拒按大便難而小便利此血逆之實證也○又凡富貴之家保護太過或過用人參芪朮以致氣壅或過用糖酒炭火以致內熱或產本不虛而妄用大補之藥以致增病此調攝之實證也○又或因產過食恐其勞困固令勉强以致停

蓄不散此內傷之實證也○以上諸證姑舉要者以見其槩然既有表邪則不得不解既有火邪則不得不清既有內傷停滯則不得不開通消導且人有強弱產有虛實病有真假治有逆從固不可以同日語也觀六元正紀大論曰婦人重身毒之何如曰有故無殞亦無殞也此自經常不易之大法亦何庸嘖辨之若此第因丹溪之言人多偏執故不得不詳盡其說以解後人之惑也諸虛實治法詳其後條

論產後三禁四七

觀病機機要云治胎產之病當從厥陰證論之宜無犯胃氣及上二焦是爲三禁謂不可汗不可下不可利小便發其汗則同傷寒下早之證利大便則脉數而傷脾利小便則內亡津液胃中枯燥但使不犯三禁則營衛自和而寒熱自止矣凡用治之法如發渴則白虎氣弱則黃芪血痛則當歸腹痛則

芎藥大抵產病天行從加減柴胡雜證從增損四物宜察脈證而用之詳此說雖為產育之大法然病變不同倘有是證則不得不用是藥所謂有病則病受之也第此經常之法固不可不知而應變之權亦不可執一也

產後腹痛　四八

產後腹痛最當辨察虛實血有留瘀而痛者實痛也無血而痛者虛痛也大都痛而且脹或上衝胸脇或拒按而手不可近者皆實痛也宜行之散之若無脹滿或喜揉按或喜熱熨或得食稍緩者皆屬虛痛不可妄用推逐等劑

凡新產之後多有兒枕腹痛者摸之亦有塊按之亦微拒手故古方謂之兒枕皆指為胞中之宿血此大不然夫胎胞俱去血亦豈能獨留蓋子宮蓄子既久忽爾相離血海陸虛所以作痛胞門受傷必致壅腫所以亦若有塊而實非真塊腫

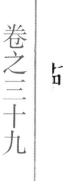

既未消所以亦頗拒按治此者但宜安養其臟不久即愈惟殿胞煎爲最妙其次則四神散五物煎皆極佳者若誤認爲瘀而妄用桃仁紅花玄胡青皮之屬反損臟氣必增虛病○一有母體本虛而血少者即於產時亦無多血此輩尤非血滯若有疼痛只宜治以前法或以大小營煎黃雌雞湯主之○一凡新產之後其有陽氣虛弱而寒從中生或寒由外入以致心腹作痛嘔吐不食四肢厥冷者宜九蜜煎大巖蜜湯或理陰煎主之○一產當寒月以致寒氣入腹臍下脹痛手不可近者宜羊肉湯主之若氣實寒甚者宜蟠葱散○一產後惡露不盡留滯作痛者亦常有之然此與虛痛者不同必其由漸而甚或大小便不行或小腹鞕實作脹痛極不可近手或自下上衝心腹或痛極牙關緊急有此實證當速去其血近上者宜失笑散近下者宜通瘀煎奪命丹廻生丹如或

未效當用決津煎為善○一産後有脾虚腎虚而為腹痛者此不由産而由臟氣之不足若脾氣虚寒為嘔吐為食少而兼腹痛者宜五君子煎六君子湯温胃飲之類主之若腎氣虚寒為瀉為痢而兼腹痛者宜胃關煎理陰煎之類主之○一産後有飲食停滯及氣逆作痛亦當因其類而消去之如排氣飲大和中飲之類皆可酌用

仲景曰産後腹中㽲痛當歸生薑羊肉湯主之并治腹中寒疝虚勞不足

立齋曰前證若因氣滯用延胡索散○若因外寒用五積散○若因怒氣用四物加木香柴胡○若因血虚用四物參术炮薑○若因陽氣虚弱用四君當歸炮薑○若因脾虚血弱用六君當歸炮薑

産後發熱四九

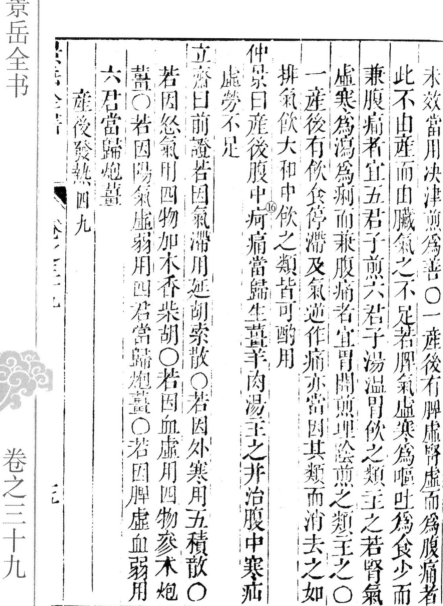

產後發熱有風寒外感而熱者○有邪火內盛而熱者○有水虧陰虛而熱者○有因產勞倦虛煩而熱者○有去血過多頭暈悶亂煩熱者諸證不同治當辨察

一產後有外感發熱者蓋臨盆之際多有露體用力無暇他顧此時或過寒邪則乘虛而入感之最易若見頭疼身痛憎寒發熱或腰背拘急脉見緊數即產後外感證也然此等外感不過隨感隨病自與正傷寒宿感者不同故略加解散即自痊可勿謂新產之後不宜表散但當酌其虛實而用得其宜耳○凡產後感邪氣不甚虛者宜三柴胡飲○若氣虛脾弱而感者宜四柴胡飲五柴胡飲○若肝脾腎三陰不足而感者宜補陰益氣煎若虛寒之甚者宜理陰煎○若產婦強壯氣實而感者宜正柴胡飲○若兼內火盛而外邪不解者宜一柴胡飲○若風寒俱感表裏俱滯者宜五積散

一産後有火證發熱者，但外感之熱多在表，火證之熱多在裏。此必以調攝太過，或時令熱甚，或強以酒，或誤用參朮薑桂大補之藥，或過用炭火，或窓牖太密，人氣太盛，或氣體本實而過於動作，凡屬太過，皆能生火。火盛於内，多見潮熱内熱，煩渴喜冷，或頭痛多汗，便實尿赤，及血熱妄行，但無表證，脉見緩滑不緊而發熱者，便是火證，宜清化飲、保陰煎之類主之。若本元不虚，或火之甚而勢之急者，即徙薪飲、抽薪飲亦所常用，不必疑也。

一産後有陰虚發熱者，必素禀脾腎不足，及産後氣血俱虚，故多有之。其證則倏忽往來，時作時止，或晝或夜，進退不常，或精神困倦，怔忡恍惚，但察其外無表證，而脉見弦數，或浮弦豁大，或微細無力，其來也漸，非若他證之暴至者，是即陰虚之候。治當專補真陰，宜小營煎、三陰煎、五陰煎之類，隨宜主

之○若陰虛兼火而微熱者宜一陰煎○若陰虛兼火之甚
而大熱者宜加減一陰煎○若陰虛火盛熱而多汗者宜當
歸六黃湯○若陰中之陽虛火不歸源而熱者宜大營煎理
陰煎右歸飲之類主之○若血虛陽不附陰煩熱作渴者宜
人參當歸湯○若氣血俱虛發熱煩躁面赤作渴宜八珍湯
十全大補湯若熱甚而脈微者宜急加桂附或認為火則禍
在反掌

一產後有去血過多發熱者其證必煩渴短氣頭痛頭暈悶亂
內熱是亦陰虛之屬宜人參當歸湯主之

立齋曰大凡元氣虛弱而發熱者皆內真寒而外假熱也但用
六君或補中益氣加炮薑溫補脾氣諸證自退若四肢畏冷
急加附子○凡新產陰血暴傷陽無所附而外熱宜川四物
炮薑補陰以配陽若因誤服寒涼克伐之劑而外熱此為寒

氣格陽於外宜用四君子加薑桂如不應急加附子若或肌膚發熱面目赤色煩渴引飲此血脱發躁宜用當歸補血湯

產後乍寒乍熱五十

產後乍寒乍熱總由血氣虚損陰陽不和而然若陽勝則乍熱陰勝則乍寒○凡陰勝而寒多者宜增損四物湯理陰煎○若陽勝而熱多者宜四物湯三陰煎○若陽氣陷入陰中而乍寒乍熱者宜補中益氣湯補陰益氣煎○若陰陽俱虚而寒熱者宜八珍湯十全大補湯○若敗血不散流入陰中而作寒熱者宜決津煎殿胞煎○若血實氣壅者宜奪命丹○若無擇曰敗血流閉諸陰則寒流閉諸陽則熱宜五積散○若有外感者宜從前產後發熱調治

蓐勞五一

蓐草薦也產婦坐草艱難以致過勞心力故曰蓐勞此即產後

勞倦也其證則或爲寒熱如瘧或頭疼自汗或眩暈昏沉或百節疼痛或倦怠喘促飲食不甘形體虛羸之類皆其候也悉當以培補元氣爲主○若初産後勞困倦極者猪腰湯爲妙或用黄雌雞湯白茯苓散○若蓐勞虛汗不止宜母雞湯○若兼臟寒者宜羊肉湯○若氣血俱虛者宜五福飲十全大補湯○若兼外邪發熱者宜補陰益氣煎補中益氣湯○若兼外邪發熱而中寒背惡寒者宜理陰煎詳加減法治之○若兼陽虛内寒者宜五君子煎或理陰煎○若陽盛陰虛兼内熱者宜五福飲加芍藥黄芩地骨皮之類隨宜用之

産後喘促　五二

産後喘急有二乃一以陰虛之極一以寒邪在肺蓋産後既以大虛焉得氣實而喘若肺無寒邪而見喘促者此以血去陰虛孤陽無主故氣窮短促而浮脱於上此實肝腎不接無根

將脫之兆最爲危候經曰肝苦急急食甘以緩之正此類也惟貞元飲爲治此之神劑○若氣虛兼寒者宜大補元煎或理陰煎○若風寒外感邪氣入肺而喘急者此必氣粗胸脹或多欬嗽自與氣短似喘上下不接者不同治當以疎散兼補爲主宜金水六君煎或六君子湯○若單以寒邪入肺氣實氣壅而本無虛者宜六安煎或二陳湯加蘇葉之類主之

喘嗽論外方

二母散婦八六　血熱喘嗽　　二物參蘇飲婦八四　瘀血入肺喘欬

產後惡露不止五三

產後惡露不止若因血熱者宜保陰煎清化飲○有傷衝任之絡而不止者宜固陰煎加減用之○若肝脾氣虛不能收攝而血不止者宜壽脾煎或補中益氣湯○若氣血俱虛而淡血津津不已者宜大補元煎或十全大補湯○若怒火傷肝

而血不藏者宜加味四物湯○若風熱在肝而血下泄者宜

一味防風散

一止血方　用蒲黃二兩水煎頓服

血不止論外方

人參當歸湯婦百十四　佛手散婦四一　血多煩暈

產後發痙五四

產後發痙乃陰血大虧證也其證則腰背反張戴眼直視或四肢強勁身體抽搐在傷寒家雖有剛痙柔痙之辨然總之則無非血燥血枯之病而實惟足太陽與少陰主之蓋膀胱與腎爲表裏腎主精血而太陽之脉絡於頭目項背所以爲病若此若其所致之由則凡如傷寒誤爲大汗以亡液大下以亡陰或潰瘍膿血大泄之後乃有此證故在產後亦惟去血過多或大汗大瀉而然其爲元氣虧極血液枯敗也可知凡

遇此證速當察其陰陽大補氣血用大補元煎或理陰煎及十全大補湯之類庶保其生若認為風痰而用發散消導等劑則死無疑矣

產後大便秘澁 五五

產後大便秘澁以其失血亡陰津液不足而然宜濟川煎加減主之及後立齋法俱妙

立齋曰前證若計其日期飲食已多即用藥通之禍在反掌之間矣必待其腹滿覺脹欲去不能者此乃結在大腸宜用豬胆汁潤之若服苦寒疎通反傷中氣通而不止或成他證○若去血過多用十全大補湯○血虛火燥用加味四物湯○氣血俱虛用八珍湯○雖數日不通飲食如常腹中如故仍用八珍加桃仁杏仁治之若泥其日期飲食之多而通之則誤矣

五福飲 新補六　　八珍湯 補十九
當歸六黄湯 寒六五　　温胃飲 新熱五
胃關煎 新熱九　　加味四物湯 補九
壽脾煎 新熱十六　　理陰煎 新熱三
增損四物湯 婦百十　　三陰煎 新補十一
一陰煎 新補八　　加減一陰煎 新補九
五陰煎 新補十三　　貞元飲 新補十九
人參當歸湯 婦百十四　　保陰煎 新寒一
固陰煎 新因二　　一味防風散 婦百十五
右歸飲 新補三　　蟠葱散 熱百十一
當歸補血湯 補四五　　羊肉湯 婦七十 七一
猪腰湯 婦七四　　黄雌雞湯 婦七二
母雞湯 婦七三　　决津煎 新因二

帶濁遺淋類

帶下 五八

凡婦人淋帶雖分微甚而實爲同類蓋帶其微而淋其甚者也總由命門不固而不固之病其因有六蓋一以心旌之搖之也心旌搖則命門應命門應則失其所守此由於不遂者也一以多慾之滑之也情慾無度縱肆不節則精道滑而命門不禁此由於太遂者也一以房室之逆之也凡男女相臨遲速有異此際權由男子而婦人情興多致中道而止止則逆逆則爲濁爲淋此由於遂而不遂乃女子之最多而最不肯言者也以上三證凡帶濁之由乎此者十居八九而三者之治必得各清其源庶可取效然源未必清而且旋觸旋發故藥餌之功必不能與情竇爭勝此帶濁之所以不易治也此

三者之外則尚有濕熱下流者有虛寒不固者有脾腎虧陷而不能收攝者當各因其證而治之

一心旌搖心火不靜而帶下者先當清火宜硃砂安神丸清心蓮子飲直指固精丸之類主之○若無邪火而但見心虛帶下者宜秘元煎人參丸心虛白濁歌茯菟丸之類

一慾事過度滑泄不固而帶下者宜秘元煎壽脾煎固陰煎苓朮菟絲丸濟生固精丸鎖精丸金鎖思仙丹之類主之

一人事不暢精道逆而為濁為帶者初宜六味地黃湯或威喜丸之屬以利之久不止者宜固陰煎苓朮菟絲丸之屬以固之

一濕熱下流而為帶濁脉必滑數色見紅赤證有煩渴而多熱者宜保陰煎加味逍遙散或經驗猪肚丸亦佳若熱甚兼淋而去者宜龍膽瀉肝湯

一元氣虛弱而帶下者宜壽脾煎固陰煎菟絲煎七福飲十全大補湯九龍丸之屬○若陽氣虛寒脉見微濇色白清冷腹痛多寒者宜加薑附或用家韭子丸

一脾腎氣虛下陷而多帶者宜用壽脾煎固陰煎歸脾湯補中益氣湯之

立齋曰前證或因六淫七情或因醉飽房勞或因膏粱厚味或服燥劑所傷或虧損陽氣下陷或濕痰下注蘊積而成故言帶也凡此皆當壯脾胃升陽氣爲主佐以各經見證之藥○若色青者屬肝用小柴胡加山梔或濕熱壅滯小便赤澁龍胆瀉肝湯○色赤者屬心用小柴胡加黄連山梔當歸思慮過傷用妙香散等藥○色白者屬肺用補中益氣加山梔○色黄者屬脾用六君子加山梔柴胡不應歸脾湯○色黑者屬腎用六味地黄丸○若氣血俱虛八珍湯○陽氣陷下補

中益氣湯〇濕痰下注而湯加茯苓半夏蒼朮黃栢〇氣虛痰飲下注四七湯送腎氣丸〇不可拘肥人多痰瘦人多火而以燥濕瀉火之藥輕治之也

帶濁論外方

醋附丸 婦百七 氣滯帶濁腹中急痛

金櫻膏 補百二一 虛勞帶濁

克應丸 婦一二八 虛滑帶濁

固元丹 固三二 赤白帶

白芷散 婦一二六 下元虛滑

益母丸 婦六四 帶濁諸病

白芍藥散 婦一二七 帶濁疼痛

白濁遺淋 五九

淫濁與帶下之不同者蓋白帶出於胞宮精之餘也淫濁出於膀胱水之濁也雖膀胱與腎為表裏故帶濁之源無非皆出於腎分然帶由脾腎之虛滑者多淫濁出膀胱之濕熱者多此其所以有辨也〇若淫濁初起而見熱濇者宜大分清飲

○若初起無火而但有窒塞者宜小分清飲或五苓散○若肝經怒火下流者宜加味逍遥散○若用火盛而見痛澁者宜龍膽瀉肝湯○若服寒凉利藥太過以致下焦虛寒不固者宜萆薢分清飲○若元氣虛寒下陷者宜壽脾煎補中益氣湯○若脾濕下流者宜歸脾湯六君子湯○若久而不愈肝腎虛滑下陷者宜壽脾煎秘元煎家韭子丸

淋濁論外方

滑石散 婦一二九 熱淋　　牛膝膏 和二四六 死血作淋

三味牛膝湯 寒一二六 血熱淋痛

婦人夢與鬼交 六十

人禀五行正氣以生氣正則正氣邪則邪氣强則神旺氣衰則鬼生如刺法論曰神失守位則邪鬼外干即此類也然婦人之夢與邪交其證有二一則由慾念邪思牽擾意志而爲夢

者此鬼生於心而無所外干也一則由稟賦非純邪得以入故妖魅敢於相犯此邪之自外至者亦有之矣病因有內外則證亦有不同病由內生者外無形迹不過於夢寐間常有所遇以致遺失及爲恍惚帶濁等證亦如男子之夢遺其機一也但在女子多不肯言耳至若外有邪犯者其證則異或言笑不常如有對晤或喜幽寂不欲見人或無故悲泣而面色不變或面帶桃花其脉息則乍疏乍數三五不調或伏沉或促結或弦細或代易不常是皆妖邪之候凡此二者若失於調理久之不愈則精血日敗眞陰日損乃致潮熱發熱神疲體倦飲食日減經水日枯肌肉消削漸成勞損脉見緊數多致不救矣○凡治此者所因雖有不同而傷精敗血其病則一故凡病生於心者當先以靜心爲主然後因其病而藥之神動者安其神定其志精消者固其精養其陰尤當以培

補脾腎要約門戶以助生氣爲主若爲妖魅所侵則內當調補正氣如歸神湯之類外宜速灸鬼哭穴以驅邪氣則自當漸愈其穴以兩手大指相並縛定用艾炷於爪甲角騎縫灸之務令兩甲連肉四處着火方效或七壯或二七壯兩足大指亦名足鬼眼

帶濁類論列總方六一

人參丸 補百六　　八珍湯 補十九
朱砂安神丸 寒一四二　　歸脾湯 補三三
六君子湯 補五　　清心蓮子飲 寒三二
妙香散 固十五 十六　　九龍丸 固四二
十全大補湯 補二十　　壽脾煎 新熱十六
秘元煎 新固一　　加味逍遙散 補九四
菟絲煎 新固二　　固陰煎 新固三

乳病類

乳少 六二

婦人乳汁乃衝任氣血所化故下則爲經上則爲乳若產後乳遲乳少者由氣血之不足而猶或無乳者其爲衝任之虛弱無疑也治當補化源而兼通利宜猪蹄湯○若乳將至而未得通暢者宜湧泉散

產婦乳汁不來其原有二蓋一因氣血不足故乳汁不來宜用猪蹄湯是即虛者補之也○一因肥胖婦人痰氣壅盛乳之不來者宜用漏蘆湯之類是壅者行之也

乳出 六三

產後乳自出乃陽明胃氣之不固當分有火無火而治之無火而泄不止由氣虛也宜八珍湯十全大補湯○若陽明血熱而溢者宜保陰煎或四君子湯加梔子○若肝經怒火上衝乳脹而溢者宜加減一陰煎○若乳多脹痛而溢者宜溫帛

熨而散之○若未産而乳自出者以胎元薄弱滋漑不全而然謂之乳泣生子多不育

吹乳妬乳 六四

産後吹乳因兒飲乳爲口氣所吹致令乳汁不通壅結腫痛不急治之多成癰腫速服栝蔞散外以南星末敷之更以手揉散之○勢甚者惟連翹金貝煎最妙

産後妬乳因無兒飲乳或兒未能飲餘乳蓄結作脹或婦人血氣方盛乳房作脹以致腫痛憎寒發熱不吮通之必致成癰若腫不消用麥芽二三兩炒熟水煎服立消

一方用陳皮一兩甘草一錢水煎服

一方治吹乳乳癰腫痛用萱草根擂酒服之以滓封患處

袖珍方用豬牙皂角去皮蜜炙爲末酒服一錢○又詩云婦人吹奶法如何皂角燒灰蛤粉和熱酒一盃調八字管教時刻

笑呵呵

乳癰乳巖六五

腫痛勢甚熱毒有餘者宜以連翹金貝煎先治之甚妙

立齋法曰婦人乳癰屬胆胃二腑熱毒氣血壅滯故初起腫痛發於肌表肉色焮赤其人表熱發熱或發寒熱或憎寒頭痛煩渴引冷用人參敗毒散神效瓜蔞散加味逍遥散治之膿自消散若至數日之間膿成潰竅稠膿湧出膿盡自愈若氣血虛弱或誤用敗毒久不收斂膿清脉大則難治○乳巖屬肝脾二臟鬱怒氣血虧損故初起小核結於乳内肉色如故其人内熱夜熱五心發熱肢體倦瘦月經不調用加味逍遥散加味歸脾湯神效瓜蔞散多自消之若積久漸大巉岩色赤出水内潰深洞爲難療但用前歸脾湯等藥可延歲月若誤用攻伐危殆迫矣○大凡乳證若因恚怒宜疎肝清熱○

焮痛寒熱宜發表散邪○焮腫痛甚宜清肝消毒并隔蒜灸○不作膿或膿不潰補氣血爲主○不收歛或膿稀補脾胃爲主○膿出反痛或發寒熱補氣血爲主○或晡熱内熱補血爲主○若飲食少思或作嘔吐補胃爲主○飲食難化或作泄瀉補脾爲主○勞碌腫痛補氣血爲主○怒氣腫痛養肝血爲主○兒口所吹須吮通揉散成癰治以前法潮熱暮熱亦主前藥○大抵男子多由房勞耗傷肝腎婦人鬱怒虧損肝脾治者審之○世有孕婦患此名曰内吹然其所致之因則一惟用藥不可犯其胎耳

乳病論列總方

猪蹄湯 婦八七　　湧泉散 婦八八

漏蘆湯 婦九十　　八珍湯 補十九

四君子湯 補一　　十全大補湯 補二十

子嗣類

宜麟策總論　共十二段　六七

天地絪緼萬物化醇男女搆精萬物化生此造化自然之理也亦無思無爲之道也故有人道即有夫婦有夫婦即有子嗣又何有乏嗣之說然天有不生之時地有不毛之域則人不能無乏嗣之流矣然則生者自生乏者當乏而求嗣之說又何爲也果可求耶果不可求耶則其中亦自有說亦自有法

矣所謂說者非爲不生不毛者而說也亦非爲少壯强盛者而說也蓋不生不毛者出於先天之禀賦非可以人力爲也少壯强盛者出於妙合之自然不必識不必知也惟是能子弗子者無後難堪本非天付衰老無兒者精力日去豈比少年此所以有挽回之人力則有說而有法矣雖法之垂諸古者已不爲少然以余覺之則若有未盡其妙蘊者焉因而膚列其法曰天時曰地利曰人事曰藥食曰疾病總五類二十四條但凡其一便見敗乃公事矣負於晚年得子者豎乎此凡苦於是者惟察之信之則祥徵之⑰應或非渺小故命之曰

宜麟策

時氣天時一

凡交會下種之時古云宜擇吉日良時天德月德及干支旺⑱相當避丙丁之說顧以紛紜之頃亦安得擇而後行似屬迂遠

不足憑也然惟天日晴明光風霽月時和氣爽及情思清寧精神閑裕之況則隨行隨止不待擇而人人可辦於斯得子非惟少疾而必且聰慧賢明胎元禀賦實基於此至有不知避忌者犯天地之晦冥則受愚蠢迷蒙之氣犯日月星辰之薄蝕則受殘缺刑剋之氣犯雷霆風雨之慘暴則受狠惡驚狂之氣犯不陰不陽倏熱倏寒之變幻則受奸險詭詐之氣故氣盈則盈乘之則多壽氣縮則縮犯之則多夭顧人生六合之内凡生長壯老已何非受氣於生成而知愚賢不肖又孰非禀賦於天地此感兆元始之大本苟思造命而贊化育則當以此爲首務

陰陽 天時二

乾道成男坤道成女此固生成之至道然亦何以見之亦何以用之蓋乾坤不用用在坎離坎離之用陰陽而已夫離本陰

陽何以爲女以陽之中而陰之初也坎本居陰何以爲男以陰之中而陽之初也蓋中者盛於上盛者必漸消初者生於下生者必漸長故陽生於坎從左而漸升升則爲陽而就明陰生於離從右而漸降降則爲陰而就晦此卽陰陽之用也而千變萬化莫不由之由之推廣則凡冬至夏至一歲之陰陽也子東午西一日之陰陽也有節有中月令之陰陽也或明或晦時氣之陰陽也節前節後消長之陰陽也月光潮汛盈虛之陰陽也再以及人則老夫女妻陰若勝矣有顛之倒之之妙彼強此弱陽亦在也有操之縱之之權顧無在而非陰陽之用也知之而從陽避陰則乾道成男不知而背陽向陰則坤道成女矣明眼人其餘而悟之筆有難於盡意也

地利一

地利關於子嗣非不重也有陰宅之宜子孫者當見⑲繼嗣之多

有陽宅之宜子嗣者，惟生氣天乙方爲最吉。然吉地吉人每多不期而會，所謂有德斯有人，有人斯有土，此其所致之由，自非偶然。故曰：必先有心地，而後有陰地。信非誣也。第其理深義邃，有非一言可悉，然宗枝攸係，誠有不可不知者。此外如寢室交會之所，亦最當知宜忌。凡神前廟社之側，井竈冢柩之傍，及日月火光照臨，沉陰危險之地，但覺神魂不安之處，皆不可犯。倘有不謹，則夭枉殘疾，飛災横禍，及不忠不孝之流，從而出矣。驗如影響，可不慎哉！

基址 地利二

欲綿瓜瓞[20]，當求基址。蓋種植者必先擇地，砂礫之場，安望稻黍？求子者必先求母，薄福之婦，安望熊羆？倘欲爲子嗣之謀，而不先謀基址，計非得也。然而基址之說，隱微叵測，察亦誠難，姑舉其顯而易者十餘條，以見其槩云耳。大都婦人之質貴靜而賤動貴重而賤輕貴厚而賤薄貴蒼而賤嫩故凡唇短嘴小者不堪此子處之部位也耳小輪薄者不堪此腎氣之外候也聲細而不振者不堪此丹田之氣本也形體薄弱者不堪此藏蓄之宮城也飲食纖細者不堪此倉廪血海之源也髮焦齒豁者不堪肝之血而腎虧竭也睛露臂削者不堪藏不藏而後無後也顏色嬌艷者不堪與其華者去其實也肉肥勝骨者不堪子宮隘而腎氣詘㉑也嬝娜柔脆筋不束骨者不堪肝腎虧而根幹不堅也山根唇口多青氣者不堪陽不勝陰必多肝脾之滯逆也脉見緊數弦濇者不堪必眞陰虧弱經候不調而生氣杳然者也此外如虎頭熊項橫面豎眉及聲如豺狼之質必多刑剋不吉遠之爲宜又若剛狠陰惡奸險剋薄之氣尤爲種類源流子孫命脉所係焉可近之雖曰堯亦有丹朱㉒舜亦有瞽瞍㉓然二氣相合未必非一優一

劣之所致倘使陰陽有序稱其俱宜而緣偶有不登者未之有也惟一有偏勝則偏象見矣是種之不可不擇者有如此不然則麟趾之㉔詩果亦何爲而作者耶余因人艱嗣之苦後見人有不如無之苦故願天常生好人所以亦慮及之

十機人事

陰陽之道合則聚不合則離合則成不合則敗天道人事莫不由之而尤於斯道爲最合與不合機有十焉使能得之權在我矣

一曰闔闢乃婦人之動機也氣靜則闔氣動則闢動緣氣至如長鯨之飲川如巨觥之無滴斯時也吸以自然莫知其入故未有闢而不受者未有受而不孕者但此機在一息之間若未闢而投失之太早闢已而投失之太遲當此之際自別有影響情狀可以默會不可以言得也惟有心人能覺之带雨

施雲雨不殺矣

二曰遲速乃男女之合機也遲宜得遲速宜見速但陰陽情質稟有不齊固者遲不固者速遲者嫌速則猶饑待食及咽不能速者畏遲則猶醉添杯欲吐不得遲速不侔不相投矣以遲遇速宜出奇由徑勿逞先聲以速遇遲宜靜以自持挑而後戰能反其機適逢其會矣

三曰強弱乃男女之畏機也陽強陰弱則畏如蜂蠆避如戈矛陽弱陰強則聞風而靡望塵而北強弱相凌而道同意合者鮮矣然撫弱有道必在仁由義後得其心克強固難亦聚精會神安奪其魄此所以強有不足畏弱有不足虞者亦在乎為之者之何如耳

四曰遠近乃男女之會機也或以長材㉕排閫唐突非堪或以偷覷覷門敲窺堂室欲拒者不能欲吞者不得睽隔如斯其能

姤乎然斂迹在形致遠在氣斂迹在一時養氣非頃刻使不有教養之夙誹恐終無剛勁之銳氣又安能直透重圍而使鳩居鵲巢也

五曰盈虛乃男女之生機也胃有盈虛飽則盈而饑則虛也腎有盈虛蓄則盈而泄則虛也盈虛由之成敗亦由之不知所用則得其壽而失其常耳

六曰勞逸乃男女之氣機也勞者氣散而怯逸者氣聚而堅既可爲破敵之兵機亦可爲種植之農具動得其宜勝者多矣

七曰懷抱乃男女之情機也情投則合情悖則離喜樂從陽故多陽者多喜鬱怒從陰故多陰者多怒多陽者多生氣多陰者多殺氣生殺之氣即孕育賢愚之機也莫知所從又胡爲而然乎

八曰時會乃男子之一失機也勿謂我强何虞子嗣勿謂年壯縱

亦何妨不知過者矣飽飫強者無酸味而凡隨得隨失猶所莫知自一而兩自兩而三則亦如斯而已矣前有小產論所當并察之

九曰童稚乃女子之時機也方苞方萼生氣未舒甫童甫笄天癸未裕曾見有未實之粒可爲種否未足之蚕可爲繭否強費心力而年衰者能待乎其亦不知機也矣

十曰二火乃男女之陽機也夫君火在心心其君主也相火在腎腎其根本也然二火相因無聲不應故心宜靜不靜則火由欲動而自心挑腎先心後腎者以陽燥陰出乎勉強勉強則氣從乎降而丹田失守已失元陽之本色腎宜足腎足則陽從地起而由腎及心先腎後心者以水濟火本乎自然自然則氣主乎升而百脉齊到斯誠化育之真機然伶薄之夫每從勉強故多犯虛勞証云予嗣朴庵之子常由自然故品

物咸亨寧慮後人知機君子其務陽道之貞機乎

畜妾人事二

無故置妾大非美事凡諸反目敗亂多有此之可已則已是亦齊家之一要務也其若年邁妻衰無後爲大則勢有不得不置者然置之易而畜之難使畜不有法則有畜之名無畜之實亦仍與不畜等耳而畜之之法有情况焉有寢室焉以情况言之則主母見妾大都非出樂從所以或多嗔怒或多罵詈或因事責其起居或假借加以聲色是皆常情之所必至者而不知產育由於血氣血氣由於情懷情懷不暢則衝任不充衝任不充則胎孕不受雖云置妾果何爲與凡畜妾之不可過嚴者以此再以寢室言之則宜靜宜遠宜少近耳目者爲妙蓋私構之頃鋭宜男子受宜女人其鋭其受皆由乎氣當此時也專則氣聚而直前怯則氣餒而不攝此受與不

受之機也然男怯之由其權在心蓋心之所至氣必至焉心有疑懼心不至矣心有不至氣亦不至矣倘臨期驚有所聞則氣在耳而不及器矣疑有所見則氣在目而不及器矣或忿或畏則氣結在心而不至器矣氣有不至則如石投水而水則無知也且如兩陣交鋒最嫌奸細之偵伺一心無二何堪讒間以相離聞思其機本無二致凡妾室之不可不靜而遠者以此雖然此不過爲錦囊無奈者設倘有高明賢淑因吾言而三省惟宗[27]祧之是慮不惟不妬[28]而且相憐則愈近愈慰而遠之之說豈近人情又若有恭謹良人小心奉治則求容已幸又安敢有遠而敬之之念其然其然吾未如之何也已

藥食　藥食一

種子之方本無定轍因人而藥各有所宜故凡寒者宜溫熱者

宜亦滑者宜濇虚者宜補去其所偏則陰陽和而生化著矣今人不知此理而但知傳方豈宜於彼者亦宜於此耶且或見一人偶中而不論宜否而偏傳其神煉用製服又豈知張三之帽非李四所可戴也今錄十方於後擇宜用之庶獲濟矣

一婦人血氣俱虚經脉不調不受孕者惟毓麟珠隨宜加減用之爲最妙其次則八珍益母丸亦佳○若臟寒氣滯之甚者用續嗣降生丹亦妙

一男子臟氣平和而惟精血不足者宜還少丹全鹿丸無比山藥丸○若右腎陽氣不足者宜右歸丸或毓麟珠俱妙○若陽痿精衰虚寒年邁艱嗣者必宜贊育丹○若陽盛陰虚左腎精氣不足者宜左歸丸或延年益嗣丹○若火盛水虧多内熱者宜大補陰丸○此外如河車種玉丸烏雞丸黑錫丹

之類皆可酌用

用藥法　藥食二

凡飲食之類則人之臟氣各有所宜似不必過為拘執惟酒多者為不宜蓋胎種先天之氣極宜清楚極宜充實而酒性淫熱非惟亂性亦且亂精精為酒亂則濕熱其半真精其半耳精不充實則胎元不固精多濕熱則他日痘疹驚風脾敗之類率已受造於此矣故凡欲擇期布種者必宜先有所慎與其多飲不如少飲與其少飲猶不如不飲此亦胎元之一大機也欲為子嗣之計者其毋以此為後着

男病　疾病

疾病之關於胎孕者男子則在精女人則在血無非不足而然凡男子之不足則有精滑精清精冷者及臨事不堅或流而不射者或夢遺頻數或便濁淋澁者或好色以致陰

虛陰虛則腰脊痛憊或好男風以致陽極陽極則亢而亡陰或過於强固强固則勝敗不洽或素患陰疝陰疝則肝腎乖離此外則或以陽衰陽衰則多寒或以陰虛陰虛則多熱若此者是皆男子之病不得盡諉之婦人也倘知其由而宜治則治之宜反則反之必先其在我而後及婦人則事無不濟矣

女病 疾病二

婦人所重在血血能構精胎孕乃成欲察其病惟於經候見之欲治其病惟於陰分調之蓋經即血也血即陰也陰以應月故月月如期此其常也及其爲病則有或先或後者有一月兩至者有兩月一至者有枯絕不通者有頻來不止者有先痛而後行者有先行而後痛者有淡色黑色紫色者有瘀而爲條爲片者有精血不充而化作白帶白濁

者有子宫虚冷而陽氣不能生化者有血中伏熱而陰氣不能凝成者有血癥氣痞子藏不收月水不通者凡此皆眞陰之病也眞陰既病則陰血不足者不能育胎陰氣不足者不能攝胎凡此攝育之權總在命門正以命門爲衝任之血海而胎以血爲主血不自生而又以氣爲主是皆眞陰之謂也所以凡補命門則或氣或血皆可謂之補陰而補陰之法即培根固本之道也凡自壯至老乃人人之所不可缺者而矧以先天後天之肇基又將舍是而何求乎是以調經種子之法亦惟以塡補命門顧惜陽氣爲之主然精血之都在命門而精血之源又在二陽心脾之間蓋心主血養心則血生脾胃主飲食健脾胃則氣布二者㉙胥和則氣暢血行此情志飲食又當先經脈而爲之計者亦無非補陰之源也使不知本末先後而妄爲之治則又

焉足以言謌經種子之法以上宜麟策終

盈虛吟 六八

誰識雌雄在坎離　之關消息有玄機
坎虛離實云非是　坎實離虛亦是非
天以至剛方得體　地緣無日乃成泥
三生同有金丹在　試問仙翁知不知

辨古 六九

種子之法古人言之不少而余謂其若未盡善者蓋亦有疑而云然謹并列而辨之亦以備達者之裁正

一廣嗣訣云三十時辰兩日半二十八九君須筭落紅滿地是佳期金水過時徒霍亂霍亂之時枉費功樹頭樹底覓殘紅但解開花能結子何愁丹桂不成叢○按此言婦人經期方止其時子宮正開便是布種之時過此佳期則子宮閉而不

受胎矣然有十日半月及二十日之後受胎者又何爲其然也又一哲婦曰若依此說則凡有不端者但於後半月爲之自可無他慮矣善哉言也此言果可信否

一道藏經曰婦人月信止後一日三日五日合者乾道成男二日四日六日合者坤道成女○按此以單數屬陽故成男偶數屬陰故成女果若然則誰不知之得子何難也總未必然

一褚氏遺書云男女之合二情交暢若陰血先至陽精後衝血開裹精精入爲骨而男形成矣陽精先至陰血後參精開裹血血入爲本而女形成矣○按此一說余初見之甚若有味有理及久察之則大有不然蓋相合之頃豈堪動血惟既結之後則精以肇基血以滋育而胎漸成也即或以血字改爲精字曰陰精先至似無不可然常見初笄女子有一合而即孕者彼於此時畏避無暇何云精泄但其情動則氣至氣至

則陰闢陰闢則吸受吸受則無不成孕此自然之正理也若褚氏之說似穿鑿矣

一東垣曰經水斷後一二日血海始淨精勝其血感者成男四五日後血脈已旺精不勝血感者成女○按此說亦非確論今見多生女者毋加功於月經初淨而必不免於女者豈亦其血勝而然乎

一丹溪曰陰陽交構胎孕乃凝所藏之處名曰子宮一系在下上有兩岐中分爲二形如合鉢一達於左一達於右精勝其血則陽爲之主受氣於左子宮而男形成精不勝血則陰爲之主受氣於右子宮而女形成○按此乃與聖濟經左動成男右動成女之說同第以予觀驗之無不皆有兩歧故在男子亦有二丸而子宮之義諒亦如此信非謬也惟左受成男右受成女之說則成非其事後莫測其然卽復有左射右射之

法第恐陰中閫閾自有其機關欲左未必左欲右未必右而陰陽相勝之理則在天時人事之間似仍別有一道雖知此說終無益也

述古七十

褚氏遺書曰建平孝王妃姬皆麗無子擇民家未笄女子入御又無子問曰求男有道乎㉚澄對曰合男女必當其年男雖十六而精通必三十而娶女雖十四而天癸至必二十而嫁皆欲陰陽完實然後交而孕孕而育育而子堅壯強壽今未笄之女天癸始至已近男色陰氣早泄未完而傷未實而動是以交而不孕孕而不育育而子脆不壽此王之所以無子也然婦人有所產皆女者有所產皆男者大王誠能訪求多男婦人至宮府有男之道也王曰善未再期生六男夫老陽遇少陰老陰遇少陽亦有子之道也

子嗣類論列總方

癥瘕類

論證 七二

癥瘕之病即積聚之別名內經止有積聚疝瘕並無癥字之名

此後世之所增設者蓋癥者徵也瘕者假也徵者成形而堅硬不移者是也假者無形而可聚可散者是也成形者或由血結謂之血癥或由食結謂之食癥無形者惟在氣分氣滯則聚而見形氣行則散而無迹此癥瘕之辨也然又有痛者有不痛者痛者聯於氣血所以有知氣血行則愈故痛者易治不痛者不通氣血另結窠囊藥食難及故不痛者難治此又治之有辨也其他如肺之積曰息奔心之積曰伏梁脾之積曰痞氣肝之積曰肥氣腎之積曰奔豚以至後世有曰痃癖曰痞塊之屬亦不過以形見之處有不同故名亦因之而異耳總之非在氣分則在血分知斯二者則癥瘕二字已盡之矣但血癥氣瘕各有虛實而宜攻宜補當審之真確用之確也諸經義另詳積聚門所當參閱

骨空論曰任脈為病男子內結七疝女子帶下瘕聚張子和曰

遺溺閉癃陰痿脬痹精滑白淫皆男子之疝也若血涸月事不行行後小腹有塊或時動移時陰突出後陰痔核皆女子之疝也但女子不謂之疝而謂之瘕

血癥 七二

瘀血留滯作癥惟婦人有之其證則或由經期或由產後凡內傷生冷或外受風寒或恚怒傷肝氣逆而血留或憂思傷脾氣虛而血滯或積勞積弱氣弱而不行總由血動之時餘血未淨而一有所逆則留滯日積而漸以成癥矣然血必由氣氣行則血行故凡欲治血則或攻或補皆當以調氣爲先○羅謙甫曰養正邪自除必先調養使營衛充實若不消散方可議下但除之不以漸則必有顛覆之害若不守禁忌縱嗜欲其有不喪身者鮮矣

一血瘀作痛或成形不散在脇腹之下若暫見停蓄而根盤未

固者只宜五物煎或決津煎加減主之則血無不去痛無不止足稱神劑

一婦人形氣病氣俱實或脹或痛甚而漸有所逆但欲行滯止痛者宜通瘀煎失笑散或玄胡當歸散加減四物湯之類疏之導之氣通滯去病必自愈○若稍久且堅而欲消之磨之宜三棱煎萬病丸之類主之

一形氣強壯而瘀血不行或大病結閉或腹脹痛甚有非下不可者宜良方桃仁承氣湯下之最捷或用奪命丹桃仁煎川山甲散赤金豆之類皆可然下須詳慎非有大實不得已之證不宜妄用

養正之法當察陰陽上下病之久新及邪正強弱之勢其有停瘀雖甚而元氣困弱者不可攻病久而弱積難搖動者不可攻凡此之類皆當專固根本以俟其漸磨漸愈乃為良策

○如鬱結傷脾者宜用歸脾湯逍遥飲壽脾煎○脾胃虚寒者宜溫胃飲養中煎六君子湯○肝腎虚寒者宜大營煎煖肝煎理陰煎或良方交加散亦可○脾腎虚寒大便泄瀉或不實者宜胃關煎理陰煎○病久脾腎氣滯而小腹痛脹者宜八味地黄丸○肝火不清血熱而滯者宜加味逍遥散○以上諸證凡虚中帶滯者不妨於前藥中各加行氣導滯之品此在用者之圓活也

一婦人久癥宿痞脾腎必虧邪正相搏牢固不動氣聯子藏則不孕氣聯衝任則月水不通內治之法宜如前外以阿魏膏貼之仍用熨痞方或用琥珀膏亦可然必須切慎七情及六淫飲食起居而不時隨證調理庶乎可愈

食癥七四

凡飲食留聚而爲癥痞者或以生冷或以風寒或以忿怒氣逆

或以勞倦饑餓而飲食叠進不[32]用消化則積而成癥矣然胃氣强者必不致留聚飲食而飲食之不能化者必由脾腎氣弱而然所以治此者宜酌虚實而爲攻補庶乎得效也諸治法詳積聚門宜參而用之

立齋曰前證若形氣虚弱須先調補脾胃爲主而佐以消導若形氣充實當先疏導爲主而佐以補脾胃○若氣壅血滯而不行者宜用烏藥散散而行之○若脾氣虚而血不行者宜用四君芎歸補而行之○若脾氣鬱而血不行者宜用歸脾湯解而行之○若肝脾血燥而不行者宜用加味逍遥散清而行之○大抵食積痞塊之證皆以邪氣盛則實眞氣奪則虚但當養正辟邪而積自除矣雖曰堅者削之客者除之若胃氣未虚或可少用若病久虚乏者不宜輕用

氣瘕七五

瘕者假也所謂假者謂其形雖若癥而原無根窠非若癥痞之堅頑有形者也蓋有形者或因血積或因食積積有定形所不可移易者也無形者病在氣分氣逆則甚氣散則緩聚散無根者也惟其無根故能大能小或左或右或近脇肋而如臂如指則謂之痃癖或下臍腹而爲脹爲急則謂之疝瘕難經曰病有積聚何以別之然積者陰氣也陰沉而伏聚者陽氣也陽浮而動故積者五臟之所生聚者六腑之所成也然則癥由於積積在陰分而有淵藪故攻之非易瘕由於聚聚在陽分而猶烏合故散之非難此癥瘕之辨有如此惟散之之法最有因通因塞之妙用而人多莫之知也

一凡病在氣分而無停蓄形積者皆不可下蓋凡用下者可除有形而不可以除無形若氣因形滯者去其積則氣亦順自無不可若全在無形氣分即下亦不去而適足以敗正氣也

宜切識之

一散氣之法止在行氣蓋氣行則散也但行氣之法大有權宜如氣實則壅滯宜破而行之氣閉則留蓄宜利而行之氣熱則乾涸宜寒而行之氣寒則凝結宜溫而行之此散氣治瘕之大法也然瘕聚之證使果氣强力健則流行不息又何瘕聚之有惟正氣不行而後邪氣得聚經曰邪之所湊其氣必虛故凡爲此病必氣虛者多虛不知補則正氣不行正氣不行則邪氣不散安望其有瘳乎但實者有據故顯而易見虛每似實故隱而難知此所以當辨其真也

一破氣行氣之劑凡氣實氣壅之甚而爲脹爲痛者宜排氣飲木香順氣散木香調氣散四磨湯諸七氣湯之類主之○若血中之氣滯而爲瘀爲痛者宜失笑散通瘀煎調經飲甚者良方奪命丹○痛瘕氣聚者荔香散甚者天台烏藥散○氣

結膀胱小水不利者小分清飲四苓散五苓散○氣結大腸乾秘不行者搜風順氣丸麻仁丸水斷血虛而秘滯者濟川煎○肝氣逆而爲聚者解肝煎兼火者化肝煎○氣聚兼熱火鬱不行者抽薪飲大分清飲○寒滯不行氣結脹聚者抑扶煎和胃飲丁香茯苓湯○三焦壅滯氣道不清而中滿腫脹者廓清飲○痰飲水氣停蓄胸脇而爲吞酸嘔逆者苓术二陳煎六安煎和胃飲括痰丸之類主之○以上諸法惟氣實瘕聚者宜之凡元氣不足者皆不可用

一補氣以行氣之劑如聖愈湯參歸湯七福飲皆能調心氣之虛滯○五味異功散參术湯能理心脾之氣虛不行○獨參湯參附湯能助肺以行五臟之治節○若脾胃氣虛而滯者惟六君子湯歸脾湯爲宜○脾胃虛寒而滯者必溫胃飲理中湯五君子煎最佳○若虛在脾腎陰分氣有不行而或爲

痰飲或爲脹滿或爲嘔吐腹痛等證非理陰煎不可○若虛在血中之氣而爲滯爲痛微則四物湯甚則五物煎決津煎大營煎方可○若肝腎寒滯小腹氣逆而痛者必煖肝煎以溫之○若脾腎氣虛門戸不要而爲滯爲痛者必關胃煎以固之○若元氣下陷滯而不升者宜補中益氣湯舉元煎以舉之○若元氣大虛氣化不行而滯者必五福飲十全大補湯大補元煎或六味回陽飲以培補之○以上皆補氣行氣之法也亦不過爲之筌蹄云耳而此中之用誠有不可以言悉者然常人之情猶爲氣之滯者惟破之散之爲宜而反云補之必不然也不知客之强若以主之弱邪之勝者惟正之虛凡今人之病虛者最多而用補者最少治與病違而欲以藥濟人蓋亦罕矣此余以多虛少實諄諄爲言而人亦未信姑以人事喻之其或可曉然乎夫人之虛實亦猶人之貧富

氣實者若富翁，氣虛者若貧士，今人於千百中而富者其幾，舍富之外盡貧人矣，其多其少即此類也。又有華其貌而虛其室者，人多難測，亦此類也。但貧人之情可益不可損，曾一分猶然未足，削一分其窘何堪，使以潛消暗剥之術而加之貧寒窘乏之士，陰移人祚而人不之覺，亦甚堪憐矣。此道以仁爲術，其可不以此爲心乎？嗟乎！人生以氣爲主，得氣則生，失氣則死。夫知者知人之命，不知者知人之病，若强不知以爲知，而徒貪便給，以人命爲嘗試者，則其槩可知矣。

癥瘕類論列總方七十六

四君子湯 補一　　五君子煎 新熱六

六君子湯 補五　　四物湯 補八

五物煎 新因三　　五味異功散 補四

五福飲 新補六　　七福飲 新補七

前陰類

陰挺 七七

婦人陰中突出如菌如芝或挺出數寸謂之陰挺此或因胞絡傷損或因分娩過勞或因鬱熱下墜或因氣虛下脫大都此證當以升補元氣固澁眞陰爲主○如陰虛滑脫者宜固陰

秘元煎○氣虛陷下者補中益氣湯十全大補湯○因分娩過勞氣陷者壽脾煎歸脾湯○鬱熱下墜者龍膽瀉肝湯

加味逍遙散

木楊湯[33] 治婦人陰中生物痒痛牽引腰腹多由房事太過或因淫慾不遂或因非理所爲以致陰戶有傷名曰陰挺

金毛狗脊　五棓子　枯礬　魚腥草

水楊根　黄連

右爲末分四劑用有嘴瓦礶煎湯外預以竹筒去節接礶嘴引熱氣薰入陰中或透挺上俟湯溫仍用洗沃之仍服治挺諸藥

陰腫七八

婦人陰腫大都即陰挺之類然挺者多虚腫者多熱○如氣陷而熱者升而清之宜清化飲如柴胡防風之屬○氣閉而熱

者利而濇之宜大分清飲徙薪飲○肝腎陰虛而熱者加味逍遥散○氣虛氣陷而腫者補中益氣湯○因産傷陰戶而腫者不必治腫但調氣血氣血和而腫自退○或由損傷氣滯無關元氣而腫者但以百草湯薰洗之爲妙

一方 治陰中腫痛○用枳殼半斤切炒乘熱以帛裹熨之以消其外仍用少許乘熱裹納陰中冷即易之不三次愈

一方 用小麥朴硝白礬五棓子葱白煎湯浸洗

甘菊湯 治陰戶腫○用甘菊苗葉不拘多少搗爛以百沸湯淋汁薰浸洗之

陰瘡 七九

婦人陰中生瘡多由濕熱下注或七情鬱火或縱情敗藥中於熱毒其外證則或有陰中挺出如蛇頭者謂之陰挺如菌者謂之陰菌或如雞冠或生蟲濕痒或內潰腐爛疼痛常流毒

水。其內證則或爲體倦內熱經候不調或爲飲食不甘晡熱發熱或爲小腹痞脹腰脇不利或爲小水淋瀝赤白帶下○凡治此之法若腫痛內外俱潰者宜芍藥蒺藜煎爲最佳或四物湯加梔子丹皮膽草荆芥或用加味逍遥散○若濕痒者宜芍藥蒺藜煎或歸脾湯加柴梔丹皮○淋濇者宜龍膽瀉肝湯加白术丹皮○淋濇而火盛痛脹者宜大分清飲或抽薪飲○腫而墜重者補中益氣湯加山梔丹皮○可洗者用百草煎○可敷者宜螵蛸散完瘡散

蛇退散 治婦人陰瘡先以荆芥蛇床子湯薰洗挹乾敷藥

蛇退一條燒存性 枯礬 黄丹 萹蓄

藁本各一兩 硫黄 荆芥穗 蛇床子各五錢

右爲細末香油調搽濕則乾掺

陰痒 八十

婦人陰痒者必有陰虫微則痒甚則痛或爲膿水淋瀝多由濕熱所化名曰䘌○內宜清肝火以龍胆瀉肝湯及加味逍遥散主之○外宜桃仁研膏和雄黄末或同雞肝納陰中以制其虫然無如銀杏烟搽雞肝以納之尤妙

椒茱湯　治婦人陰痒不可忍惟以熱湯泡洗有不能住手者

花椒　吳茱萸　蛇床子各一兩　藜蘆半兩

陳茶一撮　炒鹽二兩　以水五升煎湯乘熱薰洗

杏仁膏　治婦人陰痒不可忍

杏仁燒存性　射香少許

右爲細末舊帛裹之紅縛定火上炙熱納陰中

椿根皮湯　治陰痒突出

臭椿皮　荆芥穗　藿香等分

右以水煎湯熏洗即痒止而人

一方　治疳虫下蝕下部用蒲黃水銀研勻傅入[34]外[35]以鶴虱草煎湯薰洗

炙肝散　治婦人陰痒虫蝕○用牛肝或猪肝切三寸長大如錢炙熟納陰中引虫出盡即愈

一方　治陰中虫痒搗桃葉綿裹納陰中日易三四次

一方　治陰痒同蛇床子一兩白礬五錢煎湯淋洗

陰冷八一

婦人陰冷有寒證有熱證寒由陽虛真寒證也熱由濕熱假寒證也假寒者必有熱證如小便澁數黃赤大便燥結煩渴之類是也真寒者小便清利陽虛畏寒者是也○真寒者宜補其陽如理陰煎十補丸加減續嗣降生丹○假寒者當清其火宜龍膽瀉肝湯加味逍遙散○肝腎虛寒者宜煖肝煎鎮陰煎大營煎○脾胃虛寒者宜理中湯理陰煎壽脾煎之類

主之

交接出血而痛 八二

凡婦人交接即出血者多由陰氣薄弱腎元不固或陰分有火而然○若脾虛氣陷不能攝血者宜補中益氣湯或補陰益氣煎○若脾腎虛弱陰氣不固者宜壽脾煎歸脾湯○若肝腎陰虛不守者宜固陰煎○若陰火動血者宜保陰煎

前陰類論列總方 八三

固陰煎 新固二　保陰煎 新寒一
補中益氣湯 補三一　理陰煎 新熱三
理中湯 熱一　補陰益氣煎 新補十六
歸脾湯 補三三　壽脾煎 新熱十六
加味逍遙散 補九四　四物湯 補八
秘元煎 新固一　續嗣降生丹 婦一三六

景岳全書卷之三十九終

校注

①坐草：分娩。
②彌月：满月。
③摧：四库本作『催』，据文义当从。
④摧：四库本作『催』，据文义当从。
⑤摧：四库本作『催』，据文义当从。
⑥試湯：胎水早破，胎水已破而胎未下。
⑦掐（tāo）：『掏』的异体字。
⑧緊陣：临产阵痛。
⑨宻：同『密』。
⑩□：藜照楼本此处模糊，四库本作『傍』，可从。
⑪噀（xùn）：含在口中而喷出。
⑫閣：通『搁』，停止。
⑬凑：通『腠』。
⑭以：据文义当作『似』。
⑮衏衏（háng yuàn）：妓院。
⑯疴：疑为『疞』之误。

⑰祚胤（zuò yìn）之猷（yóu）：延续后嗣的法则。『祚胤』，延续后嗣。『猷』，法则。
⑱□：藜照楼本此处模糊，四库本作『旺』，可从。
⑲螽（zhōng）：蚱蜢、蝗虫等昆虫。
⑳瓞（dié）：小瓜。
㉑詘（qū）：穷尽。
㉒丹朱：尧之子，不敬尊长。
㉓瞽瞍（gǔ sǒu）：指舜之父，不辨善恶。『瞽』、『瞍』均有目盲之意。
㉔麟趾之詩：赞美子嗣繁衍的诗。
㉕□：藜照楼本此处模糊，四库本作『材』，可从。
㉖姤（gòu）：善。
㉗宗祧（tiāo）：宗庙。
㉘妬：『妒』的异体字。
㉙胥（xū）：全，都。
㉚證：疑当作『澄』，指褚澄。
㉛病：据文义，疑为『便』之误。
㉜用：疑衍。
㉝木楊湯：据文义当作『水阳汤』。
㉞傅：四库本作『傅』，当从。『傅』，涂也。
㉟□：藜照楼本此处模糊，四库本作『外』，可从。
㊱□□：藜照楼本此处破损，四库本作『十四』，可从。

景岳全書小兒則目錄謨集

卷之四十

小兒上

卷之四十一

小兒下

景岳全書小兒則目錄終

會稽 張介賓 會卿著
會稽 會 超 謙菴訂

小兒則 上

總論 一

小兒之病古人謂之啞科以其言語不能通病情不易測故曰寧治十男子莫治一婦人寧治十婦人莫治一小兒此甚言小兒之難也然以余較之則三者之中又爲小兒爲最易何以見之蓋小兒之病非外感風寒則內傷飲食以至驚風吐瀉及寒熱疳癇之類不過數種且其臟氣清靈隨撥隨應但能確得其本而撮取之則一藥可愈非若男婦損傷積痼癡頑者之比余故謂其易也第人謂其難謂其難辨也余謂其

易謂其易治也設或辨之不眞則誠然難矣然辨之之法亦不過辨其表裏寒熱虛實六者洞然又何難治之有故凡外感者必有表證而無裏證如發熱頭痛拘急無汗或因風搐搦之類是也內傷者止有裏證而無表證如吐瀉腹痛脹滿驚疳積聚之類是也熱者必有熱證如熱渴躁煩秘結癰瘍之類是也寒者必有寒證如清冷吐瀉無熱無煩惡心喜熱者是也凡此四者即表裏寒熱之證極易辨也然於四者之中尤惟虛實二字最爲緊要蓋有形色之虛實有聲音之虛實有脉息之虛實如體質強盛與柔弱者有異也形色紅赤與青白者有異也聲音雄壯與短怯者有異也脉息滑實與虛細者有異也故必內察其脉候外觀其形氣中審其病情參此數者而精察之又何虛實之難辨哉必其果有實邪果有火證則不得不爲治標然治標之法宜精簡輕銳適當其

可及病則已毫毋犯其正氣斯爲高手但見虚象便不可妄行攻擊任意消耗若見之不真不可謂姑去其邪諒亦無害不知小兒以柔嫩之體氣血未堅臟腑甚脆略受傷殘萎謝極易一劑之謬尚不能堪而况其甚乎矧以方生之氣不思培植而但知剝削近則爲目下之害遠則遺終身之羸良可嘆也凡此者實求本之道誠幼科最要之肯綮雖言之若無奇異而何知者之茫然也故余於篇端首以爲言然非有宜寘之見者固不足以語此此其所以不易也

陰陽應象大論曰善診者察色按脉先别陰陽審清濁而知部分視喘息聽聲音而知所苦觀權衡規矩而知病所主○按此論雖通言診法之要然尤於小兒爲最切也

初誕法二

小兒初生飲食未開胃氣未動是誠清虚之腑此時開口調燮

極須得宜保嬰諸書皆云分娩之時口含血塊啼聲一出隨即嚥下而毒伏於命門因致他日發爲驚風發熱痘疹等證此說固似有理然嬰兒通體無非血氣所結而此亦血氣之餘何以毒遽如是即使嚥之亦必從便而出何以獨留爲害無足憑也惟是形體初成固當爲之清楚[1]其法於未啼時用軟帛裹指挖去口中之血乃用後法并拭去口中穢惡以清臟腑此亦初誕之要法不可無也

開口法　凡小兒初誕宜以甘草細切少許用沸湯泡汁以淡爲妙不宜太甜乃用軟帛蘸汁徧拭口中去其穢濁隨用胡桃肉去皮嚼極爛以稀絹或以薄紗包如小棗內兒口中使吮其汁非獨和中且能養臟最佳法也○若因氣素寒小兒清弱者只以淡薑湯拭口最能去胃寒通神明并可免吐瀉之患此法最妙人所未知也拭後仍用核桃法如前○一法以牛

黃半分同硃砂研勻蜜調如前與吮爲佳極能辟痰邪去穢惡除熱安神然必母氣多熱小兒肥盛者可用清弱者不宜用○一古法拭口多有用黃連者不知黃連大寒大苦而小兒以胃氣爲主安得初生即可以苦劣之氣相犯致損胃氣則他日變嘔變瀉由此而起矣大非所宜○一古法多用硃砂開口者按陳文中曰小兒初生便服硃砂輕粉白蜜黃連本欲下胎毒不知此皆傷脾敗陽之藥輕粉下痰損心硃砂下涎損神兒實者服之軟弱弱者服之易傷反致變生諸病是固不可不察也

護養法 三 出保嬰撮要

巢氏曰小兒初生肌膚未實宜用舊絮護其背不可太煖更宜數見風日則血氣剛強肌肉緻密若藏於重幃密室或厚衣過煖則筋骨軟脆不任風寒多易致病衣服當隨寒熱加減

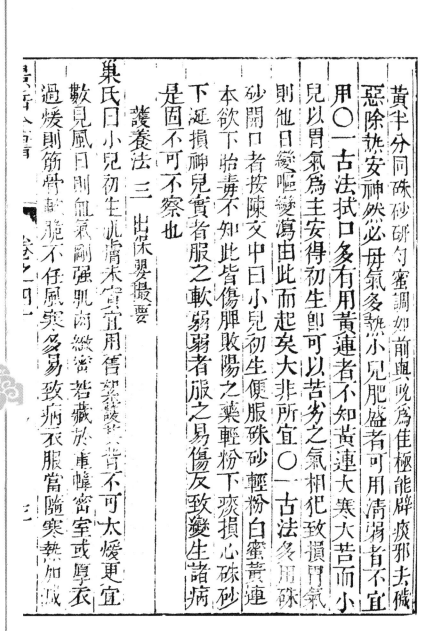

但令背煖爲佳亦勿令出汗恐表虛風邪易傷乳哺亦不宜過飽陳氏所謂忍三分寒喫七分飽頻揉肚少洗澡要肚煖頭凉心胸凉皆至論也又須令乳母預慎六淫七情厚味炙煿則乳汁清寧兒不致疾否則陰陽偏勝血氣沸騰乳汁敗壞必生諸病若屢用藥餌則臟腑陰損多變敗證可不愼歟大抵保嬰之法未病則調和乳母既病則審治嬰兒亦必兼治其母爲善

小兒飲食有任意偏好者無不致病所謂爽口味多終作疾也極宜愼之嘗見王隱君曰余幼時酷嗜甘餡忽一日見餡中有蛆蛔伸頭而出自此不敢食餡至長始知長上爲之此可爲節戒之妙法

初生兒看病法　四

初生兒以手捻其頭摸其顖顖不作聲者爲無病總有病以手

指探其口雖發聲而從容啞指者其病輕若即發聲不啞指而色放青紅兼紫者此落地受寒之甚也其病重須急辨其形色虚實而治之若牙關緊閉不納乳或硬而不軟其病極重也此驚邪入足太陽經及足陽明經而然須急治之庶可平復

初生兒肥胖色嫩日覺好看者此其根本不堅甚非佳兆且亦最易感邪凡邪入臍者近在第一二三日見之其證吐乳夜啼發哭腹鳴皆臍驚之證然猶淺而易治○若邪之入臟者遠在六七日見之此臍風噤風撮口風之候其病深而難醫若大聲口噤舌大痰壅者不治蓋五六日間病傳心肺脾三經也此風氣甚盛而無所洩故形見於喉口牙關聲音也○其面額青紫黑色者不治爪甲青黑者不治臍青黑者亦不治○凡父母肥者不可生肥兒父母瘦者亦不可生肥兒生

而肥胖必當以藥飲之使其肥肉堅實面轉微黄之色則吉不然則凶○生兒怯弱必須以藥扶助之若七日之内肌肉頓肥則必病矣過此以往漸肥者不足慮也治肥之法宜清痰濕解胎毒預防其風氣亦不可過用峻厲以傷脾氣○又當看小兒元氣厚薄厚者十無一失薄者十無一生然其中有死者有不死者則以病之所生有眞僞也凡怯弱者宜專培脾腎爲主

看小兒壽夭法　五

看小兒法以聽聲爲先察色爲次凡聲音清亮者生有回音者生濇者病散而無出聲者不壽○忽然大聲而無病者須細看其身恐有瘡毒即須治之○臍帶中無血者生臍帶銀白色者生短帶紫脹者於斷帶之後捻去紫血可保無虞○額皮寬者壽○卵縫通達黑色者壽初生下如水泡之狀者險

○面轉微黃之色者吉○生下粉白花色者必主臍風而死○生下皮寬肉瘦五六日頓肥者亦必有臍風之患○生下皮肉不光者死○泣不出聲者死○泣而無淚者死○舌如豬肝者死○口角上有紫色如蝦鬚者死○髮粗長者生細軟不放者死○陰物不起者死○陰囊不收者死白者死赤者死○無糞門者死○臀肉不生者死○股肉不生者不壽○面無彩色者夭○臍帶短大紫色者夭○生下渾身銀白色者夭○生下有齒者大凶致傷父母不然必傷自身○生下未幾即撒尿者殺父母蕩家財在世一生勞苦

脉法　六

凡小兒形體既具經脈已全所以初脫胞胎便有脉息可辨故通評虛實論曰乳子病熱脉懸小者手足溫則生寒則死乳子病風熱喘鳴肩息者脉實大也緩則生急則死此軒岐之

診小兒未嘗不重在脉亦未嘗不兼證爲言也自水鏡訣及全幼心鑑等書乃有三歲以上當察虎口寅卯辰風氣命三關之說其中之可取者惟曰脉從寅關起不至卯關者易治若連卯關者難治若寅侵卯卯侵過辰者十不救一只此數語乃於危急之際亦可用辨吉凶至若紫爲風紅爲傷寒青爲驚白爲疳及青是四足驚赤是水驚黑是人驚黄是雷驚之類豈此一線之色果能辨悉如此最屬無稽烏足憑也即今幼科所尚無不以此爲科套全不知脉而信口胡猜試問其心果亦有的確之見否茫然無據而欲以人子爲嘗試良可嘆也故凡診小兒既其言語不通尤當以脉爲主而參以形色聲音則萬無一失矣然小兒之脉非比大人之多端但察其强弱緩急四者之脉是即小兒之肯綮蓋强弱可以見虚實緩急可以見邪正四者既明則無論諸證但隨其病以

合其脉而參此四者之因則左右源所遇皆道矣再加以聲色之辨更自的確無疑又何遁之有此最活最妙之心法也若單以一脉鑒言一病則一病亦能兼諸脉其中眞假疑似未免膠柱實有難於確據者然法不可廢最所當察故擇其得理者并附於左亦可以見其槩

錢仲陽曰小兒之脉氣不和則絃急傷食則沉緩虛驚則促急風則浮冷則沉細脉亂者不治

薛氏曰凡看脉先定浮沉遲數陰陽冷熱沉遲爲陰浮數爲陽浮主風沉遲主虛冷實主有熱緊主癲癇洪主熱盛沉緩主虛瀉微遲有積有蟲遲澀主胃脘不和沉主乳食難化沉細主乳食停滯緊絃主腹中熱痛牢實主大便秘沉而數者骨中有熱絃長是肝膈有風緊數乃驚風爲患四肢掣顫浮洪乃胃口有熱沉緊主腹痛有寒虛濡者有氣又主慢驚芤主

大便利血

聲音　七

聲出氣發氣實則聲壯氣虛則聲怯故欲察氣之虛實者莫先乎聲音如內經諸篇有曰言而微終日乃復言者此奪氣也○有曰氣海有餘者氣滿胸中悗息面赤氣海不足則氣少不足以言○有曰心氣虛則悲實則笑不休○有曰手少陰虛則不能言○有曰內奪而厥則為瘖俳此腎虛也○華元化曰陽候多語陰證無聲多語者易治無聲者難榮○凡此皆聲音虛實之辨故彼聖人者聞聲知情無所不達此聲音之學所以不可忽也

顏色　八

脉要精微論曰夫精明五色者氣之華也赤欲如白裹朱不欲如赭白欲如鵝羽不欲如鹽青欲如蒼璧之澤不欲如藍黃

欲如羅裹雄黄不欲如黄土黑欲如重漆色不欲如地蒼五
色精微象見矣其壽不久也
玉版論要篇曰色夭面脱不治百日盡已色見上下左右各在
其要上爲逆下爲從女子右爲逆左爲從男子左爲逆右爲
從
五色篇曰官五色奈何曰青黑爲痛黄赤爲熱白爲寒是謂五
官○又曰以色言病之間甚奈何曰其色麤以明沉夭者爲
甚其色上行者病益甚其色下行如雲徹散者病方已
經脉篇曰凡診絡脉脉色青則寒且痛赤則有熱胃中寒手魚
之絡多青矣胃中有熱魚際絡赤其暴黑者留久痹也其有
赤有黑有青者寒熱氣也其青短者少氣也
凡察色之法大都青白者少熱氣病主陰邪黄赤者多熱氣病
主陽盛○青主風氣主肝邪主脾胃虛寒主心腹疼痛主暴

驚傷心膽之氣主驚風當察兼色以分急慢○白主氣虛甚則氣脫主無火主脾肺不足白兼青者主慢驚主大小腸泄瀉○赤主火主痰熱主傷寒熱證主煩渴主急驚躁擾主閉結主陽邪喘促主癰瘍痘疹○黑屬水主陰寒主厥逆主痛極沉黑主危篤○黃主積聚主痞塊主脾病主脹滿主脾疳黃兼白者主脾寒脾弱主氣虛神怯黃兼青者主脾虛泄瀉主慢脾風黃兼赤者主痞熱○兩顴鮮紅或作或止者謂之面戴陽乃眞陰虛弱此非陽證也不得以熱赤同論

錢氏曰左頰爲肝右頰爲肺額上爲心鼻上爲脾下頦爲腎隨證施治之

藥餌之誤　九

小兒氣血未充而一生盛衰之基全在幼時此飲食之宜調而藥餌尤當愼也今舉世幼科旣不知此大本又無的確明見

而惟苟完目前故凡遇一病則無論虛實寒熱但用海底兜法而悉以散風消食清痰降火行滯利水之劑總不出二十餘味一套混用謬稱穩當何其誕也夫有是病而用是藥則病受之矣無是病而用是藥則元氣受之矣小兒元氣幾何能無陰受其損而變生不測耶此當今幼科之大病而醫之不可輕任者正以此也又見有愛子者因其清黃瘦弱每以爲慮而詢之庸流則不云痰火必云食積動以肥兒丸保和丸之類使之常服不知肥兒丸以苦寒之品最敗元陽保和丸以消耗之物極損胃氣謂其肥兒也而適足以瘦兒謂其保和也而適足以違和耳即如抱龍丸之類亦不宜輕易屢用余嘗見一富翁之子每多痰氣或時驚叫凡遇疾作輙用此丸一投即愈彼時以爲神丹如此者不啻十餘次及其長也則一無所知猶然一痴物而已豈非暗損元神所致耶凡

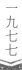

此尅伐之劑所以最當愼用故必有眞正火證疳熱乃宜肥兒丸及寒凉等劑眞正食積脹滿乃宜保和丸及消導等劑眞正痰火喘急乃宜抱龍丸及化痰等劑即用此者亦不過中病即止非可過也若無此實邪可據而諸見出入之病則多由虧損元氣悉當加意培補方是保赤之主倘不知此而徒以肥兒保和等名乃欲藉爲保障不知小兒之元氣無名病已傷之而醫復伐之其有不萎敗者鮮矣此外如大黄芒硝黑丑芫花大戟三稜蓬术之類若非必不得已皆不可輕易投也

小兒診治大法　十

凡小兒之病本不易察但其爲病之源多有所因故凡臨證者必須察父母先天之氣而父氣爲尤切如父多火者子必有火病母多寒者子必有寒病母之脾腎不足者子亦如之凡

骨軟行遲齒遲語遲顖門開大頭熱脚泄之類多有由於母氣者雖父母之氣俱有所稟但母②氣之應在近父氣之應在遠或以一強一弱而偏得一人之③氣者是皆不可不察至若稍長而縱口縱欲或調攝失宜而自爲病者此又當察其所由辨而治之如果先天不足而培以後天亦可致壽雖曰先天俱盛而或父母多慾或撫養失宜則病變百端雖強亦夭此中幾圓理微賾存知常知變也

撮口臍風　十一

初生小兒撮口臍風者因胎中受熱④或初生不慎爲風寒所侵遂致聚唇撮口眼閉口噤啼聲如雅或聲不能出或舌上如粟或口吐白沫或喉痰潮響或氣息喘急甚者舌强而青腹脹青筋吊腸牽痛百日內病甚者多不治○臍風者以斷臍之後爲水濕風邪所侵因致腹脹臍腫四肢柔直啼不吃乳

甚則發搐若臍邊青黑手拳口噤者是爲內搐不可治○凡治此之法痰盛者當先治痰火盛者當先清火若無火無痰者專當溫補脾胃○凡斷臍不盈尺多患此者齒齦有泡如粟以綿裹指蘸溫水擦破口即開不用藥七日內患此者百無一生○臍風果因浴拭外傷皮膚者用線灰或枯礬末摻之即愈○若因剪臍短少或因束縛不緊或因牽動風入臍中或因鐵器斷臍冷氣傳於脾絡以致前證者口內有小泡急指破去其毒水以艾灸臍中亦有得生者治法多端無如灸法○若因乳母肝脾鬱怒或飲食生冷辛熱致兒爲患者當治其母

錢氏云撮口因浴後拭臍風邪所入而作用益黃散補之

陳無擇云視其牙齦有泡擦破之口即開用真白殭蚕略炒爲末蜜調塗口內

保嬰集云小兒百日臍風馬牙當作胎毒瀉足陽明之火用鍼挑破以桑樹白汁塗之

田氏治噤風用天南星爲末加片腦少許以指蘸薑汁擦牙齦立開○或用牛黄以竹瀝調服一字隨以豬乳滴於口中

驚風 十二

驚風之要領有二一曰實證一曰虛證而盡之矣蓋急驚者陽證也實證也乃肝邪有餘而風生熱熱生痰痰熱客於心膈間則風火相搏故其形證急暴而痰火壯熱者是爲急驚此當先治其標後治其本慢驚者陰證也虛證也此脾肺俱虛肝邪無制因而侮脾生風無陽之證也故其形氣病氣俱不足者是爲慢驚此當專顧脾腎以救元氣雖二者俱名驚風而虛實之有不同所以急慢之名亦異凡治此者不可不顧其名以思其義

論驚風證治　十三

小兒驚風肝病也亦脾腎心肺病也蓋小兒之真陰未足柔不濟剛故肝邪易動肝邪動則木能生火火能生風風熱相搏則血虛血虛則筋急筋急則爲掉眩反張搐搦强直之類皆肝木之本病也至其相移木邪侮土則脾病而爲痰爲吐瀉木盛金衰則肺病而爲喘促爲短氣木火上炎則心病而爲驚叫爲煩熱木火傷陰則腎病而爲水涸爲血燥爲乾渴爲汗不出爲搐爲痓此五臟驚風之大槩也治此之法有要存焉蓋一曰風二曰火三曰痰四曰陽虛五曰陰虛但能察此緩急則盡之矣所謂風者以其强直掉眩皆屬肝木風木同氣故云驚風而實非外感之證今人不明此義但爲治風必須用散不知外來之風可散而血燥之風不可散也故凡如防風荊芥羌活獨活細辛乾葛柴胡紫蘇薄荷之類使果有

外邪發熱無汗等證乃可暫用如無外邪則最所當忌此用
散之不可不慎也所謂痰火者痰凝則氣閉火盛則陰虧此
實邪之病本也若痰因火動則治火爲先火以痰畱則去痰
爲主火之甚者宜龍膽草山梔子黃連黃柏石膏大黃之屬
火之微者宜黃芩知母玄參石斛地骨皮木通天麻之屬痰
之甚者宜牛黃膽星天竺黃南星半夏白芥子之屬痰之微
者宜陳皮前胡海石貝母天花粉之屬此外如硃砂之色赤
體重故能入心鎮驚閃孕水銀故善透經絡墜痰降火雄黃
之氣味雄悍故能破結開滯直達橫行冰片射香乃開竅之
要藥琥珀青黛亦清利之佐助而已又如殭蠶全蝎蟬蛻之
屬皆云治風在殭蚕味鹹而辛大能開痰涎破結氣用佐痰
藥善去肝脾之邪邪去則肝平是即治風之謂也全蝎生於
東北色青屬木故善走厥陰加以鹽味鹹而降痰是亦同氣

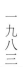

之屬故云治風較之殭蠶此其次矣蟬蛻性味俱薄不過取其清虛輕蛻之義非有實濟不足恃也凡驚風之實邪惟痰火爲最而風則次之治實之法止於是矣然邪實者易制主敗者必危蓋陽虛則陰邪不散而元氣不復陰虛則營氣不行而精血何來所以驚風之重重在虛證不虛不重不竭不危此元精元氣相爲並立有不容偏置者也故治虛之法當辨陰陽陽虛者宜燥宜剛陰虛者宜溫宜潤然善用陽者氣中自有水善用陰者水中自有氣造化相須之妙既有不可混又有不可離者如此設有謂此非小兒之藥此非驚風之藥者豈驚風之病不屬陰陽而小兒之體不由血氣乎若夫人者開口便可見心又烏足與論乾坤合一之道諸補之法具詳如左

一驚風反張強直轉筋等病在經筋篇曰足少陰之筋病足下

轉筋及所過而結者皆痛病在此者主癇瘛及痓在外者不能俛在內者不能仰故陽病者腰反折不能俛陰病者不能仰○又曰經筋之病寒則反折筋急熱則筋弛縱不收陰痿不用陽急則反折陰急則俛不伸

急驚風十四

急驚之候壯熱痰壅竄視反張搐搦顫動牙關緊急口中氣熱頰赤唇紅飲冷便結脉浮洪數此肝邪風熱陽盛陰虛證也治此之法當察緩急凡邪盛者不得不先治其標○若痰甚喘急者宜抱龍丸琥珀散清膈煎梅花飲之類主之○火盛而煩熱者宜凉驚丸抑青丸或黃連安神丸牛黃散及山梔黃連龍膽草之屬○火盛燥熱而大便秘結者宜瀉青丸或以為湯煎服之或利驚丸亦可○若外感風寒身熱為驚者當解其表宜抑肝散倍加柴胡或參蘇飲五積散星蘇散之

類擇而用之○若表邪未解而內亦熱者宜錢氏黃龍湯○
若驚氣漸退而火未清者宜安神鎮驚丸○凡以上者皆急
則治標之法但得痰火稍退即當調補血氣如後附薛氏之
法或叅用慢驚諸治以防虛敗此幼科最要之法前哲有云
小兒易爲虛實攻伐之藥中病即止不可過劑誠至言也○
大抵此證多屬肝膽脾腎陰虛血燥風火相搏而然若不顧
其陰過用祛風化痰之藥則脾益虛血益燥邪氣綿延必成
慢驚矣此中陰虛之義尚有人所不知當閱小兒補腎論始見
其詳論載第二卷二五

東垣曰急驚者風木旺也⑤風木屬肝肝邪盛必傳剋於脾欲治
其肝當先實脾後瀉風⑥木

婁全⑦善曰急驚屬木火土⑧實木實則搐而有力及目上視動劄
頻睫土實則身熱面赤而不吐瀉偃睡合睛治法宜涼宜瀉

而用涼驚利驚等丸亦有因驚而發者以致牙關緊急壯熱等證此内有實熱外挾風邪當截風定搐若痰熱尚盛宜微下之痰熱既泄急宜調養胃氣搐定而痰熱少退即宜調補脾氣

薛氏曰此肝經血虛火動生風蓋風生則陰血愈散陰火愈熾火動則肺金愈虧肝邪愈盛宜滋肝血養脾氣若屢服祛風化痰瀉火辛散之劑便宜認作脾虛血損急補脾土○若風火相搏發熱抽搐目瞤筋攣痰盛者用四物鈎藤鈎以生肝血清肝火用四君子加當歸以補脾土生肺金○若肝經血燥發熱驚搐目瞤筋攣痰盛者用六味丸以滋腎水四君子加芍藥以補脾土○若肺金剋肝木用地黄丸以益肝血加芍藥木香以平肺金○若屢用驚藥而脾胃虛寒者須用六君子湯以補脾土丁香木香以培陽氣○若脾土虛寒腎水

反來侮土而致中寒腹痛吐瀉少食等證者用益黃散以補脾土而瀉水庶幾不致慢驚矣○但治小兒當審察虛實凡證屬有餘者病氣也不足者元氣也故有餘當認為不足思患預防斯少失矣

慢驚風十五

慢驚之候多由吐瀉因致氣微神緩昏睡露睛痰鳴氣促驚跳搐搦或乍發乍靜或身涼身熱或肢體逆冷或眉唇青赤面色淡白但其脉遲緩或見細數此脾虛生風無陽證也○小兒慢驚之病多因病後或以吐瀉或因誤用藥餌損傷脾胃所致然亦有小兒脾胃素弱或受風寒則不必病後及誤藥者亦有之總屬脾腎虛寒之證○治慢驚之法但當速培元氣即有風痰之類皆非實邪⑨不得妄行消散再傷陽氣則必致不救○凡脾土微虛微溜⑩而內不寒者可平補之宜六神

散四君子湯或五味異功散○脾腎俱虛而臟平無寒者宜五福飲且陰血生於脾土又宜四君子加當歸棗仁○脾氣陽虛微寒者宜溫胃飲理中湯五君子煎○脾氣虛寒多痰者宜六君子湯或金水六君煎○脾腎陰陽俱虛而寒者惟理陰煎爲最妙○脾腎虛寒之甚或吐瀉不止者宜附子理陰煎再甚者宜六味回陽飲或四味回陽飲量兒大小與之○脾腎虛寒泄瀉不止者宜胃關煎

薛氏曰保嬰集云急驚屢發屢用攻瀉則脾損陰消而變爲慢驚者多矣當補脾養血佐以安心淸肺制木之藥最爲切當竊謂前證多因脾胃虧損肝木所勝外虛熱而內眞寒也但用五味異功散加當歸佐以鈎藤飲以補脾土平肝木亦多得效如不應用六君加炮薑木香溫補脾土更不應急加附子以回陽若用逐風驅痰之藥反促其危也○愚按附子溫

中回陽爲慢驚之聖藥也如元氣未脫用之無有不效氣脫甚者急宜炮用之

保嬰撮要曰凡元氣虧損而至昏憒者急灸百會穴若待下痰不愈而後灸之則元氣脫散而不救矣此乃臟腑傳變已極總歸虛處惟脾受之無風可逐無驚可療因脾虛不能攝涎故津液妄泛而似痰者但當以溫補脾胃爲主君不審其因泛用祛風化痰之劑則脾氣益傷陰血益損病邪益甚而危矣

嬰全善曰木虛則搐而無力火虛則身寒口中氣冷土虛則吐瀉睡而露睛治宜溫補脾胃用六君子湯五味異功散之類

大驚卒恐十六

小兒忽被大驚最傷心膽之氣口問篇曰大驚卒恐則氣血分離陰陽破散經絡厥絶脉道不通陰陽相逆經脉空虛血氣

不次乃失其常此內經槩言受驚之病有如此矧小兒血氣尤非大人之比若受大驚則其神氣失散潰亂不堪尚何實邪之有斯時也收復正氣猶恐不暇顧可復爲清散耶卽如硃砂琥珀之類不過取其鎮重之意亦非救本之法今幼科諸書皆以大驚之證例作急驚論治誤亦甚矣不知急驚慢驚一以風熱一以脾腎之虛皆不必由驚而得而此以驚恐致困者本心膽受傷神氣陡離之病所因不同所病亦異胡可以同日語也

治大驚氣散之病當以收復神氣爲主宜秘旨安神丸七福飲茯神湯團參散獨參湯之類加金銀等物煎服之

驚啼　十七

小兒驚啼證本與驚風不同亦與大驚卒恐者有異蓋小兒肝氣未充膽氣最怯凡耳聞驟聲目視驟色雖非大驚卒恐亦

能怖其神魂醒時受怖寐則驚惕或振動不寧或忽爾啼叫皆神怯不安之證總宜安神養氣爲主如獨參湯團參散七福飲秘旨安神丸之類皆其所宜○若微煩熱者宜生脈散熱甚者宜硃砂安神丸或導赤散○驚哭多淚忽啼忽止者是驚惕啼叫無淚聲長不揚者是腹痛

發搐十八

搐抽搐也是即驚風之屬但暴而甚者謂之驚風微而緩者謂之發搐發搐不治則漸成驚風矣雖錢氏等書皆以時候之氣分五臟之證爲論治然病變不測有難以時氣拘者是不若察見在之形證因臟腑之虛實隨宜施治者之爲得也總之小兒之實證無他惟東方之實及中央之滯耳蓋東方木實則生火生風而爲熱爲驚中央土實則生濕生滯而爲痰爲積知斯二者則知所以治實矣○若小兒之虛證則五臟

皆有之如心虚則驚惕不安肺虚則氣促多汗脾虚則爲嘔吐爲暴泄爲不食爲痞滿倦臥爲牙緊流涎爲手足牽動肝虚則爲筋急血燥爲抽搐勁强爲斜視目瞪腎虚則爲二便不禁爲津液枯槁爲聲不出爲戴眼爲肢體厥逆爲火不歸源知此五者則知所以治虚矣○然此虚實之證固亦多有疑似者但以形色聲音脉息參而察之則無有不燎⑪然者諸治實之法當從急驚治虚之法當從慢驚及如夜啼諸治法已盡其藴當并察之總之諸言實者乃邪氣之實非元氣之實也故治此者切不可傷及元氣若病已久尤當專顧脾腎則根本完固諸無不愈矣

錢仲陽曰驚癇發搐男左視無聲右視有聲女右視無聲左視有聲此相勝也蓋左爲肝部右爲肺部金木相勝故耳○若握拳拇指在内女爲順拇指在外男爲順順則易治逆則難

治

薛氏曰寅卯辰時搐而發熱作渴飲冷便結屬肝膽經虛熱用柴芎參苓散作瀉引飲自汗盜汗屬肝膽經血虛用地黃丸口吻流涎屬肝木剋脾土用六君子湯○巳午未時發搐若兼作渴飲水屬風火相搏以地黃丸補肝導赤散凉驚丸治心若作渴飲湯體倦不乳土虛而木乘也用地黃丸以補腎六君子湯以補脾○申酉戌時微搐而喘目微斜身似熱睡而露睛大便淡黃屬脾肺虛熱用異功散若手足逆冷或喘瀉不食屬脾肺虛寒用六君炮薑木香久病而元氣虛者用六君子六味丸二藥主之○亥子丑時微搐身熱目睛緊斜吐瀉不乳厥冷多睡屬寒水侮土用益黃散未應用六君薑桂○傷風發搐口中氣熱呵欠手足動者名假搐用大青膏發散風邪○傷風發搐口氣不熱肢體倦怠用異功散補脾

土鉤藤飲清肝木○若因風邪內鬱發熱而變諸證者當理肺金清風邪○若外邪既解而內證未除當理肺補脾○若停食發搐嘔吐乳食者宜用消食丸○若傷食後發搐身熱困睡嘔吐不思乳食者當先定搐後用白餅子下之○若食既散而前證仍作或變他證者脾土傷而肝木乘之也用六君子加鉤藤鉤以健脾平肝○若肺經虧損而致驚搐等證者當補脾肺以平肝心則驚搐自止矣○如手足冷汗搐眉搐肚日夜不止名真搐當用人參湯川烏全蝎等藥平其胃氣○百日內發搐真者內生風二三次必死假者外生風雖頻發不死○百日內搐亦有因乳母七情厚味所致者當兼治其母而以固胃爲先不可逕治其兒也○若涎入心脾則不能言用涼心鎮驚下痰之藥逆搐者不治○若吐瀉後變證者亦不治○大凡發搐因風者則面青目赤因驚則叫呼

搐搦因食則噯吐氣悶脾肺虛則生粘痰喉間作鋸聲此乃心火不能生脾土脾土不能生肺金以致肺不能主氣脾不能攝涎故涎氣泛上而喉中作聲耳若用祛風治痰之劑則氣散陰消而促其危矣

夜啼十九

小兒夜啼不安按保嬰等書云夜啼有二曰脾寒曰心熱也夜屬陰陰勝則脾臟之寒愈盛脾為至陰喜溫而惡寒寒則腹中作痛故曲腰而啼其候面青手腹俱冷不思乳食是也亦曰胎寒宜鈎藤飲寒甚者理中丸○若曲腰啼叫哭而無淚者多係腹痛宜木香散或川溫胃飲加木香○若脾腎寒甚而兼帶作痛者宜陳氏十二味異功散○若過用乳食停滯作痛邪實無虛而啼者宜保和丸和胃飲加減主之甚者宜消食丸○若陰盛陽衰心氣不足至夜則神有不安而啼叫

者宜四君子湯五味異功散或七福飲秘旨安神丸○若面青手冷陽氣虛寒心神驚怯而啼者宜五君子煎或六味異功煎甚者宜七福飲加炮乾薑肉桂○若兼泄瀉不乳脾腎虛弱也宜六神散甚者養中煎胃關煎○若兼吐瀉少食脾胃虛寒也宜五君子煎溫胃飲或六味異功煎加炮木香○若大便不化食少腹脹脾氣虛弱也宜五味異功散或五君子煎加木香○若面色白黑睛少至夜分陰中陽虛而啼者此肝腎之不足也宜六味丸八味丸理陰煎○若見燈見火愈啼者心熱也心屬火見火則煩熱內生兩陽相搏故仰身而啼其證面赤手腹俱煖口中氣熱是也火之微者宜生脈散導赤散火之甚者宜硃砂安神丸人參黃連散○若肝膽熱甚木火相搏者宜柴胡清肝散○大都此證或因吐瀉內亡津液或稟賦腎陰不足不能滋養肝木或乳母恚怒肝火

傷金當用六君子湯補脾土以生肺金地黃丸壯腎水以滋肝木若乳母鬱悶而致者用加味歸脾湯乳母暴怒者加味小柴胡湯乳母心肝熱搏者柴胡清肝散○若因驚夜啼者宜從前驚啼論治

發熱二十

小兒發熱證其最要者有四一則外感發熱二則瘡毒發熱三則痘疹發熱四則疳積發熱凡此四者之外如飲食驚風陰虛變蒸之類雖亦有之然各有其說均當詳辨

一發熱當辨虛實如實則面赤氣粗口燥唇瘡作渴喜冷飲水大小便難或掀衣露體煩啼暴叫聲洪脉強伸體而臥睡不露睛手足指熱皆爲實證宜以邪氣有餘或可散邪或宜清火○虛則面色青白氣怯神倦恍惚軟弱口鼻微冷不喜寒凉飲湯安靜泄瀉多尿嘔惡驚惕上盛下泄抱腹喜按乍凉

乍溫夜則虛汗臥則露睛屈體而臥手足指冷脈息緩弱皆爲虛證虛以正氣不足最宜調補或兼解邪雖有發熱外證必不可妄用寒涼及任意消散尅伐等劑

外感發熱治法二十一

凡小兒無故發熱多由外感風寒若寒邪在表未解者必有發熱頭痛或身痛無汗或鼻塞流涕畏寒拘急脈見緊數者是也○凡暴感者極易解散一汗可愈但察其氣血平和別無實熱等證或但倦怠昏睡者則但以四柴胡飲或五柴胡飲爲主酌兒大小而增減其劑此法先固其中次解其表庶元氣無傷而邪且易散最爲穩當極妙之法有云小兒何虛乃堪此補及又有補住邪氣之說皆寸光昧理之談不可信也○若胃氣微見虛寒者宜五君子煎加柴胡或以理陰煎加減用之最妙○元氣頗强而能食者宜正柴胡飲○兼內熱

火盛而外邪未解者宜一柴胡飲或錢氏黃龍湯○壯熱火盛往來寒熱者宜柴芩煎○寒氣盛者宜二柴胡飲○寒邪盛而中氣微虛者宜五積散○傷寒見風身熱兼嗽而中氣不虛者宜柴陳煎若中氣不足而兼熱兼嗽者宜金水六君煎○冬受寒邪至春夏而發熱者是爲小兒正傷寒但取效稍遲然治法不能外此

新按 余之仲兒生於乙卯五月於本年初秋忽爾感寒發熱脉微緊然素知其臟氣屬陰不敢清解遂與芎蘇羌芷細辛生薑之屬冀散其寒一劑下咽不惟熱不退而反大瀉作連二日瀉不止而喘繼之愈瀉則愈喘斯時也將謂其寒氣盛耶何以用溫藥而反瀉將謂其火刑金耶豈以清瀉連日而尚堪寒涼將謂其表邪之未除耶則何以不利於蘇散束手無策疑懼已甚且見其表裏俱劇大喘垂危又豈淺易之劑

所能挽回因沉思良久漸有所得乃用人參二錢生薑五片煎汗半盞然未敢驟進恐再加喘必致不救因用茶匙挑與二三匙即懷之而旋走室中徐察其呼吸之進退然喘雖未減而亦不見其增甚乃又與三四匙少頃則覺其鼻息似乎少舒遂放胆與以半小鍾更覺有應自午及酉完此一劑適一醫至急呼曰誤矣誤矣焉有大喘如此而尚可用參者速宜以抱龍丸解之余諾之而不聽乃復以人參二錢五分如前煎湯自酉至子盡其劑劑完而氣息遂平齁齁大睡瀉亦止而熱亦退矣此所以知其然者觀其因瀉反喘豈非中虛設有實邪自當喘隨瀉減是可辨也向使誤聽彼醫易以清利中氣一脫即當置之死地必仍咎余之誤用參也孰是孰非何從辨哉余因紀此以見溫中散寒之功其妙有如此者

外感發熱弗藥可愈二十二

凡小兒偶然發熱者率由寒熱不調衣被單薄柔弱肌膚最易相感感則熱矣余之治此不必用藥但於其熟睡之頃夏以單被冬以綿被蒙頭鬆蓋勿壅其鼻但以稍煖爲度使其鼻息出入皆此煖氣少頃則微汗津津務令上下稍透則表裏通達而熱自退矣若冬月衣被寒涼汗不易出則輕摟着⑫赤體相貼而上覆其面則無有不汗出者此余近年養兒至妙之法百發百中者也若寒邪甚者兩三微汗之無有不愈然此法惟行於寅卯之際則汗易出而效尤速

諸熱辨　二十三

一小兒發熱若熱隨汗退者即外感證也○其有取汗至再而熱不退者必癰毒痘疹之候俟其形見當於本門求法治之○若是瘡毒但當辨其陰證陽證陽證宜清火解毒陰證宜托裏助陽方治詳具外科○若汗出熱不退別無癰腫而耳

後紅筋燦然或眼如包淚或手指尖冷脈緊數者必是痘疹方治詳具痘疹門

一小兒飲食內傷本無發熱之證蓋飲食傷臟則爲脹爲痛爲吐爲瀉本非肌表之病焉得發熱故調經論曰邪之生於陽者得之風雨寒暑生於陰者得之飲食居處陰陽喜怒此自不易之理也今人但見小兒發熱則多言傷食而妄行消導謬亦甚矣○其或飲食內傷風寒外感表裏兼病而發熱者亦常有之然此當察其食之有停無停酌而治之亦非可混行消耗蓋恐內本無滯而妄加剋伐則虧損中氣以致外邪難解則病必滋甚

一小兒痞積發熱此誠飲食內傷所致然必成痞成疳陽明鬱積既久所以內外俱熱是非暴傷飲食者之比亦非肌表發熱者之比方治詳具疳積條

一小兒有陰虛發熱之證及變蒸發熱之說凡陰虛發熱者此即小兒勞損證也亦名爲童子勞此當於虛損門求法治之○至若變蒸之說則辨在本條并當詳察

錢仲陽曰潮熱者時間發熱過時即退來日依時而發此欲發驚也○壯熱者常熱不已甚則發驚癇也○風熱者身熱而口中氣熱乃風邪外感也○溫熱者肢體微熱熱不已則發驚搐○壯熱惡風寒爲元氣不充表之虛熱也○壯熱不惡風寒爲外邪所客表之實熱也○壯熱飲湯爲津液短少裏之虛熱也○壯熱飲水爲內火銷爍裏之實熱也○脈尺寸俱滿爲重實○尺寸俱弱爲重虛○脈洪大或緩而滑或數而鼓此熱盛拒陰雖形證似寒實非寒也○熱而脈數按之不鼓此寒盛格陽雖形證似熱實非熱也○發熱惡熱大渴不止煩躁肌熱不欲近衣其脉洪大按之無力或兼目痛鼻

乾者此血虚發熱也當補其血○如不能食而熱自汗出者氣虚也當補其氣

内熱證二十四

内熱與外熱不同内熱以五内之火熱由内生病在陰分故内熱者宜清涼不宜升散升散則内火愈熾火空則發也外熱以膚腠之邪風寒外襲病在陽分故外熱者宜解散不宜清降清降則表熱愈留外内合邪也此外熱内熱之治其不同者有如此欲分内外之辨則外熱者其至必驟内熱者其來必緩但察其絶無表證而熱在臟腑七竅三焦二陰筋骨肌肉之間者皆是内熱之證但内熱之證亦有虚實實者宜從正治虚者當從反治反正之間有冰炭之異非可混也

凡實熱之在内者古法治分五臟宜從正治○心熱者宜瀉心湯導赤散安神丸○肝熱者瀉青丸柴胡飲子龍胆湯○脾

熱者瀉黄散○肺熱者輕則瀉白散地骨皮散重則涼膈散○腎熱者滋腎丸滋陰八味丸實熱則宜疎下虛熱則宜調補○肢體熱輕則惺惺散重則人參羌活散○大便秘者二黄犀角散四順清涼飲○餘熱不退者地骨皮散○大小便血者保陰煎○血熱妄行者清化飲○三焦火盛上下熱甚者抽薪飲○小水熱痛者大分清飲○陽明內熱煩渴頭痛二便秘結者玉泉散○陽明火盛兼少陰水虧者玉女煎

凡元氣虛而為熱者必真陰不足皆假熱證也宜從反治○心脾肺氣虛假熱者五君子煎人參理中湯○五臟氣血俱虛假熱者五福飲○肝腎真陰不足假熱者輕則六味地黄湯甚則理陰煎○肝腎血虛假熱者大營煎五物煎○肝腎陰虛上熱下寒則陽無所附而格陽為熱者六味回陽飲或八味地黄湯○肝經血虛生風而熱者四物加天麻鈎藤鈎

○汗後血虛而熱甚者六神散加粳米○汗後氣虛而惡寒發熱者補中益氣湯○汗後陰虛陽無所附而熱者四物湯加參芪○汗後陽虛陰無所附而熱者四君子加芎歸○凡從溫補而潮熱不退脉見滑大者五福飲加地骨皮或加知母○凡嬰兒諸熱有因別證而作者當從所重者而治之○若乳下嬰兒當兼治其母以調之

小兒上論列方二十五

四君子湯補一　五君子煎新熱六
五味異功散補四　六君子湯補五
團參散小十　六味異功煎新熱七
四物湯補八　五物煎新因三
金水六君煎新和一　五福飲新補六
理中湯熱一　人參理中湯熱二

備用方

見列小兒方中所當詳閱

校注

①清楚：此言清除。
②□：藜照楼本此处模糊，四库本作『母』，可从。
③□：藜照楼本此处模糊，四库本作『而』，可从。
④雅：『鸦』的古字。
⑤□：藜照楼本此处模糊，四库本作『木』，可从。
⑥□：藜照楼本此处模糊，四库本作『实』，可从。
⑦動劄（zhá）頻睫：不停眨眼，睫毛亦随之而动。『劄』，眨。
⑧□：藜照楼本此处模糊，四库本作『而』，可从。
⑨□：藜照楼本此处模糊，四库本作『邪』，可从。
⑩□：藜照楼本此处模糊，四库本作『泻』，可从。
⑪燎：明白，明了。
⑫□□：藜照楼本此处模糊，四库本作『着身』，可从。

會稽 張介賓 會卿著
會稽 曾 超 謙菴訂

小兒則 下

吐瀉二十六

小兒吐瀉證虛寒者居其八九實熱者十中一二但察其脉證無火面色清白氣息平緩肢體清涼或神氣疲倦則悉是虛寒之證不得妄用涼藥古人云脾虛則嘔胃虛則吐者是也蓋飲食入胃不能運化而吐者此脾氣虛弱所以不能運也寒涼入胃惡心而吐者此中焦陽氣受傷所以不能化也若邪在中焦則止於嘔吐若連及下焦則并為瀉矣故在中上二焦者宜治脾胃連及下焦者宜調脾腎若非實熱火邪而

妄用寒涼消伐者無有不死

一小兒虛寒嘔吐凡無故吐瀉察其無火者①必生冷寒氣傷胃所致今小兒所病大都皆是此類宜②養中煎或溫胃飲為主治其次則五君子煎理中湯參术煎○若兼血虛燥渴者宜五君子加當歸○若兼脾腎虛寒或多痰涎或兼喘促宜理陰煎甚者人參附子理陰煎為最妙勿謂嘔吐不宜熟地也○若脾氣無寒或偶有所觸雖吐而不甚者宜五味異功散○若脾中寒滯氣有不順而嘔吐者宜藿香安胃散○若上焦不清多痰兼滯者宜六君子湯或更加砂仁炮薑木香

一小兒傷食嘔吐若誤食不宜之物或停積滯濁以致吐者必胸膈脹滿或肚腹作痛此其中必有餘邪宜和胃飲益黃散○若但有食滯而胃不寒者宜大和中飲小和中飲○若食滯兼痰而吐者宜二陳湯六安煎苓术二陳煎○若飲食雖

滯而因脾虛不能運化者此其所重在脾氣不在飲食止宜養中煎溫胃飲或理陰煎聖朮煎之類以培其本不可因飲食之故而直行消伐也

一小兒胃熱嘔吐者其證最少蓋內熱者多不致吐即亦有之其必多食炙煿甘甜之物以致滯積胃口或夏間冒暑者及臟氣素熱者乃有之凡治熱證必須詳辨的確勿得以假熱作眞熱也○凡胃火內熱嘔吐者察其證必煩熱作渴喜冷察其脈息必洪大滑數火之甚者宜瀉黃散玉泉散或竹葉石膏湯○若有痰食之滯兼火作吐者宜二陳湯加石膏黃連山梔或加山查麥芽之類○若脾胃虛弱而兼火者宜人參安胃散或橘皮竹茹湯○若胃火嘔吐作渴者宜竹茹湯○若夏月胃熱濕暑傷胃者必煩熱大渴吐瀉並作宜五味香薷飲或十味香薷飲或竹茹湯或橘皮竹茹湯若內熱之甚

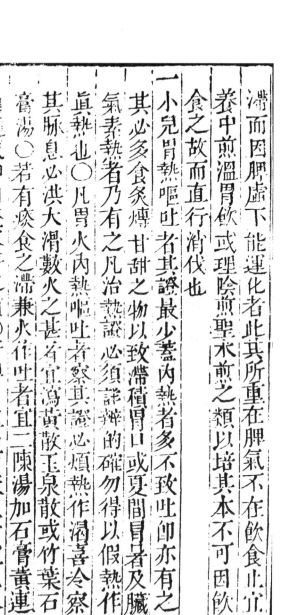

者宜益元散玉泉散主之然者有陰陽之辨若因天氣暑熱過用生冷以致傷胃而爲吐瀉者此屬陰暑則宜煖胃溫中如前虛寒治法或用五苓散亦妙凡本條之藥絕不可用

薛氏曰凡暑令吐瀉手足發熱作渴飲冷者屬陽證宜清涼之劑若手足並冷作渴飲湯者屬陰證宜溫補之劑故病有屬陰者誤用寒涼之藥死後手足青黯甚則遍身皆然於此可驗

一小兒吐瀉并作者本屬內傷然有因寒氣自外而入內犯臟氣而然者有因生冷不慎致傷胃氣而然者有因中氣本弱飲食失宜而然者邪傷陽分則爲吐邪傷陰分則爲瀉若吐瀉並作則陰陽俱傷之證也此當察其有滯無滯詳辨其虛實而治之○若吐瀉初起邪滯未淸者必有胸腹脹悶實滯等證此宜先用和胃飲苓朮二陳煎之類以淸上焦之氣○

若吐瀉初起腹脹腹痛而拒按者宜先用胃苓湯或五苓散加乾薑木香之類以分下焦之清○若上無脹滯或所吐既多而嘔惡不已此其上焦豈尚有物但察其形氣困倦總惟胃虛而然若虛寒不甚者宜五味異功散然無寒不作吐故惟五君子煎六味異功煎及養中煎溫胃飲之類皆最宜也○若下腹雖痛而可按可揉或腹寒喜熨或所瀉既多而泄仍不止此其下焦必空虛已極惟脾腎虛寒不能固攝而然非胃關煎不可其稍輕者或用四君子加肉豆蔻補骨脂之香之屬若虛中兼滯者或助胃膏亦可酌用○其或果由胃火則火逆於上熱蓄於下亦能為吐為瀉然必有火證火脉者方是其證乃宜大小分清飲或用香連丸或如前胃熱嘔吐條參而治之然此證最少不得輕易混用

吐瀉新按

余季子於丁巳正月生於燕邸及白露時甫及半週余見新涼日至虞裀褥之薄恐爲寒氣所侵每切囑眷屬保護之而眷屬不以爲意及數日後果至吐瀉大作余即用溫胃和脾之藥不效隨用理中等劑亦不效三日後加人參三錢及薑桂吳茱肉荳蔻之類亦不效至四五日則隨乳隨吐吐其半而瀉其半腹中毫無所留矣余不得已乃用人參五六錢製附子薑桂等各一二錢下咽即吐一滴不存而所下之乳則白潔無氣仍猶乳也斯時也其形氣之危已萬無生理矣余含淚靜坐書室默測其故且度其寒氣犯胃而吐瀉不止若舍參薑桂附之屬尚何術焉伎已止此窘莫甚矣思之思之忽於夜半而生意起謂其胃虛已極但藥之氣味略有不投則胃不能受隨拒而出矧附子味鹹亦能致嘔必其故也因自度氣味酌其所宜似必得甘辣可口之藥庶乎胃氣可安尚

有生意乃用胡椒三錢搗碎加煨薑一兩用水二鍾煎至八分另盛聽用又用人參二兩亦用水二鍾煎至一鍾另盛聽用用此二者取其氣味之甘辛純正也乃用茶匙挑合二者以配其味凡用參湯之十加椒薑湯之一其味微甘而辣正得可口之宜遂溫置熱湯中徐徐挑而與之陸續漸進經一時許皆咽而不吐竟得獲效自後乳藥皆安但瀉仍未止也此自四鼓服起至午未間已盡二兩之參矣參盡後忽爾躁擾呻吟煩劇之甚家人皆怨謂以嬰兒嬌嫩臟腑何堪此等熱藥是必燒斷肚腸也相與抱泣余雖疑之而不爲亂仍寧神熟思之意此藥自四鼓至此若果藥有難堪何於午前相安而此時遽變若此其必數已不食胃氣新復而倉廩空虛饑甚則然也傍有預備之粥取以示之則張皇欲得其狀甚急乃與一小盞輒鯨吞虎嗜又望其餘遂復與半碗猶然不

足又與半碗遂寂然安臥至次日復加製附始得寫止全愈嗚呼此兒之重生固有天命然原其所致之因則人之臟氣皆繫於背褥薄夜寒則寒從背俞而入內干於臟中必深矣原其所治之法則用藥雖當而氣味不投無以相入求效難矣及其回機發躁使非神悟其機倘妄用清涼一解則全功盡棄寧可言哉故余筆此以見病原之輕重氣味之相關及診治之活變有如此關係者雖然此特以己之見故可信心救療如是設以他人之子有同是病者於用參數錢之時見其未效不知藥未及病必且煩言吠起謗其誤治改用苦寒無不即死而仍歸罪於用參者此時黑白將焉辨之故再贅其詳用以廣人之聞見云

都閫錢旭陽長郎年及兩週季夏間以生果傷脾因致先瀉後痢旭陽善醫知其不過傷於生冷乃與參朮薑桂溫脾等藥

瀉痢不愈而漸至唇口生瘡乃謀之余曰此兒明爲生冷所傷今不利溫藥將奈之何余曰此因瀉傷陰兼之辛辣遽入而虚火上炎耳非易以附子不能使火歸原也因用二劑而唇口瘡痛咽腫倍甚外見於頭面之間而病更劇矣又謀之余曰用藥不投如此豈真因濕生熱耶余診之曰上之脉息下之所出皆非眞熱本屬陽虚今熱之不效雖屬可疑然究其所歸寒之則死必無疑也意者藥猶未及耳旭陽曰尚有一證似屬眞寒今其所用湯飲必欲極滾極熱者余等不能入口而彼則安然吞之即其喉口腫痛如此所不顧也豈其證乎余曰是矣是矣遂復增附子一錢五分及薑桂肉果人參熟地之屬其瀉漸止瀉止而喉口等證不一日而全收矣疑似之間難辨如此使非有確持之見萬無一生矣余自經此以來漸至不惑務有數兒證治大同者俱得保全噫此不

蓋之道其要何居在知本之所在耳臨證者可無慎哉

附按

薛氏治一小兒每飲食失節或外驚所忤即吐瀉發搐服鎮驚化痰等藥而愈後發搐益甚飲食不進雖參朮之劑到口即嘔余用白朮和土炒黃用米泔煎數沸不時灌半匙仍嘔次日灌之微嘔再日灌之欲嘔此後每服二三匙漸加至半杯不嘔乃濃煎服而愈

一小兒瀉而大便熱赤小便澁少此熱蘊於內也先以四苓散加炒黃連一劑其熱頓退又用七味白朮散去木香二劑熱渴頓止後以四君升麻調理而痊

一小兒九歲食炙煿之物作瀉飲冷諸藥不應肌體消瘦飲食少思余用黃連一兩酒拌炒焦為末入人參末四兩粥丸小豆大每服四五十丸不拘時白湯下服訖漸愈又用五味異

功散加升麻服月餘而瘥後不戒厚味患疳積消瘦少食發熱作渴用大蘆薈丸為主以四味肥兒丸為佐疳證漸退却以四味肥兒丸為主以五味異功散為佐而痊後又不禁厚味作瀉飲冷仍服肥兒丸異功散而瘥

霍亂吐瀉二十七

小兒霍亂吐瀉者必以寒涼傷胃或時氣陰濕或飲食失宜皆能致之然此與前吐瀉並行者稍有不同蓋霍亂者暴而甚吐瀉者徐而緩霍亂者傷在一時吐瀉者其傷以漸此其所以有異也○若暴吐霍亂而胃口未清胸腹仍滿者宜先用和胃飲苓朮二陳煎或大小和中飲或小分清飲或解肝散之類主之俟胃口稍平即宜五味異功散或溫胃飲五苓散之類調補之○若霍亂初起便覺神疲氣倦而胃口別無脹滯者此其胃氣已傷即宜溫補如養中煎溫胃飲之類不得

驟行清利也

論瀉痢糞尿色 二十八

古人有以小兒瀉痢糞黃酸臭者皆作胃熱論治此大誤也蓋飲食入胃化而爲糞則無有不黃無有不臭者豈得以黃色而酸臭者爲熱乎今以大人之糞驗之則凡胃強糞實者其色必深黃而老蒼方是全陽正色若純黃不蒼而糞有嫩色則胃中火力便有不到之處再若淡黃則近白矣近白之色則半黃之色也糞色半黃則穀食半化之色也糞氣酸腥則穀食半化之氣也穀食半化則胃中火力盛衰可知也若必待糞青糞白氣味不臭然後爲寒則覺之遲矣故但以糞色之淺深糞氣之微甚便可別胃氣陽和之成色智者見於未然而況於顯然乎余故曰古人以糞黃酸臭爲火者大誤也再若小水之色凡大便瀉痢者清濁既不分小水必不利小

水不利其色必變即清者亦常有之然黃者十居八九此因瀉亡陰陰亡則氣不化氣不化則水涸水涸則色黃不清此自然之理也使非有淋熱痛澀之證而但以黃色便作火治者亦大誤也

吐乳二十九

小兒吐乳雖有寒熱之不同然寒者多而熱者少虛者多而實者少總由胃弱而然但察其形色脈證之陰陽則虛實寒熱自有可辨熱者宜加微清寒者必須溫補乳子之藥不必多用但擇其要者二三四味可盡其妙如參薑飲五味異功散之類則其要也若兒小乳多滿而溢者亦是常事乳行則止不必治也若乳母有疾因及其子或有別證者又當兼治其母宜從薛氏之法如左

薛氏曰前證若小兒自受驚或乳母恚怒致兒吐瀉青色者宜

用異功散○若母食厚味而乳熱⑤者用東垣瀉黄散○母飲酒而乳熱者用葛花解酲湯子亦⑥一二匙○若飲燒酒而乳熱或子母身赤或昏憒服冷米醋⑦三五杯多亦無妨兒服一二匙○若母停滯生冷而乳冷者母服人參養胃湯子服調中丸○若母停滯而變熱乳者母服大安丸子服五味異功散○若母鬱怒傷肝脾而乳熱者用歸脾湯逍遥散○若母脾虛血弱而乳熱者用六君子加芎歸○若母氣血虛而乳熱者子母俱服八珍湯○若母勞後發熱而乳熱者子母俱服補中益氣湯○若因怒動肝火而乳熱者用五味異功散加柴胡山梔○若吐痰涎及白綠水者木乘脾土虛寒證也用六君子加柴胡木香○大凡吐乳瀉青色者屬驚法當平肝補脾吐瀉青白色者屬虛法當温補脾土○前諸證若手足指熱者屬實手足指冷者屬虛此亦驗法也

五疳證　三十

錢仲陽曰：小兒諸疳，皆因病後脾胃虧損，或用藥過傷，不能傳化乳食，内亡津液，虚火妄動，或乳母六淫七情、飲食起居失宜，致兒爲患。凡疳在内者，目腫腹脹，瀉痢青白，體漸瘦弱；疳在外者，鼻下赤爛，頻揉鼻耳，或肢體生瘡。大抵其證雖多，要不出於五臟，而五臟之疳不同，當各分辨治之。○肝疳者，一名筋疳，亦名風疳，其證白膜遮睛，或瀉血而瘦，宜用地黄丸以生腎。○心疳者，面黄頰赤，身體壯熱，宜用硃砂安神丸以治心，異功散以補脾。○脾疳者，一名肥疳，體黄瘦削，皮膚乾澀而有瘡疥，腹大嗜土，宜用四味肥兒丸以治疳，五味異功散以生土，或用益黄散。○肺疳者，一名氣疳，喘嗽氣促，口鼻生瘡，宜用人參清肺湯以治肺，益氣湯以生金。○腎疳者，一名骨疳，肢體瘦削，遍生瘡疥，喜卧濕地，用地黄丸。○鼻疳用蘭香散諸瘡用白粉散○若患潮熱當先補肝後瀉心若妄以硝黃等藥利之則成疳○若患癖當消磨若誤以巴豆硼砂下之或傷寒誤下皆能成疳○其初病者爲熱疳用黃連丸久病者爲冷疳用木香丸冷熱相兼者用如聖丸津液短少者用七味白术散○凡此皆因大病脾胃虧損內亡津液所致當固脾胃爲主而早爲施治則不變敗證也

楊氏曰無辜疳者腦後項邊有核如彈丸按之轉動軟而不疼其內有蟲不速鍼出則內食臟腑肢體癰疽便利膿血壯熱羸瘦頭露骨高宜用大蕪荑湯蟾蜍丸○丁奚者手足極細項小骨高尻削體痿腹大臍突號哭胸陷宜用肥兒丸大蘆薈丸○哺露者虛熱往來頭骨分開翻食吐蟲煩渴嘔噦宜用肥兒丸大蘆薈丸○走馬疳者牙齒蝕爛蓋齒屬腎腎虛受熱疳火上炎致口臭齒黑甚則齦爛牙宣宜敷雄黃散服

蟾蜍丸○若作渴瀉痢腫脹勞瘵等證當詳參方論而治之
○蓋疳者乾也因脾胃津液乾涸而患在小兒爲五疳在大
人爲五勞總宜以調補胃氣爲主
又楊氏曰又有疳傷者五臟虫疳也其名甚多姑舉其要○虫
疳者其虫如絲出於頭項腹背之間黃白赤者可治青黑者
難治○蛔疳者皺眉多啼嘔吐青沫腹中作痛肚脹青筋唇
口紫黑頭搖齒痒○脊疳者身熱羸黃煩渴下利拍背有聲
脊骨如鋸齒十指皆瘡頻嚙指甲○腦疳者頭皮光急滿頭
餅瘡腦熱如火髮結如穗遍身多汗顋腫顖高○疳渴者日
則煩渴飲水不食夜則渴止○疳瀉者毛焦唇白額上青紋
肚脹腸鳴瀉下糟粕○疳利者停積宿滯水穀不聚瀉下惡
物○疳腫者虛中有積肚腹緊脹脾復受濕則頭面手足虛
浮○疳勞者潮熱往來五心煩熱盜汗骨蒸嗽喘枯悴渴瀉

飲水肚硬如石面色如銀〇大抵其證雖多要不出於五臟
總宜以五臟之法治之
景岳曰按楊氏云疳者乾也在小兒爲五疳在大人爲五勞然
既云爲乾又云爲勞豈非精血敗竭之證乎察前諸法俱從
熱治多用清凉蓋此證真熱者固多而元氣既敗則假熱者
尤多也即前所用亦有地黃丸異功散益黃散益氣湯之類
然此數方有不足以盡之其或血氣俱損有非大補不可者
陰虛假熱脾敗腎虧又有非溫補不可者貴在臨證酌宜仍
當以虛損治勞之法參用庶得盡善
薛氏曰按疳證或以哺食太早或嗜食甘肥或服峻厲之藥重
亡津液虛火熾盛或因禀賦或乳母厚味七情致之各當調
治其內〇若口舌蝕爛身體壯熱腮唇赤色或作腫痛腹膈
煩悶或掌熱咽乾作渴飲水便赤盜汗嚙齒虛驚此心經內

外疳也宜安神丸之類主之〇若鼻外生瘡眼目赤爛皮膚似癬兩耳前後項側缺盆兩腋結核或小腹內股玉莖陰囊睪丸腫潰小便不調或出白津或咬指甲搖頭側目白膜遮睛羞明畏日肚大青筋口乾下血此肝經內外疳也用地黃蘆薈二丸主之〇若頭不生髮或生瘡痂或髮成穗或人中口吻赤爛腹痛吐逆乳食不化口乾嗜土瀉下酸臭小便白濁或合目昏睡惡聞木音此脾經內外疳也用肥兒丸主之〇若鼻外生瘡咽喉不利頰腫齒痛欬嗽寒熱皮膚皺錯欠伸少氣鼻痒出涕衄血目黃小便頻數此肺經內外疳也用地黃清肺飲主之〇若腦熱吐痰手足逆冷寒熱往來滑泄肚痛口臭作渴齒齦潰爛爪黑面黧身耳生瘡或耳出水或食白髮此腎經內外疳也用地黃丸主之〇凡疳熱上攻或散擇而用之服蟾蜍丸輕則牙齦腐爛唇吻腫痛可治甚則

牙齦蝕落顋頰透爛不治

盜汗 三十一

小兒元氣未充腠理不密所以極易汗出故凡飲食過熱或衣被過煖皆能致汗東垣諸公云此是小兒常事不必治之然汗之根本由於營氣汗之啟閉由於衛氣若小兒多汗者終是衛虛所以不固汗出既多未免營衛血氣愈有所損而衰羸之漸未必不由乎此此所以不可不治也大都治汗之法當以益氣爲主但使陽氣外固則陰液內藏而汗自止矣

一治法凡小兒無故常多盜汗或自汗者宜以團參散爲主或參苓散四君子湯五味異功散或白朮散之類俱可擇用○若其甚者宜三陰煎人參養營湯或十全大補湯○若心經有火而兒煩渴者宜生脉散一陰煎○若肝脾火盛內熱熏蒸血熱而汗出者脉必洪滑或多煩熱宜當歸六黃湯或加

減一陰煎○若陽明實熱汗出大渴者宜仲景竹葉石膏湯○若因病後或大吐大瀉之後或誤用剋伐之藥以致氣虛氣脫而大汗亡陽者速宜用參附湯六味回陽飲或芪附湯之類庶可挽回也○大都汗多亡陽者多致角弓反張項強戴眼等證此太陽少陰二經精血耗散陰虛血燥而然速宜用大營煎人參養營湯或十全大補湯之類方可解救若作風治萬無一生矣○前汗證門有詳論詳法所當參閱○余之兒輩有於襁褓中多盜汗者但以人參一錢泡湯與服當夜即止久不服參必又汗出再服再止其效如神凡養兒者亦可以此爲常法

腹脹腹痛三十二

小兒腹脹腹痛多因食積或寒涼傷脾而然內經曰病痛者陰也又曰痛者寒氣多也有寒故痛也東垣曰寒脹多熱脹少

皆主於脾胃故凡小兒肚腹或脹或痛雖曰多由積滯然脾胃不虛則運化以時何致作脹是脹必由於虛也若胃氣無傷而腹中和煖則必無留滯作痛是痛多由乎寒也故治痛治脹者必當以健脾煖胃爲主若無火證不得妄用涼藥若無拒按堅實等證不得妄用攻藥

一治法凡小兒肚腹𣎆脹或時常作痛黃瘦常用調理之法惟芍藥枳實丸加減用之爲宜且善止腹痛或大健脾丸楊氏啟脾丸和中丸之類皆可酌用○若偶爾傷脾氣促困倦外見腹脹而內不脹者此脾氣虛也宜五味異功散或六味異功煎○若脾胃陽氣不足虛寒作脹或畏寒或手足冷或兼嘔瀉者宜五君子煎養中煎溫胃飲六君子湯或調中丸○若寒在脾腎陽虛或水泛爲痰或喘促痛脹泄瀉宜理陰煎加減主之○若脾胃氣虛而痛瀉叫渴者宜六味異功煎或六

君子湯加木香或調中湯○若胃口偶有留滯大痛而脹者宜排氣飲或益黃散○若病食偶有不消而暫爲脹滿者宜大小和中飲或和保丸消食丸○若有堅積停滯脹痛拒按形氣俱實者宜赤金豆白餅子紫霜丸之類攻下之○凡諸未盡當於腹痛腫脹二門參酌爲治

余初年在京治一五歲鄰女適經藥舖見有晒晾巴豆其父誤以爲松仁以一粒與食之嚼而味辣即忙吐出而已半粒下咽矣少頃大瀉十餘次瀉後次日即致肚腹通身悉皆腫脹絕口不食因求治於余或謂宜黃連綠豆以解毒或謂宜四苓五皮以利水余曰大攻之後豈非大虛之證乎能再堪苦寒以敗脾否大瀉之後又尚有何水之可利遂單用獨參湯及溫胃飲以培脾氣不數劑而復元如初夫既以大瀉而何以反脹若是因此一證乃知大虛大寒而致成腫脹者類多

如此新按

痞塊 三十三

小兒多有痞塊者總由口腹無節見食必啖食上加食脾胃化之不及則胃絡所出之道未免漸有留滯留滯不已則日以益大因成痞矣或以感寒發熱之後胃氣未清此時最宜撙食節食若不知慎則食以邪留最易成痞此實人所不知也第痞塊既成必在腸胃之外膜膈之間故非可以消伐之劑推逐而去者若但知攻痞則胃氣益弱運化失權不惟不能消痞且致脾土虧損則痞邪益横而變證百出矣故治此者當酌其緩急專以調補胃氣為主外則用膏用灸以拔其結絡之根庶為萬全之策

一凡調理脾胃之法若痞邪未甚宜芍藥枳實丸加減用之爲益胃或大健脾丸及楊氏啓脾丸皆可擇用○若脾胃氣虛食

少體瘦宜五味異功散○若脾胃虛寒者宜調中丸溫胃飲五君子煎○若兼胃脘停積食滯作脹者宜保和丸消食丸或大小和中飲○若脹急堅實形氣尚強不得不瀉者宜赤金豆白餅子○若疳久成熱致動陽明之火而牙口潰爛成疳者宜蘆薈丸胡黃連丸或蟾蜍丸○此外如貼瘡膏及灸治之法俱詳載積聚門

癲癇二十四

錢仲陽曰小兒發癇因血氣未充神氣未實或為風邪所傷或為驚怪所觸亦有因妊娠時七情驚怖所致若眼直目牽口噤涎流肚膨發搐項背反張腰脊強勁形如死狀終日不醒則為痓矣○凡治五癇皆隨臟治之每臟各有一獸之形通用五色丸為主仍參以各經之藥發而重者死病甚者亦死○如面赤目瞪吐舌嚙唇心煩氣短其聲如羊者曰心癇血

虛者用養心湯發熱飲冷爲實熱用虎睛丸發熱飲湯爲虛熱用辰砂妙香丸〇面青唇青兩眼上竄手足攣掣反折其聲如犬者曰肝癇肝之虛者用地黄丸抽搐有力爲實邪用柴胡清肝散大便不通用瀉青丸〇面黑目振吐涎沫形體如尸其聲如豬者曰腎癇用地黄丸紫河車丸之類腎無瀉法故徑從虛治之〇面如枯骨目白反視驚跳反折搖頭吐沫其聲如鷄者曰肺癇肺氣虛者用補肺散面色痿黄者土不能生也用五味異功散面色赤者陰火上衝於肺也用地黄丸〇面色痿黄目直腹滿自利四肢不收其聲如牛者曰脾癇用五味異功散若面青瀉利飲食少思用六君子加木香柴胡〇若發熱抽掣仰卧面色光澤脉浮者病在腑爲陽證易治身冷不搐覆卧面色黯黑脉沉者病在⑧臓爲陰證難治〇凡有此證元宜看耳後高骨間若有⑨青⑩紋乜抓破出

血可免其患此皆元氣不足之證也須以紫河車丸爲主而以補藥佐之設若泛行克伐復傷元氣則必不時舉發久而變危多致不救○又有驚癇風癇食癇三種治驚癇宜比金丸茯神丸錢氏養心湯辰砂妙香散清神湯虎睛丸之類主之風癇用錢氏牛黃丸消風丸星蘇散之類主之食癇用妙聖丹主之

薛立齋曰妊娠若遇驚恐則必內應於胎故一月足厥陰脈養驚則肝有病二月足少陽脈養驚則膽受病三月手少陰脈養驚則心受病四月名爲離經五月足太陰脈養驚則脾受病六月足陽明脈養驚則胃受病七月手太陰脈養驚則肺受病八月手陽明脈養驚則大腸受病九月足少陰脈養驚則腎受病是臟腑納氣於丹田自肝至腎十經滋養而生此則胎中所致也若既生之後或驚怪所觸或乳哺失節或乳

毋飲食起居六淫七情臟氣不平亦致是證須察見證屬於何經更別陰陽以調補脾胃為主否則不時舉發甚至不救

附按

薛氏治一小兒患前證吐痰困倦半餉而甦諸藥不效年至十三而頻發用肥厚紫河車生研爛入人參當歸末搗丸桐子大每服二五十丸日進三五服乳化下一月漸愈又佐以八珍湯全愈

又一兒七歲發驚癇令其恣飲人乳後發漸疎而輕至十四復發用乳不效亦用河車丸數具而愈常用加減八味丸而安後至二十三歲復發而手足厥冷仍用前法佐以八味丸十全大補湯而痊

又治數小兒皆以補中益氣湯六君子湯六味八味等丸相間用之皆得全愈

癲癇諸經義及大人證治諸法俱詳載癲狂門所當參閱

溺白三十五

小兒便如米泔或溺停少頃變作泔濁者此脾胃濕熱也凡飲食不節者多有此證然亦有氣虛下陷而然者○若脉證兼火者當清利宜導赤散或四味肥兒丸○若飲食過傷兼脹滿者宜保和丸大安丸○若形氣不足或黃瘦或嘔泄者宜五味異功散或四君子湯或補中益氣湯○若肝腎火盛後熱膀胱者必兼淋濁煩熱宜七味龍膽瀉肝湯○若脾胃本虛而復兼濕熱者宜四君子湯加炒黃連○若止見溺白而別無煩熱脉證則但節其生冷水果及甘甜等物不久自愈切不可因其溺白而過用芩連梔子之類多致傷脾而反生吐瀉等證漸至羸敗者是皆誤治之害也不可不察

變蒸三十六

巢氏云小兒變蒸者以長血氣也變者上氣蒸者體熱錢仲陽曰變者易也小兒在母腹中乃生骨氣五藏六腑成而未全自生之後即長骨脉藏腑之神志自內而長自下而上故以生之日後三十二日一變蒸即覺情志有異於前何也長生意志藏腑故也何謂三十二日長骨添精神蓋人有三百六十五骨節以應天數內除手足中四十五碎骨外共有三百二十數自下生骨一日十段而上之十日百段而三十二日計三百二十段為一遍亦曰一蒸凡一周遍乃生虛熱諸病如是十周則小蒸畢也故初三十二日一變生腎志六十四日二變一蒸生膀胱九十六日三變生心喜一百二十八日四變二蒸生小腸一百六十日五變生肝哭一百九十二日六變三蒸生膽二百二十四日七變生肺聲二百五十六日八變四蒸生大腸二百八十八日九變⑪生脾三百二十日十

變五蒸生胃此所謂小蒸畢也又手厥陰經爲藏手少陽經三焦爲腑此一臟一腑俱無狀故不變不蒸也大倉云氣八四肢長碎骨於十變後六十四日爲一大蒸計三百八十四日又六十四日爲二大蒸計四百四十八日又六十四日爲三大蒸計五百一十二日至五百七十六日變蒸既畢兒乃成人也變者生五臟也蒸者養六腑也每經一變一蒸情態即異輕則發熱微汗其狀似驚重則壯熱脈亂而數或汗或吐或煩啼躁渴輕者五日解重者七八日解其候與傷寒相似其治法平和者微表之實熱微利之用紫霜丸黑散子柴胡散有寒無熱并吐瀉不乳多啼者當歸散調氣散主之

薛立齋曰全兒方論云變蒸者以長氣血也變者上氣蒸者發熱也輕則體熱虛驚耳冷微汗脣生白泡⑫三日可愈重則寒熱脉亂腹痛啼叫不能乳食食即吐哯五日方愈古方以黑

散子紫霜丸主之竊謂此證小兒所不免者雖勿藥可也況前藥乃屬峻厲非惟臟腑不能勝抑且反傷陽氣血慎之慎之余嘗見一小兒至一二變發熱有痰投以抱龍丸一粒卒至不救觀此可驗矣若不熱不驚略無證候而暗變者蓋受胎氣壯實故也

景岳曰小兒變蒸之說古所無也至西晉王叔和始一言之繼自隋唐巢氏以來則日相傳演其說益繁然以余觀之則似有未必然者何也蓋兒胎月足離懷氣質雖未成實而臟腑已皆完備及既生之後凡長養之機則如月如苗一息不容有間百骸齊到自當時異而日不同豈復有此先彼後如一變生腎二變生膀胱及每變必三十二日之理乎又如小兒之病與不病余所見所治者蓋亦不少凡屬違和則不因外感必以內傷初未聞有無因而病者豈直變蒸之謂耶又見

保護得宜而自生至長毫無疾痛者不少耶⑬又何也雖有暗變之說終亦不能信然余恐臨證者有執迷之誤故道其愚昧若此及如前薛氏之戒皆不可不察也明達者以為然否

小兒下論列方三十七

理中湯 熱一
理中丸 同上
十全大補湯 補二十
養中煎 新熱四
溫胃飲 新熱五
六味地黃丸 補一二二
理陰煎 新熱三
胃關煎 新熱九
八味地黃丸 補一二三
四君子湯 補一
五君子煎 新熱六
加減八味丸 補一二三
六君子湯 補五
歸脾湯 補三三
補中益氣湯 補三一
八珍湯 補十九
白朮散 和二十
人參養營湯 補二一

和中丸 和八七 八八
六安煎 新和二
芍藥枳朮丸 新和十六
大健脾丸 和八五
和胃飲 新和五
大和中飲 新和七
竹茹湯 和一二二
五苓散 和一八二
錢氏養心湯 小五九
胃苓湯 和百九十
益元散 寒百十二
辰砂妙香散 固十五
玉泉散 新寒十五

參朮二陳煎 新和四
二陳湯 和一
大安丸 小三六
啟脾丸 和八六
排氣飲 新和六
小和中飲 新和八
地黃清肺飲 小六九
瀉黃散 寒五七
四苓散 和一八七
硃砂安神丸 寒一四二
小分清飲 新和十
蘭香散 小百十
東垣清胃散 寒五四

校注

①□□□□□：藜照楼本此处模糊，四库本作『察其无火者』，可从。
②□□□□：藜照楼本此处模糊，四库本作『此证宜养』，可从。
③□：藜照楼本此处模糊，四库本作『丁』，可从。
④噫：同『噫』。
⑤□□：藜照楼本此处模糊，四库本作『乳热』，可从。
⑥□：藜照楼本此处模糊，四库本作『服』，可从。
⑦□：藜照楼本此处模糊，四库本作『醋』，可从。
⑧□：藜照楼本此处模糊，四库本作『脏』，可从。
⑨□□□：藜照楼本此处模糊，四库本作『青脉纹』，可从。
⑩抓：四库本作『抓』，当从。
⑪□：藜照楼本此处模糊，四库本作『变』，可从。
⑫哯（xiàn）：干呕，也泛指呕吐。
⑬□：藜照楼本此处模糊，四库本作『抑』，可从。

景岳全書麻疹詮目錄謨集

卷之四十二

麻疹 全

景岳全書麻疹目錄終

景岳全書卷之四十二 謨集　麻疹詮

會稽　張介賓　會卿著
會稽　魯　超　謙菴訂

麻疹　全

述原 一

景岳子曰：痘之與疹原非一種，雖痘之變態多證，而疹之收斂稍易，然疹之甚者，其勢凶危亦不減於痘，最爲可畏。蓋疹毒痘毒本無異也，第古人重痘而忽疹，多不詳及，使後人無所宗法，余實恨之。自得羅田萬氏之刻，見其理透法精，鄙念斯慰。今悉從其訓，備述於此，雖其中稍有裁訂，亦不過正其疑似，詳其未詳耳。使此後患疹者，幸獲迷津之指南，亦以見萬氏之功爲不少矣。

名義二

疹者痘之末疾惟二經受證脾與肺也內應於手足太陰外合於皮毛肌肉是皆天地間沴①戾不正之氣故曰疹也然其名目有異在蘇松曰沙子在浙江曰醋子在江右湖廣曰麻在山陝曰膚瘡曰糠瘡曰赤瘡在北直曰疹子名雖不同其②則一但疹在痘前者痘後必復疹惟痘後出疹者方爲結局

疹逆順三

萬氏曰疹以春夏爲順秋冬爲逆以其出於脾肺二經一遇風寒勢必難出且多變證故於秋冬爲不宜耳夫天行不正之氣致爲人之瘍疹然古人於痘疹一字始終歸重於痘而不分別疹爲何物豈可以一證歸於一證非想當重痘不重疹故爾略之致使後人不得心法因而害事者往往有之今以吾家四代傳流以及今日心得之法開闢熬後用此應病

定不差矣敢有毫釐隱匿天其鑒之

疹脉四

凡出疹自熱起至收完但看右手一指脉洪大有力雖有別證亦不爲害此定存亾之要法也

景岳曰按此即陽證得陽脉之義若細軟無力則陽證得陰脉矣元氣既弱安能勝此邪毒是即安危之基也故凡診得陰脉者即當識爲陰證而速救元神宜用傷寒溫補托法參酌治之若執以麻疹爲陽毒而槩用清寒則必不免矣

疹證五

疹雖非痘之比然亦由胎毒蘊於脾肺故發於皮毛肌肉之間但一時傳染大小相似則未有不由天行癘氣而發者此其源雖内發而證多屬表故其内爲胎毒則與痘證同外有表邪則與傷寒類其爲毒也總由君相二火燔灼太陰而脾肺

受之故其爲證則有欬嗽噴嚏面腫腮赤目胞浮腫眼淚汪汪鼻流清涕呵欠悶頓乍涼乍熱手足稍冷夜臥驚悸或惡心嘔噦或以手掐面目唇鼻者是即出疹之候便宜用解毒散邪等藥不使留停於中庶無他患且凡是疹證必其面赤中指冷而多嗽又必大熱五六日而後見紅點遍身此其所以與痘與傷寒有異也

一痘欲盡發而不出疹欲盡出則無病邪氣鬱遏則留而不去正氣損傷則困而不伸毒歸五臟變有四證歸脾則泄瀉不止歸心則煩熱不退而發驚歸肺則欬嗽血出歸腎則牙齦爛而疳蝕

程氏曰麻疹初出類傷風寒頭疼欬嗽熱甚目赤頰紅一二日內即出者輕必須解表忌見風寒葷腥厚味如犯之恐生痰涎變爲驚搐必致危矣如初起吐瀉交作者順乾嘔霍亂者

逆欲出不出者危以立至

徐氏曰痘自裏而出於臟故重疹自表而出於腑故輕

景岳曰痘疹之屬有四種曰痘曰疹曰麻曰斑也痘則陸續漸出自小而大或稀或密部位顆粒有辨也疹則一齊發出大者如蘇子次者如芥子小者如蚕子而成粒成片者是也麻則最細而碎如蚊迹模糊者是也斑則無粒惟成片紅紫如雲如錦者是也大都疹與麻斑同類所發斑傷寒之屬而痘則本非其類也蓋痘毒本於肝腎出自中下二焦是以終始不妨於食而全賴水穀爲主所以能食則吉不能食則凶故治痘者不可不顧脾胃麻疹之毒則由表邪不解而內犯太陰陽明病在上中二焦所以多不能食故治麻疹者但宜解散火邪邪散則自能食矣是痘疹之治當各有所重者如此

疹期六

出疹之候初熱一日至次日鷄鳴時其熱即止止存五心微熱漸見欬嗽鼻流清涕或腹中作痛飲食漸減到申酉之間其熱復來如此者四日用手滿按髮際處甚熱其面上熱少減二三分欬嗽連聲面燥腮赤眼中多淚噴嚏頻發或忽然鼻中出血至五日其熱不分晝夜六日早時其疹出在兩頰下細細紅點至午時兩手背並腰下及渾身密密俱有紅點日普徧掀發其鼻中清涕不流噴嚏亦不行七日晚兩頰顏色漸淡此驗出疹之要法

凡疹熱六日而出一定之規也若醫人無識用藥太早耗散元氣及至出時變害多矣或嗽而變喘或出一二日即隱或作大瀉或合目而喘此醫人用藥不當之害也吾家治法定不在五日內用藥必待見疹方用徐徐升表然用藥亦有次第凡一劑必作十餘次飲之况疹在皮膚之間若作一次服則

藥性催之太急亦致譫語煩躁故當慎之

景岳曰按此萬氏之法謂醫人用藥太早恐致耗散元氣或必待見點而後施治及作一次服恐藥性催之太急皆惟恐無益而反以致害此固其心得之法也然以愚見則醫有高下藥有宜否但使見有蘊真發無不當則於未出之前或解或補必有得愈③防之力以潛消其毒者既出之後亦必有善調之方而不致催急者此在善與不善或不嫌早與不早也嘗見庸流之誤治者多是誠不服藥爲中醫也此萬氏之說所以不可不遵

凡疹熱五六日必出矣醫人用藥見不能散爻毋見藥不效醫人見熱嗽不能除或以別證治之主家又或更醫此世之所以誤者多矣

麻疹初熱七

麻疹發熱之初與傷寒相似惟疹子則面頰赤欬嗽噴嚏鼻流清涕目中有淚呵欠喜睡或吐瀉或手掐眉目面赤為異耳但見此候即是疹子便宜謹避風寒戒葷腥厚味古法用升麻葛根湯以表散毒邪余製透邪煎代之更佳或柴歸飲亦妙但使皮膚通暢腠理開豁則疹毒易出不可作傷寒妄加汗下也妄汗則增熱而為衄血欬血為口瘡咽痛為目赤腫為煩燥乾渴為大小便不通妄下則裏虛為滑泄為滯下經曰必先歲氣毋伐天和言不可妄汗妄下也

凡疹初熱疑似之間切不可輕易用藥總有他證必待五日腮下見疹方可用升表之劑嗽多連打噴嚏鼻流清涕或流鼻血飲食減少好飲涼水只宜調理飲食戒麪食葷腥

一疹子初發熱時未見出現欬嗽百十餘聲不已上氣喘急面目胞腫時臥時起此火毒內蒸肺葉焦舉宜甘桔湯合白虎

湯加牛蒡子薄荷主之○如疹出之時欬嗽口乾心煩者此毒在心肺發未盡也瀉白散加大花連翹玄參黄芩主之

一疹子欲出未出之時宜早爲發散以解其毒則無餘患若不預解使之盡出多致毒蓄於中或爲壯熱日久枯瘁或成驚癇或爲瀉痢或爲欬血喘促或作疳䘌而死此雖一時戾氣之染然未有不由於人事之未盡也

疹出没八

一疹子出没常以六時爲准假如子後出午後即收午後出子後即收乃陽生陰成陰生陽成造化自然之數也凡此旋出旋收者輕若一出連綿三四日不收者乃陽毒太甚宜大青湯或用荆芥牛蒡子甘草玄參石膏桔梗主之○若逡巡不出者乃風寒外束皮膚閉密也宜荆防敗毒散主之

一疹已出而復没者乃風寒所逼而然若不早治毒必内攻以

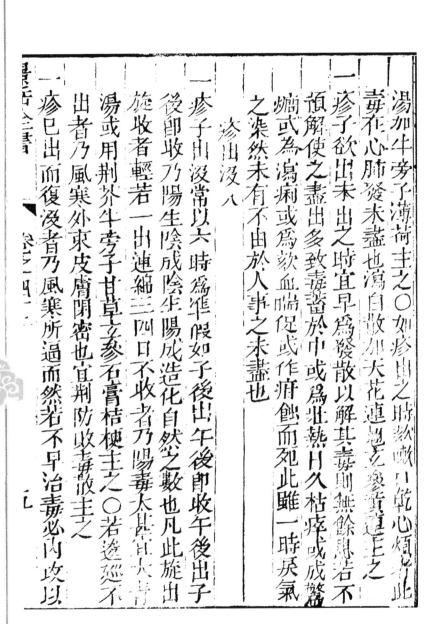

致痒塌而死急用升麻湯加荊芥牛蒡子甘草熱服則疹必復出而安矣

一發熱六七日以後明是疹子却不見出此必皮膚堅厚腠理閉密或爲風寒所襲或曾有吐瀉皆能伏也急用托裏散表之劑如麻黃湯去杏仁加蟬退升麻外用胡荽酒之類○如一向未更衣者必毒甚於內伏而不出局方涼膈散加牛蒡子主之

一疹子只怕不能得出若出盡則毒便解故治疹者於發熱之時當察時令寒暄酌而治之○如時證大寒以桂枝葛根湯或麻黃湯發之○時證大熱以升麻葛根湯或合人參白虎湯發之○不寒不熱以荊防敗毒散發之○如兼瘟癘之氣以人參敗毒散發之○如盡一劑不出再作本湯服之外用胡荽酒又以苧麻蘸酒遍身戛之務令亟出如三四作出之不

出加腹中脹痛氣喘昏悶則死證也

景岳曰：按此萬氏之法，極得隨時制宜之善，已盡發表之義矣。然發表之義亦最不易，即如營衛不足而疹有不能出者，其證甚多。若徒知發之而不知滋之，則營衛有弱者，非惟不能發，而且恐竭其源矣。此其或在脾胃，或在血氣，必得其神，庶乎有濟，如傷寒三表之法，實亦有關於此。

一 疹毒出盡，則邪氣解散，正氣自然和平。如發熱煩悶，或嘔吐，或泄瀉，此毒邪壅遏，尚未出盡也。○煩熱者，黄連解毒湯。○嘔泄者，柴胡橘皮湯。○外用胡荽酒及苧麻戛法如前，待疹子出盡，則煩熱自去，嘔吐自止矣。

一 疹有既收而餘毒未盡，至三日之外又復發出，或至五六次不已者，此因發熱之時不避風寒，致令邪氣鬱於肌肉之間，留連不散，雖曾解散，終屬未暢耳。若兼雜證，亦當隨證治之。

疹形色九

凡看麻疹初出之法多於耳後項上腰腿先見其頂尖而不長其形小而勻淨者吉也若色見通紅則疹發於心紅者火之正色也若疹色淡白者心血不足也養血化斑湯主之或四物湯加防風色大紅豔或微紫者血熱也或出太甚者並宜大青湯主之或四物湯去川芎加柴胡黃芩乾葛紅花牛蒡子連翹凉血滋陰而熱自除所謂養陰退陽之義亦五死一生之證也若黑色者則熱毒尤甚而十死一生之證此尤不可不明察之而混爲施治也

凡疹初出色赤者毒盛之勢也但大便調咳嗽多右手一指脉輕重取皆有力雖勢重不得似當隨證調理若嗽少右手一指脉無力雖三日後收其渾身疹發變爲紫色鬱結於皮膚之間若用解利之藥其色漸轉紅活欬嗽流涕頗思飲食者

生若救二三劑難變者難療也

疹滯十

凡疹出至二三日必兩鼻俱乾待收完看毒氣輕者清湯即水就思飲食此不必服藥若清湯未合避不思飲食者須要清肺解毒必候清湯出方可不用藥

疹吉凶十一

或熱或退五六日而後出者輕

透發三日而漸没者輕

淡紅滋潤頭面勻淨而多者輕

頭面不出者重

紅紫黯燥者重

咽喉腫痛不食者重

冒風没早者重

移熱大腸變痢者重
黑黯乾枯一出即沒者不治
鼻扇口張目無神者不治
鼻清糞黑者不治
氣喘心前吸者不治

總論治法十二

一疹喜清涼而惡濕痘喜溫暖而惡涼此固其大法也然亦當有得其宜者如疹子初出亦須和緩則易出所以發苗之初只要發出得盡則疹毒便解非若痘之苗而秀秀而實而後毒解也痘子成熟之時若以溫熱則反潰爛不收是痘之後亦喜清涼也故治痘疹者無過熱無過寒必溫涼適宜使陰陽和平是爲得之

痘宜內實可用補劑疹忌內實只怕餘熱催初熱發表時略

相似耳即出之後痘宜補氣以生血疹宜補陰以制陽何也蓋疹熱甚則陰分受其熬煎而血多虛耗陰[4]金被尅故治以清火滋陰爲主而不可少動其氣若燥悍之劑首尾皆深忌也世知痘證所係之重而不知疹之殺人尤甚方書多忽而不備良可太息也矣

一班疹之毒皆由於火內經曰赫曦之紀其病瘡瘍故或遇二火司天或司運之歲肺金受制感而發者居多輕則如蚊迹之狀或顯腫於皮膚間名曰癮疹重者如珠點紅暈或片片如錦紋名曰斑疹大抵色赤者吉色黑者凶其證似傷寒發熱凡三四日而出七八日而斂也凡此之類皆屬邪熱治之之法惟宜涼解利而已即若吐瀉亦斷不可用温補也如豆蔻乾薑之類切勿輕用而初發之時尤不可大汗只宜升麻葛根透邪煎之屬微表之耳故用宜斟酌有不可一槩取必

也

一標出不紅現而發熱轉甚或頭痛身痛煩躁者升麻湯或透邪煎

一色赤稠密身痛煩躁者升麻湯加紫草連翹

一寒熱併作頭痛背強者升麻湯加羌活防風連翹

一頭項面腫升麻湯加牛蒡子荊芥若脉強火盛熱渴者宜清降其火以白虎湯加減用之

一自汗煩渴氣壅脉數者化班湯

一身熱煩渴泄瀉者柴苓湯或四苓散如夏月益元散

一熱甚小便赤澀譫語驚恐者導赤散四苓散加辰砂夏月益元散加辰砂

一欬嗽甚者二母散麥門冬清肺湯

一喘者小柴胡湯去人參加五味子

一熱甚鼻衄或便血溺血熱甚者黃連解毒湯血甚者犀角地黃湯

一傷食嘔吐六君子湯加藿香乾葛或減 去人參○熱甚嘔吐者解毒湯○小便不利而嘔吐者四苓散一二日不通者導赤散

一大便秘結發熱身痛者大柴胡湯腹脹氣喘者前胡枳殼湯

一咽喉不利甘桔湯兼風熱欬嗽者加防風

一寒熱往來似瘧小柴胡湯加兼欬嗽去人參

一靨後身熱不除者升麻湯或 去升麻加黃芩黃連各酒炒用

一下痢赤白腹痛者黃芩芍藥 湯或加枳殼身熱腹痛者解毒湯

一餘毒未盡變生癰疽瘡癤者 升麻湯加防風荊芥牛旁子

景岳曰按以上萬氏治疹諸條 皆極詳妥然其中惟瀉痢氣喘

二證則最多疑似蓋一證之由疹毒固當加其治矣然有不因疹毒者如俗醫但見是疹無不槩用寒涼不知有可涼者有不可涼者其有脾氣本弱而過用寒藥或以誤食生冷致傷脾胃而為泄瀉者亦多有之此一證也雖曰由疹而發而實非疹毒之病矣但察其別無熱證熱脈而兼之色白氣餒者便須速救脾氣急從溫補宜溫胃飲五君子煎胃關煎之類主之若執謂疹毒不可溫則無不危矣此醫之當知本也又如氣喘一證大有虛實蓋十喘九虛若察其本非火證又非外邪而或以大瀉或以大汗而致喘者必皆氣脫之候此非六氣煎或貞元飲必不可也凡此二者皆不可不加細察而或者以氣促作氣喘則萬萬大誤矣又痘瘡總論中有因人因證之辨與此麻疹實同一理所當參閱故不可以麻疹之邪悉認為實火而不知虛火之為害也

徐東皐曰痘難疹易之說此俗談耳其有胃氣原弱所感入深又或因瀉利而發有不快或發之未透而隨見隨隱久之邪氣漸入於胃必瀉泄不已出而復出加之喘促則必危矣凡若此者又豈可以易言哉所以但有出疹若見虛弱急當先補脾胃其有欲出不出急當托裏發表以助之且首尾俱不可瀉一如痘證同也

疹禁忌十三

凡疹瘡發表之後紅影出於肌膚切戒風寒生冷如一犯之則皮膚閉密毒氣壅滯遂變渾身青紫而毒反內攻煩躁腹痛氣喘悶亂諸證作矣欲出不出危亡立至醫家病家皆不可不慎

一疹瘡之證全在調治禁忌如雞魚炙煿鹽醋五辛之類直過七七之後方可食之惟宜食淡不可縱口致生他疾也若誤

食雞魚則終身皮膚粟起如鷄皮之狀或遇天行出疹之時又令重出誤食豬肉則每歲凡遇出疹之月多有下利誤食鹽醋致令欬嗽則每歲出疹之月必多欬嗽誤食五辛之物則不時多生驚熱此痘疹之家皆所當慎也

疹發熱十四

瘡疹非熱不出凡疹子欲出必遍身發熱或煩躁或頭眩或身體拘急及既出則身便涼諸證悉解此一層疹子隨即收者極輕者也如疹子既出而熱甚不減此毒盛者也宜大青湯解其毒便澁者宜黃連解毒湯合白虎湯或大連翹飲解其裏大便不通者局方涼膈散加牛旁子主之

疹喘嗽十五

凡疹證多嗽此頓出頓入之勢也但有疹毒須假嗽多而散故疹後旬日之內尚宜有嗽切不可見嗽多而治嗽也宜慎之

疹證屬肺與脾胃肺受火邪則嗽多嗽多則頓出頭面并及四肢大腸受火邪則上連脾胃而爲泄瀉若早瀉則嗽必減而變爲喘蓋喘嗽二者皆屬於肺然嗽實喘虛得嗽者出得喘者入入則合眼多痰胸滿腹脹色白而毒不盡出甚則危矣此疹之宜嗽不宜喘而甚不宜於泄瀉也

疹吐瀉十六

凡疹子初起發熱吐利純是熱證不可作寒論此乃火邪內逼上焦則多吐下焦則多利中焦則吐利並作自利者宜黃芩湯吐利者宜黃芩湯加半夏二錢生薑三片自利裏急後重宜黃連解毒湯合益元散

凡疹出一二日或三四日忽然大瀉嗽多者用升表之藥加以分利治之若瀉而兼喘復見悶亂搖頭者凶

一麻疹現後大便下膿血或因泄瀉而變成膿血者或經自利

者但看瘡疹出多而色紅叉多嗽者只宜表疹俟其收後方宜解毒兼治其痢

一疹之初起最忌泄瀉然亦有始終泄瀉而不妨者禀之强弱異也若因瀉嗽減而變爲喘者則危矣詳前喘嗽條

一身熱煩渴泄瀉者柴苓湯四苓散如熱甚或夏月益元散

一疹後作痢亦有看手咬指甲撕口唇皮及咬人等證當以解毒分利藥治之若所下稠涎紅白相兼者務要用解毒之藥○若晝夜有三五十次漸減至二三次或漸多嗽右手一指脉漸起清涕復來者方可望生○若痢變煤色或成屋漏色或如青菜色肛門如筒喘促音啞飲食不進午後腮紅皆不治

景岳曰自古方書凡發熱未盡及用治未當者間亦有之而惟於泄瀉一證則尤其爲最何也蓋古人以泄瀉爲熱者什九

故多用河間黄芩芍藥湯爲主治而不知凡屬泄瀉最多脾腎虚寒也即如出疹一證雖有出疹毒而瀉者然果係實熱多不作瀉但致瀉者率由脾胃之弱若但知清火解毒則脾必日敗而漸成屋漏青菜色及氣促絶食不治之證矣病而至此豈猶熱耶總屬誤耳故凡治泄瀉者即雖是疹亦必察其有無熱邪如無熱證熱脉即當於疹後泄瀉條求法治之庶最危者猶可望其生也故余於諸法之外而猶言其要者有如此

疹飲食　十七

凡出疹者多有五六日不飲食此胃爲邪氣所侵亦爲邪氣所養故不食亦不妨切不可着意治之只宜治疹疹消出盡毒氣漸解即思飲食尤不可與麪食雖用粥飲亦只可少與候氣清神爽身全不熱漸漸加添但宜少而頻也

凡出疹之先平昔過用麪食者或出時喫麪食者或胃氣漸

開即思麪食而用早者因動胃火以致清涕不來身體作熱兩眼看手咬指摳鼻撕口唇皮及撕眼劄毛者此皆疹後食復之病也當清肺解毒加消導之劑治之

疹飲水　十八

凡患疹之人不拘大小自起至收必皆喜飲涼水此不必禁但宜少不宜多宜頻不宜頓則毒氣隨之漸解

疹渴　十九

凡疹子渴喜飲水純是火邪肺焦胃乾心火內亢故也初熱發渴者升麻葛根湯加天花粉麥門冬渴甚者人參白虎湯合黄連解毒湯主之

疹汗衄　二十

凡疹子發熱或自汗或鼻衄者不須止之此亦散越之義汗者毒從汗散衄者毒從衄解但不可太過如汗太多人參白虎

湯或合黄連解毒湯。血太多者，玄參地黄湯。

疹躁妄狂亂　二十一

凡疹有初熱而見煩擾譫妄狂亂者，宜升麻葛根湯調辰砂益元散主之。

一、疹收之後，餘熱未盡，日夜煩躁，譫語狂亂者，辰砂益元散用燈心湯調下，或四苓散加燈草、黄連、黄芩，調水飛硃砂五分主之。

疹咽喉痛　二十二

痘疹咽痛，亦是常候，乃火毒上薰而然也。勿以喉痺同論，妄用針刺，蓋此非喉痺癰腫，原無惡血可去也。痘疹喉病，只是咽乾作痛，宜甘桔湯加牛蒡子，或射干鼠粘子湯，細細嚥之。更以玉鑰匙吹之。

疹唇口瘡　二十三

凡出痧之先或有胃火及出痧之後餘毒不散此熱毒收於牙齦上下故齒唇口生瘡遇有此證每日用溫米泔水洗十餘次急用解毒之藥治之若或失治多變走馬疳也

痧腹痛二十四

凡痧初熱一日至五六日之間多有腹痛之證此大腸之火鬱於皮竅之中故作腹痛但不可認作傷食用消導之藥或以手揉俱能致害但解痧毒毒散則腹痛自止最宜慎之

痧後諸證二十五

凡痧後餘毒未盡隨當解之若停留日久不解則必致喘嗽或喉中痰響或為四肢冷痺或目無光彩面色青白或鼻孔如烟筒或嗽聲不出若右手一指脉輕取散亂重按全無則成難治之證矣

一痧子收後身有微熱者此虛熱也不須治之待血氣和暢其

熱自退若熱勢太甚或日久不减宜用柴胡麥門冬散甚則
黃連解毒湯或合人參白虎湯
疹後熱不退而髮枯毛竪肉消骨立漸漸羸瘦爲骨蒸勞瘵
之證者宜萬氏柴胡四物湯主之或蘆薈肥兒丸加當歸連
翹治之遲則變證爲睡則露睛口鼻氣冷手足厥逆遂成慢
脾風瘈瘲不治之證矣

一疹後熱不除忽作搐者不可以急驚風同論宜導赤散加人
參麥門冬送七味安神丸小便清者可治短少者難治如見
多痰或用抱龍丸或以四物湯加麥門冬棗仁淡竹葉甘草
龍膽草黃連茯苓辰砂石菖蒲之類治之或以此藥爲末用
蒸餅猪心血爲丸服亦可

一疹退後多有欬嗽之證若微嗽不已者此餘毒未盡也用清
肺飲加生甘草牛蒡子主之○若嗽甚氣逆發而不已者此

肺中伏火金虛葉焦也宜清肺飲或清肺湯合人參白虎湯六一散之類主之○若身熱煩嗽甚至飲食俱嗆出或欬出血皆熱毒乘肺而然宜多用門冬清肺湯或加連翹或清金降火湯主之○若欬甚而面浮目腫胸高喘急血出口鼻面色青赤昏悶搖頭者死證也○又有肺氣本虛爲毒所遏而發喘不已但無嗽血嗆食等證者宜用清肺飲倍加人參治之不可拘於肺熱之說而純用清肺解毒之藥也

一疹後餘熱未盡或熱甚而失血者四物湯加茵陳木通犀角

一以利小便使熱氣下行則愈若血在上者去川芎

疹後餘毒入胃久而不散以致牙齦黑爛肉腐血出臭氣衝人者名爲走馬疳用馬鳴散主之甚者急用人中白蘆薈史君子龍胆草黃連五靈脂浸蒸餅爲丸滾水服之以清胃火○若面頰浮腫環口青黑齒脫唇崩鼻壞者死證也

一疹退之後飲食如常動止如故乃卒然心腹絞痛遍身汗出如水者此因元氣虛弱失於補養外雖無病裏實虛損偶然爲惡氣所中謂之中惡此朝發夕死之證

附麻疹二十六

痘之外有疹疹之外又有麻疹麻疹者亦疹之類即斑疹也但正疹則熱至五六日而後一齊湧出出皆粒粒成瘡非若麻疹之皮紅成片也且麻疹之出則不拘三四日以火照之遍身如塗朱之狀此將出之兆出則細碎皮紅成片如蚊蚤之迹者即麻疹也亦或有六日始出出而又没没而又出不過一晌時許世俗謂一日三出三日九出後方齊出透徹然亦有不拘者只三日間從面至胸背手足雖隨出隨没然只要出透以遍身紅潤者爲美重者遍身膨脹眼亦封閉色有赤白微黄不同只要紅活最嫌黑陷及面目胸腹稠密纓鎖咽

喉者爲逆發不出而喘者卽死所謂麻者以遍身細碎如麻無有空處故也然又有遍身但紅而絕無班點者是又謂之火丹亦其類也故痘家有夾疹夾麻夾丹等證總皆熱毒所致俱當詳辨也

一麻疹初起呵欠發熱惡寒欬嗽噴嚏流涕宜升麻葛根湯加蘇葉葱白以解肌切忌大汗○若潮熱甚者加芩連地骨皮○譫語者調辰砂益元散○欬嗽加麻黃杏仁麥門冬石膏○欬甚熱甚者用涼膈散加桔梗地骨皮○泄瀉者宜四苓散便紅合犀角地黃湯○吐血衄血用犀角地黃湯加山梔小便赤加木通○寒熱似瘧小柴胡湯

一麻疹已出煩躁作渴者解毒湯合白虎湯○喘而便閉者前胡枳殼湯加五味子○便秘甚者小承氣湯○譫語溺閉者導赤散○小便如泔者四苓散加車前木通○譫語如狂者

解毒湯調辰砂益元散○大小便血者犀角地黃湯合解毒湯○吐血衄血解毒湯加炒山梔童便○泄瀉解毒湯或四苓散○喘兼泄瀉溺亦澁者柴苓湯○煩熱大渴作瀉者白虎湯加蒼朮豬苓○熱盛乾嘔者解毒湯○傷食嘔吐四君子湯○夏月因熱作嘔四苓散加人參

一麻證初起及已出已沒一切雜證俱與痘疹大同但始終藥宜清涼雖曰麻喜清涼痘喜溫煖不易常道然虛則補實則瀉寒則溫熱則涼乃道醫家之妙故治麻亦有血虛而用四物湯氣虛而用四君子湯傷冷則溫中理中之藥皆當因證而用也

一麻證收後餘毒內攻凡尋衣摸床譫言妄語神昏志亂者死○如熱輕而餘毒未除必先見諸氣色若有所見須預防之始終以升麻葛根湯爲主或四味消毒飲或六味消毒飲解

毒湯隨證選用仍忌魚腥葱蒜等物

水痘二十七

凡出水痘先十數點一日後其頂尖上有水泡二日三日又出漸多四日渾身作痒瘡頭皆破微加壯熱即收矣但有此疾須忌發物七八日乃痊

一水痘亦有類傷寒之狀身熱二三日而出者或欬嗽面赤眼光如水或噴嚏或流涕但與正痘不同易出亦易靨治而清熱解毒爲主

麻疹論列方二十八

四君子湯　補一　　五君子煎　新熱六

六君子湯　補五　　四物湯　補八

六氣煎　新因二一　　人參敗毒散　散三六

化斑湯　寒三　　白虎湯　寒二

備用方

具列痘疹方末所當詳閱

景岳全書痘疹詮烈集　目錄

卷之四十三

痘瘡 上

卷之四十五

痘疹 下

校注

①沴（lì）戾：因气不和而生的灾害。

②□：藜照楼本此处模糊，四库本作『证』，可从。

③愈：四库本作『豫』，当是。『豫』同『预』。

④金：据文义当作『津』。

景岳全書卷之四十三烈集　痘疹詮

會稽　張介賓　會卿著
會稽　魯　超　謙菴訂

痘瘡上

總論　一

痘瘡一證俗曰天瘡原其所由實由胎毒內藏而復因時氣外觸其毒乃發故傳染相似是亦天行疫癘證也但考之內經則止言瘍胗即今班疹之屬也故自越人仲景元化叔和諸公皆無一言及痘可見上古本無是證而今則何以有之愚謂近代之毒必以醇酒五味造作太過較古人之恬淡相去遠矣或者未信余言弟觀藜藿膏粱之家即有不同今之北虜亦不出痘原其所由實由是耳豈果彼無胎毒耶故凡多

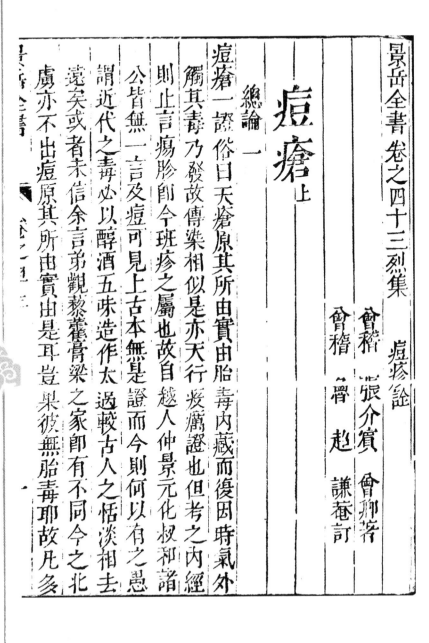

遭此害者當以余言熟味之

一痘瘡變幻百出虛中有實實中有虛要非曲學偏見者可以窺其堂室若目力心思一有不到則害不小矣設或知證而不知形則無以洞其外知形而不知脉則無以測其內知脉而不知本則無以探其源知本而不知因則無以窮其變知因而不知藥則無以神其治只此數事今醫果能全之乎苟有不能而強以爲能則致害於人獲罪於天能無畏乎故余于痘疹一門留心既久積驗已多因蒐採先哲之最精於此者如文中陳氏仲陽錢氏立齋薛氏羅田萬氏晨峯程氏東臯徐氏改齋友氏并其他襍錄等書有述其舊者有發其未發者有剖其疑似者有因涉歷而吐其心得者盡我悉裒集而成帙痘疹玄秘似無由此

初辨痘證 二

痘疹發熱大抵初時與傷寒相似然傷寒之邪從表入裏故見各經之證痘疹之毒則從裏出表故見五臟之證如呵欠悶頓肝證也乍凉乍熱手足稍冷多睡脾證也面燥腮赤欬嗽噴嚏肺證也驚悸心證也尻凉耳冷腎證也〇又觀心窩有紅色耳後有紅筋目中含淚或身熱手指皆熱惟中指獨冷乃知是痘證也便當察其虛實隨證治之

辨痘歌

五指稍頭冷驚來不可當若逢中指熱必定是傷寒中指獨自冷麻痘證相傳女右男分左分明仔細看

看耳歌

兩耳紅筋痘必輕紫筋起處重沉沉急須用藥相攻治十個難求三五生

看痘法

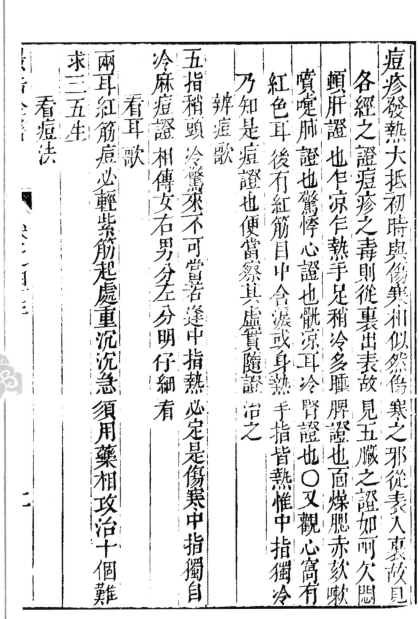

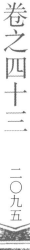

凡初看痘法以紙撚蘸油照其顆粒次以手摸面頰如紅色隨手轉白隨白轉紅謂之血活生意在矣若揩之不白舉之不紅是謂血枯縱踈亦危○又看目睛神光口唇舌尖紅活如常無燥白之色乃爲吉兆自可無憂此觀痘疹之大治

察脉法

凡看痘之法一見發熱即當先察其脉蓋凡痘瘡將出者未見形迹必先發熱既見發熱脉必滑數但微見滑數有神而不失和緩之氣者其痘必輕而少若滑數加倍而猶帶和緩者其痘必多而重尚亦無害若滑數之甚又兼弦躁或芤急無神而全無和緩之氣者其痘必甚而危故余於初熱時便能斷其吉凶人多驚服而不知所窺在脉也凡診此之法但全據小兒之手而單以拇指診之亦最易也看痘疹之法此爲第一而今醫多不知之亦以古人之未之及耳

認豆法

凡痘瘡緊小充實者名曰珍珠痘此則易壯易靨高大飽滿者名曰大痘此則早壯而遲收四圍起而中心陷者名茱萸痘平扁不突者名曰蒸餅痘此則有凶有吉稀者輕密者重

論脉二

痘自發熱以至起脹毒從內出陽之候也脉宜浮大而數不宜沉細而遲自貫膿收靨以後毒已外解陰之候也脉宜和緩不宜洪數又曰痘瘡之脉中和爲貴不可過於躁疾或見微小故曰脉靜身凉者生脉躁身熱者死又陽病得陰脉者死大抵四時以胃氣爲本胃氣者以四時之脉而皆兼和緩即胃氣也蓋滑數浮洪爲太過太過爲實實者邪氣實也弦遲微弱爲不及不及爲虛虛者正氣虛也設以太過不及之脉而中無和緩之氣是皆死候之脉故曰人無胃氣則死

形色情性 四

凡天行痘疹之時有於未出之先察其形色情性可以預知吉凶也○一觀其色如面顏紅白明潤與平日同而無變者吉如忽見紅赤而太嬌或㿠白而無彩頓然改變異於平時者凶又如額有青紋目有赤脉口有黑氣耳有塵泥者皆大凶之兆○二觀其形凡精神暢爽動止便利語言清亮者無病而吉也如精神衰弱動止遲留言語此微異如平時者凶又原其壽相者吉如有夭相則凡頭破顱解項小脚細聲微見無精彩或睛光露神啼聲斷續無喜無情而自語自笑聰慧太早肉浮骨嫩者皆不吉之兆○三觀情性凡未發熱時忽生喜心若與父母愛戀不忍捨者及聞見怪異言語妄誕者皆凶兆也

日期 五

痘瘡大約之數發熱三日報痘三日起脹三日貫膿三日結靨三日共十五日乃大率常數此其正也惟痘密毒甚者常過其期痘疎毒微者常不及期固有不可一例拘者但得痘色明潤根窠紅活飲食二便如常又無表裡雜證雖遲數日不妨設有當出不出當起不起當膿不膿當靨不靨者須詳察其證或爲元氣虛弱不能運行則補其元氣或爲雜證攻剝不能通貫則去其雜證又六日以前毒發未盡有雜證者常也六日以後毒該發出雜證當除而不除者爲逆須詳辨而急治之

五臟證 六

痘疹一證古人有云痘自裏而出於臟其毒深故久熱而難出爲重疹自表而出於腑其毒淺故暴熱而易出爲輕余謂此說未必然也蓋痘疹皆出於臟腑未有表裏不相通者但出

於腑者在痘亦輕出於臟者在疹亦重所以凡是疹子必發熱至五六日而後出不可言易且疹子多屬肺經豈肺經非臟耶

一心經痘證　心主火凡紅赤煩渴或上竄咬牙者心臟熱也心熱者導赤散　心虛者人參麥門冬生地黃當歸之類煩渴①盛者葛根解毒湯　○脾經痘證多有吐瀉腹痛者訣云發熱肚中痛斑瘡腹內攻發多防未透發少更防癰可見瘡疹腹痛乃為惡候當察腹痛吐瀉各條治之○肺經痘證凡發熱之時喘息氣逆喉中涎響此肺經惡候也蓋毒火內蒸刑肺而然當察本條治之○肝經之痘凡發熱之初多有驚搐等證蓋痘毒多熱熱則生風風熱相搏故發驚搐然有當速治者有不必治者詳見本條○腎經痘證初發熱時便覺腰痛蓋腎與膀胱為表裏今毒由太陽傳入少陰所以腰痛此其

毒陷陰分最非佳兆宜察本條治之

一毒歸五臟證有不同當詳辨也○毒歸於心則爲班疹爲驚悸爲壯熱爲咽乾爲痛爲渴爲汗爲丹瘤爲癰瘍潰爛○毒歸於肺則爲欬爲喘爲癢爲衄血爲瘡乾燥皴揭爲肩臂痛○毒歸於脾則爲吐爲瀉爲腫爲脹爲腹痛爲唇瘡破裂爲舌本强爲手足痛爲不食○毒歸於肝則爲悶亂爲水疱爲目病爲卵腫爲乾嘔爲筋急拘攣爲吐蚘爲寒戰咬牙○毒歸於腎爲腰痛爲黑陷爲失音爲手足逆冷爲咽乾痛爲饑不欲食爲多唾○毒歸於腸胃爲泄瀉爲痢膿血爲腹鳴失氣爲大便不通○毒歸於膀胱爲小腸滿痛爲溺血爲遺溺爲小水不通爲頭頂腫痛爲反張爲目上視○以上五臟之證舉其槩耳凡諸證治俱備後逐各條之中宜詳究之

分氣血 七

一氣血各有所主○凡痘之終始無非藉賴血氣但得血氣充暢則易出易收血氣不足則變證百出故治痘者必當先顧血氣然氣屬陽無形者也血屬陰有形者也故無形之屬皆氣主之有形之屬皆血主之是以氣主標血主本氣主發血主肥氣主形血主色氣主槖籥血主根基故氣能起脹以主郛郭血能貫漿以成飽滿至其為病則凡為白為陷為灰色為不起發為頂有孔為出水為癢為浮腫為豆殼為不靨不落為飢表不固為膚腠不通等證皆氣之為病也又如為紫黑為乾枯為無血為無膿為黑陷黑靨為腫痛牙疳為疔癰班疹為津液不達為痘後餘毒皆血之為病也此氣血之分固有如是然血無氣不行氣無血不止氣至而血不隨雖起發而貫必不周血至而氣不至雖潤澤而毒終不透故治此者有不可不兼顧也

辨虛實寒熱八

一察痘之要惟在虛實二字蓋實者邪氣實也邪實者宜清宜瀉虛者血氣虛也血氣虛者宜溫宜補且痘本胎毒非藉元氣不能達非藉元氣不能收故凡欲解毒清火亦須顧惜元氣使元氣無力則清亦不能清解亦不能解故有不支何能堪此清解否此痘瘡之終始皆當斟酌元氣爲主

一痘瘡表實裏虛者必易出難靨表虛裏實者必難出易靨若表裏之氣俱充實其瘡必易出易靨故凡自始出以至十日之外外則渾身壯熱內則飲食二便俱如常此卽表裏俱實者也其瘡必光澤起發且易收易靨也

一表裏各有虛實○凡表虛者或惡寒或身不大熱或乍熱往來四肢厥冷或面青色白多汗惡風或怠惰嗜卧或痘色灰白頂陷不起發不光澤或色嫩皮薄痒塌或如水泡摸不碍

手或根窠不紅或倒靨不能結痂脉必浮細而弱是皆表虛之證治宜溫補陽分○裏虛者凡痘瘡已出未出之間有爲吐瀉嘔惡或喜熱飲食或爲少食不思飲食或食亦不化或爲二便清利爲溏瀉爲不渴爲氣促聲微爲神昏多睡爲腹膨噯氣爲吞酸爲脉弱無力是皆裏虛之證治宜溫補陰分

表實者爲身體壯熱無汗爲面赤唇紫頭疼身痛眼紅鼻塞爲皮焦膚赤手足熱甚爲痘色紅紫掀腫疼痛爲皮厚而硬爲癰腫斑疔爲脉浮洪滑大是皆表實之證治宜清解表邪○裏實者爲二便秘結胸膈脹滿爲唇燥咽乾口瘡舌黑爲大渴欬嗽痰涎喘粗爲煩躁驚狂聲高譫語爲脉沉數洪滑是皆裏實之證治宜清解裏邪

張翼之曰吐瀉少食爲裏虛陷伏倒靨灰白爲表虛二者俱見爲表裏俱虛用異功散救之甚者桂附理中湯加丁香亦可用治能食

便秘而陷伏倒靨者為裏實輕則射干鼠粘子湯重則前胡枳殼湯下痘多血能食者為裏實若實其裏則結癰毒紅活綻突為表實若補其表則潰爛不結痂

一痘瘡表裏皆有寒熱熱則陽證寒則陰證寒則血氣凝澀而不章熱則血氣淖澤而不飲然熱證多實最忌芪朮桂附及諸熱燥之物若元氣虛弱者即有熱證總不可執為實熱寒證多虛最忌芩連梔柏及諸苦寒之物雖形體強盛但見虛脈虛證總不可認作有餘

表寒者不起發不紅活根窠淡白身涼癢塌倒陷乾枯皆肌表無陽之證治宜補陽溫表

裏寒者為吐瀉為嘔惡為腹脹為腹痛為吞酸為不欲食為寒戰咬牙氣寒喜煖為二便清利完穀不化皆臟腑無陽之證治宜溫中補陽

表熱者爲肌膚大熱根窠紅紫頂赤發班頭面紅腫紫黑焦枯癰腫瘡毒痛甚皆火在肌表之證治宜散邪解毒

裏熱者爲煩躁狂言口乾大渴咽腫喉痛內熱自汗小便赤澁大便秘結衄血溺血皆火在臟腑之證治宜清熱解毒

一虛實寒熱等證雖表裏之分各有如此然表之虛實表之寒熱孰不由中氣之所使故惟善治中氣則未有表裏不和調者也是即必求其本之道

一純陰無陽之證凡痘瘡發熱手足却宜和煖若手足厥冷必其人會有吐瀉脾臟氣虛也脾主四肢所以冷爲惡候即有外證亦不可單用發散及損脾胃之氣此當溫中兼表宜黃芪建中湯或六氣煎五物煎亦防風羌活牛蒡荆芥之類以補養脾胃血氣而助痘疹之成就也

部位吉凶九

一五臟之屬皆見於面故但察部位可知吉凶蓋人之面部左頰爲肝右頰爲肺額上爲心頦下爲腎鼻爲脾土又目爲肝之竅鼻爲肺之竅口爲脾之竅耳爲腎之竅舌爲心之苗若痘疹未出之先但得面中諸部明潤者吉燥暗者凶又山根爲命宮年壽爲疾厄宮此二宮紅黃光明者吉青黑昏暗者凶

一三陽之脉皆會於面正額爲太陽脉之所會唇頦爲陽明脉之所居兩耳前後爲少陽脉之所過痘爲陽毒故隨陽氣而先見於面惟陽明經乃胃與大腸積陳受腐血氣俱多之處故痘亦易發但於本經口鼻兩傍人中上下腮頦年壽之間先出現者爲吉如太陽經則水火交戰之處少陽經則木火相并之鄉若於其位先現者凶凡起發收靨亦皆如是

一通身部位皆有所辨如頭爲諸陽聚會之處兩顴兩頰爲五

藏精華之腑咽爲水穀之道路喉爲呼吸之關門胸腹乃諸陽受氣之海爲心肺之所居脊背乃諸陽之統會爲十二經藏氣之所繫凡此五處稀少者吉○若頭額多者謂之蒙頭頭項多者謂之鎖項胸前多者謂之購胸蒙頭則陽毒亢甚陰竭鎖項則出入廢氣化絕購胸則心腹逆神失守兩頰兩頤多至成片或如塗朱則肝盛剋脾凡此者至八九日間多見滑泄瀉青或不能食最爲險候故皆不宜多也惟四肢雖諸陽之本然乃身所役使卒伍卑賤之屬故雖多亦不致害凡起發成漿收靨俱如此也○又心窩手足心謂之五心痘俱多者必重若頭面胸項手足細碎稠密一樣者恐氣血衰微脾胃虛弱不能周流灌注則無不危矣

痘形痘色吉凶 十

萬氏曰形乃氣之充見色乃血之華凡看痘者合此更無他法是

故形貴尖圓起發若痘皮厚硬而平塌者凶色貴光明潤澤根窠紅活而慘黯昏黑者凶然形有起發而或致變者由色不明潤也色不紅活故耳若痘色光澤根窠紅活雖平塌亦爲可治然終以紅活爲貴而猶有圈紅噀紅鋪紅之別圈紅者一線淡紅緊附于根下而無散走之勢吉之兆也噀紅者血雖以附痘而根腳血色隱然不聚險之兆也鋪紅者痘色與肉不分平鋪散漫凶之兆也以此察之則死生可預決矣○根窠者血之基膿者血之成故六日以前專看根窠若無根窠必不貫膿六日以後專看膿色若無膿色必不結痂此必然之勢也

吉證十一

一看口唇舌尖紅活無燥白之色者吉

二看根窠紅潤圓活地白分明者吉

三看心窩額上稀少者最爲順候
四看痘頂出來不焦不紫者吉
五看顏色無黑陷痘頂內暗而黃如蒼蠅色外潤而黃如油色者吉
一凡看痘之法須察部位并察多寡大抵痘少者毒少而吉痘多者毒甚而凶如上而頭面次而咽喉前而胸腹後而腰背下而四肢凡此五處但得二三處稀少而頭面別無危證即吉候也若五處通身皆密即雖顆粒分明恐氣血不能周給必難盡貫或既貫而不能收或既收而不能脫落强主弱而外盛內虛小舟重載而力不勝任[illegible]不待矣此多寡之宜察
勿謂雖多亦吉也
凶論十二
痘未出而聲啞咳嗽者不治已出五日內見者亦不治

痘未壯而先抓破無氣血者不治
痰涎壅盛氣急者不治
痘未出已出而神昏氣促躁亂不寧者不治
腹痛而瀉膿血者不治
肌肉黎黑如被杖者不治
漿水米粒不入口或飲食嗆喉者不治
眼內黑珠起浮油混睛者不治
眼中神光不明珠色轉變轉赤者不治
閉目昏睡舌捲囊縮者不治
頭溫足冷悶亂飲水者不治
吐瀉不止藥食不停不化直下及肛門如竹筒者不治
胃熱發黃肉如橘色下利者不治
痘初出即青晦焦黑者不治

窩如蚕種個不起發平片花搭者不治

痘瘡癢塌寒熱不止者不治

舊有瘡瘍走漏氣血而敷藥不效者不治故曰不怕五心有痘只怕原瘡泄漏原瘡即是未痘之先有瘡泄去膿血最為凶也若果五心稀少而飲食如常者亦不妨事

痘後傷風傷食肌肉瘦瘦脫者不治

右除此之外雖有集證險證及痘之稠密但略有潤澤興起之意須仗醫之高妙患家之心託弗惑細心調理自有可收全功者

怪痘形證十三

怪痘者乃逆痘中之尤甚者形證不一不可不辨

一痘初出時胸向胸手足已見紅點都不起發不成膿漿隨即收歛若加氣促聲啞悶亂者即死此名陷伏證也此證若無

煩喘悶亂等候者名曰試痘過五七日後必復發熱而痘出者其痘必重
一痘瘡初出如蚊蚤所咬三日後又不見者名曰鬪痘五日死
一痘子出現三兩成叢根脚堅硬成塊者此名痘母六七日死
一痘子將出身上有紅腫結硬處似瘤非瘤似癰非癰者亦名痘母三五日死○以上二證俱宜眞人解毒湯救之
一痘初出便成血泡或水泡隨即破壞者此名爛痘二三日死
一痘出後遍身都是空殼不作膿水者此名空痘八九日死
一痘當出現起發之時中有乾黑者此名鬼痘宜用臙脂水塗之勿使蔓延若不急治則乍起乍𡨚當靨不靨或多作番次而出綿延日久而死
一痘出起發之將中有痛甚如刀剜叫哭不停者此名痘疔五六日死

一痘當起發之時枯燥不潤塌伏不起皮膚皺揭者此名乾痘五六日加煩滿喘急而死

一痘於起發之時皮嫩易破摸之溫手者此名溫痘六七日癢塌而死

一痘起發之時瘡色嬌艷皮薄光潤鮮紅可愛者此名嫩痘八九日後不能成痂必痒塌而死

一痘於起發養漿之時瘡頭有孔漿水漏者此名漏瘡五六日後痒塌而死

一賊痘者是諸痘未漿而此痘先熟也又名假雲泛多在太陽喉口心胸等處三日見者六日死四日見者七日死五六日見者十一二日必死也

一痘出雖稀根窠全白無血色三四日後雖亦起脹然按之虛空此亦名為賊痘氣血太虛至灌漿時必變成水泡大如葡

薊皮薄若紙抓破即死

一膿水將成之時其瘡自破有孔而深者此名倒陷

一將靨之時不能成痂皮脫皆黑者此亦名倒陷俱不治

一痘於收靨之時不能成痂皮肉潰爛膿水淋漓者此名痘癩能食則生不能食則死○此以上者皆不治之證

死證日數歌 十四

初出頂陷連肉紅過至九日一場空又如血點帶紅紫斑證只在六日中發斑黑者在朝夕斑青項刻去匆匆無膿痒塌期二日不治腰疼及提胸報痕似痱如蚕種舌捲囊縮命不克紫泡剌出黑血者飲食嗾喉證俱凶難療面腫痘不腫青色黑陷及無膿二便流利下腸垢更有吐瀉出蛔虫頭溫足冷好飲水痘先驚後藥難攻氣從泄瀉渴不止目無神者數當窮聲啞失音叫與哭痘色一縱好也難終有硬氣急亦難治焉

幾貫好是傷風見此宜服參蘇飲起死回生須見功

發熱三朝辨吉　十五

一初發熱時身無大熱或熱或退神清氣爽唇鼻滋潤腰腹不疼自始至終皆飲食如常大便稠實小便清利而無雜證者吉不必服藥

一初熱時先發驚搐一二次而隨止者此痘出心經也乃爲吉兆不必治之若甚驚不止日發三五次或連日不止痘出多而密者乃凶兆也

一初發熱時吐瀉不甚而隨止者吉

一正發熱時或得大汗一身汗隨止而脈見稍平者吉

一初發熱時用紅紙條蘸麻油點照之如心窩或遍身有成塊紅者八九日後決死

一發熱一日即遍身齊出或稠密如蚕種摸之不碍手者決死

一發熱時腹中大痛腰如被杖及至報痘而痛猶不止者決死

一發熱時頭面上有一片紅如胭脂者八九日以後決死

一發熱時口鼻或大小便俱失血者決死

一發熱時妄見妄語昏不知人者死

一發熱時腹脹而痛大叫不止者死

一正發熱三日之内其熱忽退而反煩躁悶亂坐卧不安此外雖清凉内却熱也若見手足冷腹脹氣喘者亦死○以上諸證俱不必治

報痘②三辨吉凶 十六

見點之時頭面稀少胸前背上皆無根窠紅潤頂突碍手如珠光澤此爲上吉不必服藥

一發熱三日或四五日熱稍退乃於口鼻腮頰地閣頸項之間或四五成先放數點大小不一淡紅潤色痘與肉色紅白分明

者吉

一痘作一二三次出三日後手足心方纔出齊出齊後頭面胸背稀少尖圓緊實飲食二便如常者吉如無他證不宜妄行用藥

一痘之初出三五相連者必密單見者必稀

一痘瘡上身多下身少者吉反是者險

一發熱至五六日痘應出不出以燈照之只在皮膚中有紅點但其色脉和平別無逆證忽然眩冒大汗出者蓋毒氣痘瘡一齊從汗而出者此名冒痘再無壅遏之患乃吉兆也〇一痘瘡變化莫測有等身無大熱亦見報痘但不習靨結痂或出而復沒者此名試痘不可誤作輕看再過數日忽然大熱必然後出宜審治之

一發熱一日便出者凶或一齊湧出如蚕種密布者決死

一大熱未退而見紅點數粒先見於太陽額角髮際天庭或山根以上等處此陽毒乘虛上侵陽位也大非吉兆再加口紅唇裂痰鳴色紫或白者尤甚又或有三五粒聚於一塊者此名銅錢痘皆不吉之兆急宜涼血解毒以防其危

一痘瘡初出紫色紅片者名紫雲痘四日死

一痘瘡初出當頂紅者六七日死蓋痘欲淡紅如線附於根下不欲當頂紅也

一痘已出一遍又出一遍心腹疼痛不止口氣臭色紫黑者決死

一痘瘡皮薄色白而光根窠全無紅色或根帶一點紅三五日後仍如綠豆樣此痘決不能成膿只成一胞清水擦破即死

一色紅帶艷皮肉盡紅者必不成膿痒塌而死

一報痘之時全不起頂有如湯泡及燈草火燒者十餘日後必

痒塌而死

一報痘之時有黑斑如痣狀或肌肉有成塊黑者即死

一報痘時若口鼻及耳有紫紅色或血出不止者決死

一報痘之時癮出不出或起紅斑如蚊蚹者六日後必死

一報痘之時腰腹痛或狂言煩躁大渴吐瀉不食者俱不治

一報痘之後痘已齊而身熱不退反甚者死

一痘齊之後痘已如是則內當安靜而反見煩躁悶亂譫妄不止者此邪毒盛極神機無主也必死

起發三朝辨吉凶十七

自報痘三朝之後不疾不徐先出者先起後出者後起大小分明不相連串尖圓堅實紅活肥滿面目漸腫依期灌漿飲食二便如常而無他證者此表裡無病大吉之兆不必服藥

一痘雖起發而色見灰白腫如餳餅者看其人臟氣何如如能

食便調無他證者吉若不能食或吐利或癢塌者凶

一痘起一分則毒出一分至五六日不肯起發又色不紅活者大無生理

一起脹三日已足痘苦滿頂紅紫者凶面目腫甚者亦凶

一痘當起脹之時遍身雖起而頭面全然不起或痘不脹而肉脹頭面皮肉紅腫如瓠瓜之狀而痘反不起者決死

一起脹之時遍身痘頂有眼如針孔紫黑色者決死

一痘色乾燥不潤慘黑不明或灰白漸至倒陷或發紫泡者皆死

一起脹時凡腰腹大痛或腹脹不能飲食或氣促神昏或悶亂不寧或泄瀉煩渴或唇白咬牙或狂言妄語啼哭呻吟如見鬼神者皆死

一起脹時吐利不止乳食不化或一便下血者死

一手足間見而復隱起而復沒或通身隨脹隨沒躁而發喘者死

一痘已起脹內有六七粒細而成塊於中有一大痘扁濶歪斜者凶

一痘起紫色刺出黑血如屋漏水者死

一痘於起發時瘡頭便戴白漿者不分何處無非佳兆不特唇口然也

貫膿三朝辨吉凶　十八

一痘自起發之後小者漸大平者漸高陷者漸起外帶微紅內涵清漿以手貫膿之時却要個個成膿根腳紅活其形圓滿光澤此時當化成漿水由綠色而漸變蒼蠟以手按之其皮堅硬膿漿厚濁紛紛完固無少破損飲食二便如常此上吉候也不必服藥

一痘窠者自起至漿漸至壯大未有不相串者雖相連屬只要根脚分明陷者盡起無處不透則毒從漿化膿成而毒自解無伏留者矣此亦吉候

一痘之初出或頂平或中心陷下或白色只要其人能食二便如常治無乖謬以及貫膿之時陷者微起平者微尖淡白者紅活窠中血水盡化爲膿但得如此毒已解矣又表無痛痒之證裡無吐瀉之證是表裡俱無病也如此者坐待收靨不可妄投湯劑

一貫膿時紅紫黑色外剝聲啞者死

一貫時純是清水皮薄而白如水泡者三四日必抓破而死

一膿不能貫而乾枯焦黑或全無血水塌陷者即死

一頭面腫大瘡盡搔破臭不可近而足冷者决死

一貫膿之時吐利不止或二便下血乳食不化痘爛無膿者决

死

一貫膿之時二便不通腹脹肉黑發斑譫妄氣喘或寒戰咬牙者決死

一回漿之時漸當蒼黑收斂而反光嫩不斂者此氣血兩虛終不能乾必發癢搔破而死

一膿漿未成忽然乾收或青紫焦黑者死

一忽然作痒上面抓破皮脫肉乾者死

一諸痘有漿而天庭不起或額上如沸湯澆破臭連兩頰水去而乾似靨非靨者死

結靨三朝辨吉凶十九

一痘至十日之外血化毒解膿必漸乾如蒼蠟色或如葡萄色從口鼻兩傍面部收起以至胸腹而下然後額上與脚背一齊結靨而落別無內證飲食二便如常或從手足心手指尖

或陰上先收者俱吉候也

一痘既靨蠟收靨而身有微熱者乃燒瘢之證但飲食如常俱不必治

一痘黑靨時過身臭爛目無神氣者決死

一當靨之時遍身發痒搔破無膿皮揭如豆殼而乾者決死

當靨之時無膿而氣急聲啞或手足顫掉或寒戰咬牙或腹脹痰喘或足冷過膝或小便少而大便頻者皆死

一當靨時兩臉乾硬按之如石者死

一痘至收靨飲食不進口中常如食物動而不止者死

一面部胸腹未靨而腳先靨者危陰勝陽也

一遍身與靨肉遺數粒獨不靨者尚能殺人如蛇之退皮中有一節微傷不能全退者終死其有靨至項下或至胸住定而服藥不效者亦死

痘瘡未該靨而卒然焦紫者死

一痘當靨時遍身未見膿成而口唇上下痘先黃熟者毒氣內攻於脾也凶

一痘瘡有膿結靨者則爲吉證若無膿收靨則立見其危

一痘未收靨而口唇腐爛及口白到舌者危

一收靨時前後有紅紫泡者不治

落痂後辨吉凶　二十

一痘瘡收後其痂先後自脫痂厚落遲離肉不粘者吉

一自食痘痂者雖有他證不死

一痘痂雖落而痘瘢雪白略無血色者氣血脫盡也若不急培元氣則過後必死

一痂落後每發驚而神無所依者　心氣絕也危

一痂落後手足顫掉咬牙噤口目閉腹脹足冷過膝者不治

一原痘乾燥膿少不貫雖結靨落遲而疤白者或有餘熱不退者雖過一月亦要死

痘瘡上論列方二十一

真人解毒湯 痘五一

校注

①□：藜照楼本此处模糊，四库本作『邪』，可从。
②三：据本卷目录，其下缺一『朝』字。

景岳全書卷之四十四烈集　痘疹詮

會稽　張介賓　會卿著
會稽　曾　超　謙菴訂

痘瘡中

總論治法二十二　共十九條

瘡一證順者不必治逆者不能治所當治者惟險證耳何爲險證如根窠順而部位險部位順而日期險日期順而多寡險多寡順而顏色險顏色順而飲食險飲食順而雜證險雜證順而治療險治療順而觸穢險然猶有最險者則在元氣與邪氣邪氣雖强元氣亦强者無害只恐元氣一餒邪氣雖微者亦危設或犯之而不爲速治則順者不順而吉變爲凶瘡凡此數者皆痘中之要領所當詳察詳辨也故凡欲治痘

必須先識死生辨虛實審寒熱明此六者則盡之矣

一治痘之要惟邪氣正氣二者而已凡邪氣盛而無制者殺人正氣虛而不支者殺人及其危也總歸元氣之敗耳使元氣不盡則未必至死凡治此者但知補瀉二字而用之無差則盡善矣故補瀉難容苟且毫厘皆有權衡必不可使藥過於病亦不可使藥不及病是以善用攻者必不致伐人元氣善用補者必不致助人邪氣務使正氣無損而邪氣得釋能執中和斯為高手然執中之妙當識因人因證之辨蓋人者本也證者標也證隨人見成敗所由故當以因人為先因證次之若形氣本實則始終皆可治標若形質原虛則開手便當顧本若謂用補太早則補住邪氣此庸陋之見也不知補中即能托毒灌根即能發苗萬無補住之理是以發源之初最當着力若不有初鮮克有終矣此可與智者言不可與庸人

道也

一治痘不宜遲凡痘瘡之有不同者無過寒熱虛實四證大都寒則虛熱則實虛寒則宜溫補實熱則宜清解然其挽回之力當於三五日前治之過此則恐無及若七日之後毒發於外外不足則外剝而死若毒發不盡則又內傳內不足則內攻而死故治痘有時時之不可失也有如此倘初時不慎則後來之禍從此伏矣

一解毒當知表裏所謂毒者火毒也所謂解毒者求其所在而逐之也蓋痘瘡之發內則本於淫火外則成於風邪內外相觸其毒乃發故其發也不甚於內則甚於外甚於內者以火邪內盛而熾焰於外也甚於外者以寒邪外閉而鬱火於內也故但察其無汗外熱而邪在表者則當疏之散之使熱邪從外而去則毒亦從外而解矣若察其多汗內熱而邪在裏

者則當清之利之使熱邪從內而泄則毒亦從內而解矣其有內熱既甚而表邪仍在者則當表裏相參酌輕重而兼解之則邪必皆散矣若邪不在表則必不可妄兼發散以致表氣愈虛而痘必終敗其證則身有汗而外不甚熱者是也若毒不在裏則必不可兼用寒涼以致中寒脾敗而毒必反陷其證則口不渴而二便不秘者是也知斯五者則解毒治實之法無餘蘊矣此外有虛邪虛火等證則當先酌元氣次察邪氣無使失稱中流顧本不及則尤爲切戒○凡云痘毒者痘必自內而達外但得出盡則內無毒但得化盡則外無毒既出既化而不使復陷則毒盡去矣故或宜散表或宜托送或宜清解或宜固中而治法盡之矣

一補虛當辨陰陽凡痘瘡血氣各有所屬已見前氣血條中然痘之所主尤惟陰分爲重何也蓋痘從形化本乎精血凡其

見熱起脹貫漿結痂無非精血所爲此雖曰氣爲之帥而實血爲之主且痘以陽邪陽盛必傷陰所以凡治痘者最當重在陰分宜滋潤不宜剛燥故曰補脾不若補腎養陰所以濟陽此秘法也然血氣本自互根原不可分爲兩如參芪白朮之類雖云氣分之藥若用從血藥則何嘗不補血歸芎地黄之類雖云血分之藥若用從氣藥則何嘗不補氣故凡見氣虛者以保元湯爲主而佐以歸地血虛者以四物爲主而佐以參芪蓋氣血本不相離但主輔輕重各有所宜而用之當否則明拙自有差耳

一治痘有要方茲表而出之以便擇用其有未盡當於各條求之

凡解表諸方乃初熱時所必用者諸家皆以升麻葛根湯爲首程氏則用蘇葛湯似爲更妥余則常用柴歸飲以兼營衞

似爲尤妥此當隨宜擇用○營虛表邪不解者五柴胡飲○陽氣虛寒表不解者柴葛桂枝湯○元氣不壯而表不解者疎邪飲或加減參蘇飲○寒氣勝而表不解者五積散或麻黄甘草湯

凡清火解毒諸方所以解實熱也如欲解毒清火而兼養氣者惟四味消毒飲爲妙鼠粘子湯亦佳○熱毒兩盛而血不化者宜搜毒煎○煩熱作渴小水不利者導赤散六一散○血熱赤班煩燥多渴者犀角散○熱在陰分而失血者玄參地黄湯○內熱不清者東垣涼膈散○二便俱不利而火盛於內者通關散○熱毒內蓄小水不利而爲丹爲瘤者大連翹飲○煩熱多驚而神不安者七味安神丸○熱毒內甚而狂妄者退火丹

凡表裏兼解諸方如內外俱有熱邪者宜柴葛煎或柴胡

門冬散○裡邪甚而表邪微者解毒防風湯○表裡俱有邪而元氣兼虛者實表解毒湯○表裡俱實熱者雙解散

凡托裏諸方有宜專補元氣者有宜兼解毒者如氣血俱虛不起者六物煎或托裡散○虛寒不達兼托兼表者參芪內托散或十宣散○氣分虛寒不透者六氣煎○氣血俱虛微熱不起者紫草快斑湯

凡諸補劑皆痘中元氣根本祛邪托毒者之所必賴但見虛邪必當以此諸方爲主○氣分不足者調元湯○氣虛宜溫者保元湯六氣煎○氣虛微熱宜兼涼解者參芪四聖散○血虛者四物湯芎歸湯○血分虛寒宜溫者五物煎○血虛血滯者養血化斑湯○血虛血熱宜兼解毒者涼血養營煎○氣血俱虛者六物煎八珍湯十全大補湯○氣血虛寒大宜溫補者無如九味異功煎六味回陽飲即陳氏十一味木

香散十二味異功散但虛寒而兼氣滯者宜用之欲賴補虛大有不及

凡攻下諸方亦痘中所不可無惟必不得已然後用之勿得視以為常也○血虛秘結大便不通者四順清涼飲○裏實多滯秘結者前胡枳殼湯○表裡俱實大便不通者柴胡飲子○血熱便結毒盛者當歸丸

凡痘出已盡內無不虛蓋隨痘而為托送者皆元氣也使於此時不知培補化源則何以貫漿何以結痂何以收靨倘內虛無主將恐毒氣復陷無不危矣若痘之稀疏者氣血之耗猶為有限若痘之多而甚者其氣血內虧必更甚矣此不可不預為之防也

一平順之痘毒原不甚既出之後內本無邪此背原不必治無奈父母愛子之切且不識病之輕重故必延醫診視既延醫

至無不用藥既已用藥無匪寒涼在彼立意不過曰但解其毒自亦何妨不知無熱遭寒何從消受生陽一拔胃氣必傷多致中寒泄瀉猶云傷熱下利更益芩連最可恨也又如痘瘡初見發熱每多不審虛實止云速當解毒凡於十日之外多有泄瀉而致斃者皆此輩之殺之也冤哉冤哉余見者多矣故筆諸此以爲孟浪者戒

一痘在肌肉陽明主之故自出齊以後最不宜吐瀉與其救治於倒陷之後孰若保脾土於未壞之先故凡生果茶水之類皆宜慎用而寒凉之藥尤不可不慎也

一治痘須辨其證大都濕多則泡血熱多則斑氣不足則頂陷血不足則漿毒不附裏實大補則生癰毒表實太補則不結痂裏虛不補則內攻而陷表虛不補則外剝而枯但使周身氣血活潑無礙則雖密亦不難治故惟貴得中勿使偏勝則寒

孰虛實自無太過不及之患斯足云盡善矣

一秘傳治痘之法首尾當以四物湯爲主隨證加减用之惟肚腹不實者須遠當歸但將全劑通炒微焦則用自無碍且復有溫中煖脾之妙

一首尾皆忌汗下此先哲治痘之心法蓋妄汗者必傷陽氣陽氣傷則凡起發灌漿收靨之力皆失所賴此表虛之爲害也妄下者必傷陰氣陰氣傷則凡臟腑化源精神鎖鑰飲食倉廩皆爲所敗此裏虛之爲害也然表虛者猶賴裏氣完足可以充之裏虛則根本內潰衛氣亦從而陷無策可施矣故古人深以汗下爲戒誠至要之旨也然此以常道爲言非所以應變者設遇外感寒邪腠理閉密其出不快其發不透者若不用辛甘發散之劑以逼達肌表則痘有鬱遏之患矣又若有大小便秘結而毒有留伏不達者不與苦寒泄利之藥以

疏通臟腑則有脹滿煩燥焦紫黑陷等患矣故當察其虛實審其常變當汗則汗當下則下中病則已無過其制若無汗下之證則必不可妄用汗下以賊人之命也務得其宜然後謂之明醫而福自有歸矣

一萬氏曰解其火毒恐變遏而乾枯養其血氣欲流行而舒暢

按此說誠善然所謂火毒者以實熱為言若火有虛實真假則不得槩認為火毒

程氏曰痘瘡出自六腑先動陽分而後歸陰經其本屬陽故多發熱而陰血虛耗者多也首尾當滋陰補血為主不可一毫動氣貴從緩治所以白术半夏之燥悍升麻之提氣上衝皆不可輕用也且痘瘡多有血熱者故宜用四物加芩連之屬以養其陰而退其陽也

程氏曰痘毒根於源火必因歲氣傳流而發故多兼表證則內

外交攻此時若不用輕揚之劑祛風散邪淡滲解毒之藥利便退熱則外邪內火何由得解邪既不解則痘何由得善此治之不容已也然治之之法必須審兒形色察兒虛實因證用藥庶獲神效世之醫者多宗錢氏清涼解毒之論或援陳氏辛温發散之方主見不同致誤多矣殊不知痘疹色灰白不起發根窠不紅活此皆虛寒必宜陳氏方救之苟非理明於心鮮不眩惑故必熱則凉之寒則温之虛則補之實則瀉之何患乎疾之不愈耶

程氏曰治痘之要始出之前宜開和解之門既出之後當塞走泄之路落痂之後清凉漸進毒去巳盡補益宜疎

程氏曰凡治痘前後須加木通以瀉熱邪自小便中出不使攻胃令無變黑之證七日之後熱退者少用之○凡痘瘡前後總有危證萬勿用天靈蓋腦射之屬救之蓋毒出一步則內

虛一步血氣運一日則内耗一日豈可復用辛香耗氣之劑雖僥倖偶中後必有餘害也是可見王霸之殊相去遠矣

程氏曰凡婦人有孕而出痘者以安胎爲主氣虛者保元湯血虛者四物湯或加白术黄芩砂仁陳皮必使胎氣無損爲主

程氏曰桂巖鄭先生云痘者象其形而名之也愚謂不獨象形而名之而治之之法亦猶農家之種豆也豆之爲物土實則難出土瘠則難長故實者鋤耰之瘠者灌沃之不實不瘠惟順其性不使物害之而已知此則可以語醫矣今人於痘初起不察虛實寒熱或過用木香散異功散之類則以火濟火致變紫黑倒陷癰毒吐衄者有之或妄用芩連梔栢寒凉之藥則大傷脾胃爲吐爲瀉爲寒戰内陷者有之故凡治痘之法六日之前不宜温補亦不宜妄用寒凉師云凡解毒之内畧加温補温補之中畧加解毒此不傳不刻之秘訣也若六日

巳後毒已盡出於表當溫補而不溫補者膿不得壯而癢塌寒戰之患必所不能免矣

熱證論治 二十三 共六十一條

古云痘疹之病皆由父母胎毒伏於命門相火之中故每遇二火之令或主客溫熱之氣即觸發而動此痘疹屬陽固無疑矣然陽毒陽邪無熱不成亦無熱不散所以非熱不能出現非熱不能起發非熱不能化漿非熱不能乾靨此痘瘡之終始不能無熱亦不可無熱也但熱貴其微不宜其甚熱甚者毒必甚而痘亦必重熱微者毒亦微而痘出必輕無熱則不成不化此熱固痘之常也所以凡治痘瘡不可盡除其熱若必欲盡去之則未有不成陰證而敗者矣

一痘有二火蓋痘疹一證皆言爲火者是矣然軒岐之火義有三曰太過曰平氣曰不及也太過之火是謂赫曦炎烈之氣

也其毒甚治宜清解平氣之火是謂升明蕃茂之氣也其毒平不必治之不及之火是謂伏明屈伏之氣也其毒陷治宜培補此陰中有陽陽中有陰之大義而亦痘疹萬病之法旨使不知此尚敢云醫

一治熱當知微甚及有毒無毒斯無謬誤蓋痘疹屬陽無不發熱若外雖發熱而內則不渴或飲食二便如常此痘之熱耳熱雖在表而內則無病萬萬不可妄治其有熱之甚者痘毒必甚此不得不爲調理若甚於發熱之初必爲之表散若甚於見點之後必爲之清解錢氏曰熱甚而大小便閉則利之如果有熱毒實邪則不得驟用補陽等劑致令毒氣壅盛則熱終不退反爲害矣

一假熱非熱假寒非寒見有不宜誤治則死如文中主溫補仲陽主涼瀉雖若各有所主然無非因病而藥各有所宜是以

二者皆不可偏用但得中和斯爲貴耳余見近日幼科多不知陳氏之心法但見痘瘡則無論是虛是實開口止知解毒動手只是寒涼百醫千家若同一轍豈必盡皆實熱乎如實熱果真自非涼瀉不可然必因外俱熱方是熱證內外俱實方是實證但其中有似實非實似熱非熱者最多此不可不察之真而審之確也故凡見外證雖若實熱而內察則無如口不甚渴二便通利或見微溏或禀賦素弱或脉息不强或聲色不振或寒氣多陰或飲食不化或脹滿嘔惡或吐蚘或倦臥或畏寒或作癢或多驚恐或筋惕肉瞤之輩雖見有熱此皆熱在表而不在裏總屬無根之火非真熱證也最忌寒涼若執而妄用則必致敗脚無一免矣

一痘瘡熱甚者毒之盛也其痘必多熱微者毒亦微其痘必少

○痘既出而熱不減者痘必日增見點後而熱漸退者痘必

疎矣○或有微熱而痘反密者其內熱必甚而或見煩躁或二便熱燥此毒深熱亦深也宜清其內而兼解其表○或有熱甚而痘反稀者以外雖熱而內則不熱此毒淺熱亦淺也

一痘瘡初熱治法詳發熱三朝治法條中

一治陽邪實熱之法○表熱挾邪俱盛者柴葛煎連翹升麻湯○表熱不解而裏無熱者疎邪飲蘇葛湯柴歸飲○表裡俱熱而邪實者雙解散○內熱毒盛者東垣涼膈散或解毒防風湯○熱毒熾盛痘瘡紫赤煩燥者搜毒煎或大連翹飲或犀角地黃湯○陰虛血少燥熱神昏者四物湯或一陰煎○陰虛血熱而大便不通者四順清涼飲○大便不通實熱內壅而胸膈脹悶者宜前胡枳殼湯或三黃丸○二便俱不利而實熱內滯者通關散○小水赤澁而邪熱內蓄者導赤散六一散○心火盛而驚搐多痰者萬氏牛黃清心丸或七味安

神丸○痘瘡稠密身熱毒盛養營退熱解毒者鼠粘子湯柴胡麥門冬散

一純陽無陰之證凡發熱譫語狂妄燥亂大渴大煩如見鬼祟大便秘結小便赤澁六脉滑數急疾是皆火毒內熾之證當用前法酌而治之

陳氏曰凡痘疹壯熱經日不除如無他證只用六味柴胡麥門冬散治之如不愈服七味白术散○凡身壯熱大便堅實或口舌生瘡咽喉腫痛皆瘡毒未盡也用射干鼠粘子湯如不應用七味人參白术散

費氏曰痘瘡前後凡有燒熱不退總屬血虛血熱只宜四物湯按證加減渴加麥門冬犀角汁嗽加瓜蔞霜有痰加貝母橘紅切忌人參白术半夏之屬倘誤用之爲害不小蓋痘瘡屬陽血多虛耗今但滋陰補血其熱自退此即養陰退陽之義

也

一痘後餘熱發熱證治俱詳痘後餘毒條中

發熱三朝治款二十四

痘疹一證雖原於有生之初然必因時氣相觸內外挾邪而後作凡痘之輕重已兆於發熱之微甚而吉凶於此亦可判矣毒輕者易出易靨固不必治毒甚者險證百出故不得不治凡治此者於初熱時各宜用輕揚之劑汗以散之但使外感之邪臟腑之毒皆作微汗盡從毛竅中出則毒氣已減其半而重者可輕危者可活矣即如痘中一切變證亦無非毒氣欲出不能之所為一經表散則毒從汗去而諸證亦必自退然又當察表裡之輕重或宜解表或宜清裡或宜托助元氣孰者宜急孰者宜緩有不可執一也故胡氏曰表熱壅盛非微汗則熱不解裡熱壅盛非微利則裡不解矣此不治則毒

氣漸盛而逆證隨見矣

一散表之法當知邪之淺深毒之微甚表邪甚者微散之則表不能解無益於事表邪微者妄汗之則表氣必虛痘不起發而又爲大害故惟以得中爲貴亦以微汗爲貴不可過傷衛氣也其有大熱不退肌膚秘密或氣令寒凝之時則不得不大爲表散一散未應或至於再必令身熱由汗而退則毒氣自解可無患矣此散之微甚有權宜也故凡是痘證最畏內外之寒寒氣務使表裏溫煖但得毛竅中常見津津潤澤亦猶庖人吹籠之法但欲其鬆則皮膚通暢氣無不達痘必易出易收無不善矣

一痘瘡發熱之候宜作熱作涼者爲常若遍身如火晝夜不休爲失常也此當察其表裏酌宜施治

一痘瘡初見發熱若無虛寒等證固不得驟用溫補以助火邪

恐致甚癍疹毒則反資大害若無實火大熱等證切不可因其發熱等用寒涼必致敗脾泄瀉則爲害尤甚此時醫之通弊也大宜戒之

一既經表散之後須謹避風寒若使外邪再感則皮毛閉塞熱毒必將復熾汗而再汗必不能堪又須切戒生冷水果若誤犯之恐寒濕傷脾而爲泄瀉不食則無不致害

一表散之劑凡初見發熱狀類傷寒未知是痘非痘即當先用汗散此時欲散表邪即當兼調營氣宜以柴歸飲爲第一惟大便不實者勿用之以其性多潤也其次則蘇葛湯再次則升麻葛根湯或只用加減參蘇飲亦能○若冬月寒勝之時或氣體壯實表不易解者須加麻黃必要表出一身臭汗爲佳但使熱退身涼苗則輕矣○若初發熱有惡寒身振如瘧之狀者陽氣虛也宜柴葛桂枝湯加黃芪主之痘出即愈

一清解之劑用治表裏而兼清兼表也凡熱之甚者毒必甚若身常有汗而大熱不退或兼煩躁熱渴者此其內火薰蒸而表裏俱熱也須兩解之宜連翹升麻湯或加聖湯○若身熱烙手而目赤口乾二便秘煩悶不安者此表裏俱實也宜柴胡飲子[illegible]者大連翹飲雙解散或調益元散以利之

一表汗已透者不得再汗恐外泄陽而內傷氣也

一發熱之時有腹痛脹滿者必然邪與毒氣相併未得外達而然宜參蘇飲加砂仁溫而散之

一初熱時有驚搐譫語者是爲痘搐微見而隨止者不必治若元氣頗壯而搐之甚者宜羌活散調製過硃砂以表之若痰涎壅盛喉內作聲者宜煎生薑湯調化痰丸服之或抱龍丸亦可

一此時渴欲茶水只宜少與葱白湯既可止渴亦可疏表

痘瘡首尾皆畏泄瀉宜檢本條速爲治之否則內潰脫陷之禍不可勝言也

徐氏曰凡解表之藥必在紅點未見之前如熱之甚者邪毒必甚宜敗毒散或參蘇飲調三酥餅

張翼之曰凡痘瘡一見紅點便不可用升麻葛根湯恐發得表虛也程晨峯曰治痘者不可輕用升麻恐提氣上衝引動肺氣也按此二家之說是皆治痘之大要甚屬有理但其中亦有宜否之辨如陽氣下陷不能透達肌表者則暫用升麻固其所宜又或雖見紅點而表有熱邪未解者則仍宜解散亦不可緩此二說者雖不可堅執實不可不知也

吳東園曰初熱時只有二事惟去邪扶正而已邪熱盛則去邪而正氣自旺正氣衰則扶正而邪熱自退正氣盛而痘自發熱爲痘用則不爲害矣邪氣退而正氣不受爍血脈充裕則

痘自泰矣須於此時看明下手遲則無濟於事矣

報痘三朝治款二十五

痘之形色初見吉凶攸分而寒熱虛實亦已可辨凡調攝挽回之力惟在此時尤爲緊要且痘出三日內毒在半表半裏之間關係最重故妄汗則成斑爛妄下則成陷伏寒凉過用必傷正氣燥熱過用則助邪氣虛寒不補則陷伏痒塌實熱不解則變黑歸腎倘有一差死生立判醫者於此不可不爲之愼

一痘瘡見點後身熱稍退別無內熱等證或色不甚紅頂不甚突者便有虛象雖在三五日內亦切不可用寒凉之藥恐傷脾胃爲害不小須以保元湯或六物煎之類爲主因證加減以培養之

一痘瘡必因熱而出因熱而起若熱甚則血燥血枯其出反難

故於未見點之先必須察其寒熱而為調理若有熱證勿得過用辛熱氣分等藥恐助火邪致滋多變

一此時最畏泄瀉宜按本條急治之

一見點太早者有吉凶虛實之辨凡發熱一日或纔熱便見必血熱毒盛之所致其證多凶但得痘稀而飲食如常別無他證則亦無害○若其形氣本弱而痘現速者此營熱衛虛不能約束於外故出現太驟須兼營衛表庶可免痒塌潰爛之患宜實表解毒湯主之○如發熱一日便出而密者其證最凶其毒必甚此證最忌溫補宜搜毒煎加柴胡主之或羌活散加牛蒡子紫草蟬退或調保嬰丹熱甚者調退火丹或雙解散急治之可保一二○其有痘雖出早而色不紅紫熱不甚者此全屬表虛之證如保元湯六物煎之類亦所當用

一痘出不快者有數證須審其有無外感內傷而辨治其所病

○如冬月嚴寒或非時陰邪外閉寒勝而出遲者宜五物煎加生薑麻黄細辛之類主之或五積散亦佳○如夏月火熱薰蒸以致血熱氣虚煩渴發燥而出遲者宜人參白虎湯加木通乾葛主之○有因時氣不正爲風寒外邪所襲以致皮膚閉密發熱無汗而出遲者其證必頭痛鼻塞四體拘急酸痛宜疏邪飲惺惺散之類主之○若本無諸邪而出不快者此氣血内虚不能驅毒托送而留連於内宜十宣散或托裏消毒散○若氣分大虚而出不快者宜保元湯六氣煎血分大虚者宜五物煎或六物煎加減主之○若内有所傷氣滞而出不快者宜匀氣散橘皮湯加減主之○頭面出不快當用川芎荆芥羌活防風天麻之類爲引使○胸腹出不快當用藁本升麻紫蘇及紫草木通湯○四肢出不快當用桂枝乾葛甘草連翹紫草葱白各加生薑爲佐連進二服

出自快矣

一痘不起發者雖證有不同然率由血氣內虛不能托送者居多此中或宜兼解散或專補元氣當辨而治之○凡出齊之後或被風寒所閉而發熱頭痛陷伏不起者宜羌活散參蘓飲加內托等藥治之○若紅點初出暗昧乾燥不起發者凶宜四物湯加紫草紅花丁香蟬退官桂或調無價散量兒大小與之○若便實內熱隱隱肌肉間不起發者宜紫草飲子○若血分微熱而毒不能達者宜托裏消毒散○若氣虛氣陷不起者保元湯或蟬退膏加黃芪○若血虛不起者芎歸湯四物湯○若血分虛寒不起者五物煎○若氣分虛寒不起者保元湯六氣煎○若氣血俱虛不起者六物煎托裏散○凡以上補助氣血等劑須加好酒人乳糯米更妙○凡發痘之藥用本不同有以毒攻毒而發者如穿山甲人牙蟬

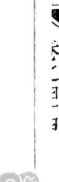

酥蟬退之屬是也有解毒清毒而發痘者如紫草紅花牛旁子犀角木通連翹金銀花之屬是也有升提氣血而發痘者如川芎白芷荆芥升麻蔓荆子之屬是也有解散寒邪而發痘者如麻黃桂枝柴胡乾葛防風紫蘇葱白之屬是也有行氣行滯以通壅塞而發痘者如丁香木香陳皮厚朴山查大黃之屬是也有益火回陽健脾止瀉而發痘者如附子肉桂乾薑肉豆蔻之屬是也凡此者孰非托裏起痘之法然但可以此爲佐而必以血氣爲主則在乎四君四物十全大補之類庶乎隨手而應無不善矣

一虛證見於報痘之時即當速爲培補失此不治必不能貫漿結痂十日後必致不救蓋痘瘡實熱者毒盛可畏虛寒者內敗可畏但實熱證顯虛寒證隱人多誤認故爲害反甚且痘瘡之所賴者惟飲食血氣飲食之本在脾胃血氣之本在肝

腎但使脾胃氣强則滋灌有力而無内虛陷伏之憂氣血充暢則痘皆生化而無表虛痒瘍之患此其在氣在血或微或甚所當早辨而治也○凡痘出灰白不紅綻或灰黑頂陷或身無大熱皮嫩色光溶溶如湮濕之狀或口不渴飲食少腹膨溏泄二便清涼皆表裏虛寒證也○若氣虛者宜調元湯四君子湯○氣虛微滯者五味異功散○氣虛宜温者保元湯六氣煎○脾氣虛寒者養中煎温胃飲或理中湯○血虛者四物湯○血虛宜温者五物煎○氣血俱虛者六物煎五福飲或八珍湯○氣血俱虛而寒者十全大補湯○脾腎血氣大虛大寒者九味異功煎六味回陽飲○脾胃虛寒氣滯者陳氏十二味異功散○凡痘瘡色灰白不起發者氣虛也候出齊以保元湯和木通川芎最穩

一火證熱毒在見點之後宜速爲清解若不早治則日甚一日

必致不救○凡見點太赤根下皮色通紅此血熱氣有不能管束也後必起發太驟皮嫩易破或痒塌不可救宜急清血分之熱用涼血養營煎或鼠粘子湯或用六味消毒飲加芍藥治之或四味消毒飲益元散俱佳○凡痘瘡已現毒泄則熱當自解若瘡已出而壯熱不減此毒蘊於內其勢方張其瘡必密宜解其毒用柴葛煎或鼠粘子湯○凡見點之後壯熱不退或三四點相連色紅帶紫或根窠焦色紅紫成片或口唇熱燥煩渴喜冷舌上有胎或二便燥澀此表裏皆熱毒盛之重候急須清熱解毒如表熱甚者宜柴葛煎裏熱甚者宜搜毒煎加柴胡或用六味消毒飲加酒芩木通梔子黄連山查蟬退歸芍紅花之類或調退火丹加減用之○如熱毒內甚而發驚狂譫語者宜用紫草煎湯磨犀角汁調硃砂益元散或退火丹解之○以上凡解毒之後紅紫退二便調能

食不渴此表裏皆清也切勿再爲解毒須急以保元湯四物湯六物煎之類調補氣血以助貫漿收靨否則恐變痒塌而不能善其後矣○如痘瘡內熱之甚大便鞕結不通大渴煩燥腹脹滿脈見洪數而痘出不快者此熱毒壅伏於內須通利之以袪其熱毒宜柴胡飲子或三黃丸甚則承氣湯或用猪膽導之然此惟熱毒在裏痘形未見不得已而微下之可也若斑點隱隱見於皮膚中者此已發越在表乃痘瘡正發之時切不可妄用下藥○凡痘瘡初出但見紅點稠密急用綠豆藤燒存性加製過硃砂連進二三服或用薄荷牛蒡子煎湯調退火丹服之另用吳茱萸爲末以水調攤足心引下熱毒亦可解散其勢

一痘出變黑乃危證也蓋痘瘡賴血氣滋灌血足氣充則痘自紅活若熱毒薰灼則成焦黑若陽氣不充則成灰黑且黑爲

水色其虧在腎以陰犯陽最爲惡候當辨而治之○若熱毒壅聚大便秘結或煩躁熱渴而爲焦紫黑陷者須通其便先以解裏之急宜柴胡飲子或當歸丸得利後宜即以紫草飲或加味四聖散以化表之毒仍用胭脂汁以塗之○若大便不結別無大熱等證而痘色黯黑者總由脾虛不能制水故見黑色宜速用五物煎或保元湯加紫草紅花服之外點以四聖丹胭脂汁若漸見紅活則吉若更乾黑則凶○心鑑云凡治黑痘當用保元湯加芎桂補提其氣氣旺則諸毒自散黑者轉黄屢試屢驗

一夾疹夾斑證本非痘中吉兆然亦有輕重之辨宜酌而治之外有本條仍宜參閱○凡發熱二三日之間痘形未見忽然遍身發出紅點一層密如蚊蚤所咬者決非痘也此乃斑疹之屬多爲風寒所遏不能發越而斑先見也宜且疏邪飲柴葛

煎或敗毒散之屬微散而解之但得身凉班必自退再越一日痘出必輕矣○凡痘夾班疹齊出者亦宜辨其寒熱若表裏俱熱而邪不解者宜柴葛煎加減主之○若熱邪不甚而表邪甚者宜疏邪飲或柴歸飲加羌活防風乾葛之類主之或敗毒散亦可用○若痘夾紅班如綿紋者宜涼血化毒湯加柴胡黄芩玄參犀角之屬主之○若痘出夾班夾疹而眼紅唇裂者表熱也煩躁大渴妄言妄見者裏熱也表裏俱熱最爲凶證若不表裏兼治何由得解宜雙解散主之○若加悶亂氣喘者必不治

一賊痘者於出齊之後其中有獨紅獨赤獨大摸之枝軟而不碍手者此賊痘也過三日之外必變成水泡甚至紫黑泡皆危證也急用保元湯或六氣煎加紫草紅花蟬退解之或用燈草木通煎湯調下益元散利去心經之熱而紅自退○恐

巳成水泡宜用保元湯倍加四苓散利之此秘法也不然則
遍身擦破臭爛而死
一病於未出之先倘有濕瘡膿水流注者用滑石末敷之以防
其濕氣或真正綠豆粉亦可
起發三朝治欵二十六
痘瘡放標之後漸漸起脹但肥胖一分是胎毒發出一分胖盡
而毒出盡也有不起者或因元氣之弱不能送毒或有襍證
阻滯不能升發皆痘前之失調理也此時當速治之否則後
難爲矣
一痘宜漸發者吉若一齊湧出皮肉虛腫者此表虛不能收攝
故奔潰而出後必痒塌或成潰爛急宜人參固肌湯或芎歸
湯○若血熱者宜凉血養營煎○虛甚者宜六物煎○毒盛
者宜六味消毒飲或四味消毒飲出入用之

一痘不起發或起而不透者多由元氣內虛不能托送故毒氣留伏不出也毒不盡出則變證莫測凡見此者速當救裏以托其毒然當察其氣分血分辨而治之蓋痘之壯實由乎氣肥澤由乎血氣主呴之血主濡之也若形雖壯而色見枯者此氣至而血不榮也宜四物湯加人參麥門冬之類主之○若痘色紅潤而形平陷者此血至而氣不充也宜保元湯或六氣煎加川芎主之若形色俱弱而不起發者此氣血俱不足也宜六物煎加減主之或保元湯十全大補湯調無價散或獨聖散與之○若冬春之間爲寒氣所抑不能起發者宜麻黃甘草湯加歸芪或十宣散主之○若夏秋火盛不起而煩渴秘結內熱者宜人參白虎湯○若痘瘡起脹遲延不紅活者宜保元湯或六物煎加丁香山査糯米人乳好酒主之或用無價散量兒大小以好酒調服○凡痘瘡起發通身皆

欲其透惟四肢稍遠難齊若脾胃素強能食者勿慮惟脾胃素弱食少者四肢多有不透以脾主四肢津液不能灌溉故也宜以補脾爲主用快斑越婢湯加當歸或黃芪建中湯加人參防風○若因誤服涼藥而致白瘍不起者宜理中湯或胃愛散

一痘雖起發若灰白色或頂陷者氣虛也切不可用寒涼之藥須六氣煎加丁香川芎人乳好酒主之或保元湯倍加酒炒黃芪當歸亦佳

一痘雖起發紅活若頂平色嫩皮薄不能堅厚者此氣虛也必恐變爲痒塌宜六氣煎或六物煎加減主之或十全大補湯十宜散俱可擇用

一地紅血散不附者保元湯加芍藥當歸稍以收斂歸附氣位

一根窠淡紅綫暈枯燥者血虛也宜保元湯加當歸川芎酒洗

紅花再加山查以行參芪之滯少加木香以行氣而血自活也

一痘雖起發而乾枯無水或青紫黯色不久必變黑陷乃血虛之甚也宜四物湯加人參麥門冬紫草紅花或調服無價散外用水楊湯浴之兼用脂胭塗法

一痘瘡紅甚而引飲渴不止者名曰燥痘宜犀角地黃湯之屬

一痘色紅紫滿頂或掀腫者血熱毒盛也宜涼血養營煎加丹皮木通牛旁子之屬主之然痘出六日以後有此證者多死

一痘已出齊而熱尚不退或煩躁發渴引飲或一火司氣之令可少與冷水數口無妨蓋水性下流不滯上膈亦能使毒從小便而出但不可用生果之類恐傷脾氣也

一痘瘡貫顆粒分明如彼此相串皮腫肉浮或於本痘四旁旋出小痘攢聚胖長漸成一塊此候最險宜用快班湯合六味

消毒飲以解其毒

一出齊後痘有小孔自頂直下至脚不白不黑與痘色相同者名爲蛀痘此因表虚腠理不密而爲此證失之不治則大泄元氣不起不發速人之禍也宜保元湯或六氣煎大加糯米川芎丁香提氣灌膿内補其孔甚爲捷徑連進二三服必孔滿而痘自起若至黑色則爲疔矣

一口唇爲脾之外候人以脾胃爲本不宜受傷如初發熱卽見口唇焦裂此毒氣攻脾乃惡候也宜用瀉黄散之類以速解之若不早治則毒聚於唇及衆痘起發而唇瘡必已先熟内帶黄漿及諸痘成漿而此瘡已靨脣皮揭脱漸變嘔惡喰水昏沉不可爲矣

灌膿三朝治欵二十七

膿者血之變也痘瘡初出一點血耳漸起漸長則由血成漿由

漿成膿始成實矣故有血則有膿無血則無膿也痘至貫膿大勢已成此時必以有膿爲主有膿則生無膿則死乃必然之理也故六日以前有熱則宜解毒無熱則宜調養血氣至此自然貫膿若痘至七日以後頂陷不能貫膿者必由先失調治故也所以治不可緩必俟漿足斯可回生若頂陷灰白漿膿不至此血氣俱離無生意矣

一痘瘡貫膿專以脾胃爲主脾胃强則氣血充實膿漿成而飽滿堅厚不須服藥脾胃弱則血氣衰少所以不能周灌故雖見漿而漿亦不滿或清淡灰白不能作膿即所蓄微漿仍是初時之血水而漿薄無以化膿者總屬血氣大虛之候若不速治必成內攻外剝之證宜急用六物煎或六氣煎加减治之或保元湯或十全大補湯加人乳好酒與服亦妙○欲辨脾胃强弱當於飲食二便察之飲食雖少而大便堅者脾胃

之氣猶可也但微加調補以能食爲貴若大便不實或見溏瀉則最爲可畏蓋一瀉則漿停瀉止則貫滿矣速宜用溫胃飲甚者用陳氏十二味異功散主之○如痘當作膿之時猶是空殼此血不附氣也血旣不至則毒何由化宜五物煎或四物湯或紫草散加蟬退主之○如頂陷膿少或服內托藥而齊起復陷者血氣大虛故也宜十全大補湯倍加參芪當歸糯米煎成和入乳好酒服之此助灌之妙法也

一貫膿三朝之內若身凉而痘色灰白或不進飲食或寒氣逆上而爲嘔吐或腹脹或泄瀉而手足逆冷此皆純陰無陽之證也急宜用保元湯加二仙散連進數服甚者必須九味異功煎或陳氏十二味異功散皆可擇用○若寒戰咬牙泄瀉等證俱同此治

一手足灌膿飽滿者方見脾胃之強氣血之足也若色見灰白

漿水清薄或癟瘍不起者此必脾胃之弱也或灌漿已完而四肢猶有不灌者恐終變痒瘍之證宜快班越婢湯或六氣煎加防風白芷以達之庶無陷伏之患若毒有未透亦恐關節之處靨後致生癰毒

一痒瘍不止者雖曰氣血俱虛然亦由火力不足故不作痛而作痒也宜六氣煎或五物煎加防風白芷木香蟬退主之○心鑑曰氣愈虛則愈痒當用保元湯倍黃芪以助表少加芍藥以制血其痒自止○若漿靨發痒此毒退血活新肉初暢自然之理也不必治之

一貫膿痛甚不止者氣滯也少下保元湯加山查木香以行滯氣如膿色盛滿大下四苓散利之而痛自止

一痘瘡起發之後不作膿者有四證○有內虛而不灌者專宜托補氣血治法如前○有感風寒邪居膚腠而不灌者宜溫

散之以柴葛桂枝湯加黃芪白芷○有熱毒熾盛身壯熱津液乾涸小便赤熱而不灌者宜托裏解毒利小便以紫草飲子或用辰砂六一散解之俟熱退後方可用保元湯熱甚者大連翹飲○若大便堅熱數日不通而不灌者宜豬胆導之使氣得疏通則營衛和暢不然恐成黑陷也○有觸穢氣而不灌者外宜薰解用胡荽①酒或辟邪丹內服紫草木香湯或紫草快斑湯

程氏曰凡頂陷無膿者爲逆但得根窠紅潤血猶不散急用保元湯和芎歸白芍丁香糯米煎熟加人乳好酒温服○若色白如水晶內無膿者治亦同但得膿疱相間者猶可治若純是水晶色者决死○若地紅血散有熱者去丁香加白芍地骨皮以斂血退熱○若寒戰咬牙宜以木香散異功散選用

程氏曰凡正壯之時有痘雖起壯而皮人無大故之水漿就出

雖肉色不暗此乃名爲假壯至十一二日決不能回漿結靨內攻而死可急用保元湯加丁香川芎糯米提氣灌膿自愈此即名內托也凡內托之法即保元湯加川芎丁香便是不必千金內托也但按本方佐使用之

一痘將灌膿之時忽面上有乾靨者即倒陷證也宜速用八珍湯或六物煎加金銀花牛旁子連翹麻黄之屬水煎熟調獨聖散服之〇服藥後若乾者復起作膿未乾者即壯而飽滿或空地處再出補空小痘者上也〇若痘不作膿空處或發癰毒者次也〇若連進三服而乾者不腫未乾者不飽補痘不多則最險證也宜以十全大補湯加金銀花調治之

灌膿時發白泡如彈子者用棗針刺去其水外以滑石末敷之內服保元湯加石榴皮茯苓以利皮膚之水〇如發紫泡乃毒溢皮膚之上也此證必危

一瘡爛成片膿水不乾者用滑石末敷之或敗草散敷之加珍珠尤妙

一痘瘡有重出者凡痘瘡破損潰爛處但得復腫復灌不致乾枯或於原無痘處復出一層如初出之狀亦以漸起發灌膿者此皆餘毒未盡賴裏氣充實毒不得入故猶出於表而不成倒陷是皆逆中之順證也但痘瘡重出一番必其人能食而大便堅乃足以勝其再作之毒自無足慮也如食少而大便潤者宜用十全大補湯之類補而調之若自利者宜陳氏十二味異功散肉豆蔻丸主之蓋病久氣虛惟利溫補不可再解毒也

結靨三朝治款二八

痘瘡灌膿之後肥澤堅實以手摸之瘡頭硬而微焦此欲靨也靨時乾淨無突陷濕潤破綻色若蠟及堅厚外明內暗尖利

碍指者此爲正靨若痘雖似乾而痂薄如紙或有內證未除此痘之極險時也急宜調補庶不致害

一痘瘡自出起至十一二日當從口唇頭面以漸收靨但自上而下者爲順自下而上者爲逆察有他證速宜治之

一將收靨時而一向身温忽然發熱者名爲乾漿是亦常候此時不可輕用汗下若有風寒外感及飲食所傷乃當隨證治之

一痘瘡收靨太遲或當靨不靨若證有數種當詳辨治之○大都當靨不靨之證惟脾胃弱中氣虛者居多蓋中氣虛則不能營養肌肉使之成實亦或致潰爛也但察其別無他證而形色氣血俱虛者宜內用十全大補湯外用敗草散襯之○若當靨不靨微熱脉大而別無他證者此陰分之不足也宜四物湯倍加芍藥何首烏○若血虛熱毒未清者宜四物湯

加牛蒡子木通山査○若因食少脾胃氣虛而不收者宜六氣煎或六物煎加減主之○若頻見泄瀉脾胃弱肌肉虛或腹脹煩渴而不收者宜陳氏十二味異功散或木香散外用敗草散敷之○若當靨不靨之際忽見頭面溫足指冷身不熱或泄瀉腹脹氣促煩渴急與陳氏十二味異功散或九味異攻煎遲則不救○凡痘瘡將靨之時而見泄瀉煩渴腹脹咬牙等證多有難救若與蜜水生冷等物必煩躁轉加而死○有因飲水過多或觸於濕氣以致脾胃肌肉濕淫不收難靨者宜五苓散或四苓散加山査利之○有因熱毒未退膚腠鬱蒸陰不能斂而當靨不靨者若不速解則毒必內攻爲害不淺宜犀角散加芍藥牛蒡子○有內外俱熱陽毒散漫以致大便秘結陰氣不行而當靨不靨者宜內用四順清涼飲或三黃丸以通其便外用敗草散猪胆導法○有天寒失

於蓋覆瘡受寒凝而不收者宜服五積散外用乳香或芸香於被內薰之○有天熱過煖痘被熱蒸不收者宜內服人參白虎湯或五苓散四苓散以利濕熱外用天水散撲之○有爲邪積陰寒所觸致傷元氣而不靨者宜保元湯或十二味異功散外以辟邪丹薰之循髓膏塗之即愈

一痘瘡內熱毒邪未盡化而乾靨太疾者後必爲目疾或爲癰毒及諸怪證宜涼血養營煎少清其火若大便過於乾結者宜微利之以解其毒當歸丸主之

一痘瘡有膿結靨則爲善無膿結靨則爲凶此治之不可緩也若痘已膿成不能結靨而及致潰爛或和皮脫去者此名倒靨乃毒氣入內也急須大補中氣以托其裏宜六氣煎倍加芍藥及紫草防風白芷主之若兼濕熱者宜六氣煎加芍藥合四苓散主之○如頭面瘡破服補藥後但得復腫復灌或

遍身無瘡處又出一層謂之補空雖過與延日而飲食不減不爲大害若服藥後不起不補此毒已入深最凶候也

一痘瘡無論已潰未潰於十二日之後但得結靨便爲佳兆若痂皮不結則必成倒靨其有回之未盡或遍身俱靨而但有數顆不靨者終致作痒抓破亦難必其生也速宜治之靨時色白如梅花片者此爲假回十二日後當死此不治之證也如水泄瀉可速用六氣煎或六物煎合二仙散大進救之

一痘瘡成膿不靨以致潰爛膿汁淋漓粘着疼痛不可着席者用敗草散或蕎麥散以絹袋盛撲之更多布席上襯卧尤佳或用秘傳茶葉方亦佳○若欲面上不成瘢者用救苦滅瘢散以蜜水調敷之

一痘瘡潰爛先傷於面者凶兆也如飲食無阻二便如常更無

他證者宜內用十全大補湯○如毒盛內熱者宜以解毒防風湯加當歸蟬退相間服之外以救苦滅瘢散敷之

一痘瘡於未貫之先或曾傷犯破爛成瘡及諸痘收靨此獨不靨膿汁不乾更多痛楚若不急治漸成疳蝕損傷筋骨以致横夭宜服十全大補湯外敷救苦滅瘢散或白龍散

一痘瘡搔破去皮而猶有血水者急用六氣煎或六物煎主之外以白龍散敷之

一痘有臭氣凡當收靨之時臭而帶腥者此痘瘡成熟之氣邪氣自內而出也爲吉○若臭如爛肉濁惡不可近者此雖似結痂未可爲真急須清熱滋血宜凉血養營煎或解毒防風湯○若於養漿之時便見臭者此毒火薰蒸之氣積於中而見於外也大凶速宜清熱以解其毒○若痘瘡潰爛不靨而臭不可聞者名爲爛痘間亦有收靨無事者只要胃氣不衰

飲食如故不作煩躁則爲可治宜用八珍湯或四味清毒飲外用敗草散敷之

一痘瘡靨後而有生瘡潰爛成坑者須用托裏消毒散或解毒内托散主之如氣血俱虛而不斂者必用十全大補湯○如遍身瘡多潰爛淋漓而無氣血者必死

靨後落痂治歎 一十九

痘瘡結痂自當依期脱落其有應落不落及延綿日久者此亦不可不察而治之以防他變也

一結痂至半月一月粘肉不落或發癢者此必表散太過傷其津液以致膚理虛澁無力脱卸故也宜用人參固肌湯或以眞酥油麻油潤之○如久而不脱宜六物煎加黄芪肉桂蟬退主之切不可勉强剝去恐傷皮膚一時難愈

一遍身結痂雖完若餘熱未退蘊蓄肌表或身熱或煩渴而痂

不落者宜涼血養營煎或解毒防風湯等主之○如熱甚者宜大連翹飲加地骨皮主之○外宜用滑石爲末以蜂蜜調勻雞翎掃潤痂上即落

一痘瘢突起作痒不止者此熱毒未盡也宜解毒防風湯主之

一痘瘢發痒剝去痂皮或血出或復成膿如瘡疥者此血熱氣虛也宜四君子湯或四物湯加紅花紫草牛蒡子治之

一收靨遲而痂不落昏昏欲睡此邪氣已退正氣未復脾胃虛弱也宜五福飲或調元湯緩緩調治之若餘火未清者宜酸棗仁湯

一痘痂既落中氣暴虛多有不能食者宜五味異功散或養中煎以調之

一收靨落痂之後若餘熱不退譫語昏沉者用辰砂六一散以小柴胡湯調服之若大便秘張者宜當歸龍利之熱甚者用

大連翹飲最妙

一原痘不灌膿乾如豆殼靨痂落而疤白或有餘熱不退者雖過一日亦要死宜速用入珍十全大補湯調補之〇或毒盛者仍須先用消毒散

一痘痂既落之後血氣未復極當調護切不宜澡浴及食飲生冷傷饑過飽損傷臟氣致生他病為終身之患也慎之慎之

痘後餘毒發熱三十

瘡痘無論疏密只要毒出得盡而無留伏其發以漸而透其收以期而淨豈尚有餘毒哉若出不能盡發不能透收不能齊其人自有餘熱或渴而腹痛吐瀉或小便赤澀大便秘結精神昏憒四體倦怠飲食減少坐卧不安是皆餘毒未淨之證凡出之淨者作三四次出大小不一至成漿收靨之時於瘡空中猶有補出者此皆出之盡也若只始出一層後無補空

之痘此必尚有伏也又發之透者必於手足候之蓋手足部遠氣不易達若能克拓飽滿漿氣頗足可謂發之透也若只平塌不能成膿此毒雖出而未能旁達四肢必有留而伏者又收之齊者自面而下痂皮潔淨中無潰爛可謂之齊若收之太早或不成痂此必有內陷之毒也凡若此者皆有餘毒須察部位經絡寒熱虛實或補或利或解或散以平爲期若治之不應不已者此壞證也不必妄行攻擊

一痘後發熱不減者此有虛實二證如能食而煩渴小便赤大便秘者實也宜四順清涼飲三黃丸之類主之。若痘後餘毒未淨有諸熱證者惟大連翹飲爲最佳。如大便不秘小便不赤坐卧振搖飲食少進者虛也宜調元湯或五福飲加芍藥之類主之

心鑑云痘後餘熱者虛熱也虛熱多發於午後臉赤唇紅或妄

言語語切不可作實熱治當用調元湯或保元湯加黃連熱甚者宜大連翹飲若妄用攻下使胃氣一虛則變生他患致成壞證不可治矣

徐氏曰痘後餘熱不除者當量其輕重而治之大熱則利小便小熱則宜解毒蓋利其小水使心火有所導引雖不用涼藥而餘熱自無容留矣小熱宜解毒者蓋小熱不解恐大熱漸至矣利水者宜導赤散解毒者宜犀角地黃湯○若但身表發熱而別無他證者止宜柴胡麥門冬散

禁忌三一

一痘瘡起發之初全要避風寒遠人物節飲食守禁忌若到養漿之時尤宜謹慎如天氣大熱則撤去衣被當令清涼但謹門窗帷帳勿使邪風透入如天寒則宜厚添蓋護房中勿絕燈火如或作痒須爲撫摩勿使搔破以致難貫最當慎也

一痘疹房中凡諸臭穢腥香之氣及僧道師巫之人或罵詈呼怒震驚歌樂掃地對面搔癢對面梳頭之類皆不可不避

一房中欲辟臭穢惟燒辟邪丹或紅棗或黃熟香皆佳若蒼术之氣則太峻也

一飲食最宜調和無使太過不及或好食何物有不宜者但少與之以順其意若禁固太嚴使之忿怒恐反助火邪但不可縱耳至若助火生風及葱蒜泄氣等物皆所當慎

一痘瘡前後大忌豬肉魚酒之類恐惹終身痰飲

一痘瘡平復之後勿與雞鴨蛋食之則傷神

一痘疹退後須避風寒戒水濕如犯其邪則終身欬嗽患瘡無有休日

東垣曰痘瘡宜避一切穢惡氣及外人入房遠行勞汗氣腋下狐臭氣房中淫液氣射香臊羶氣婦人經候諸血腥臭氣硫

黄蚊烟氣厠缸便桶氣誤燒頭髮氣吹滅燈燭氣雞毛魚骨氣葱蒜韮薤氣已上皆不可犯須要時常燒乳香之類甘香之氣使之漸闊開營衛氣暢可無倒靨陷伏等患

陳氏曰凡痘疹熱渴切不可與瓜柿蜜水等冷物及清涼飲消毒散等藥恐損脾胃則腹脹喘悶寒戰咬牙而難治○輕變重者犯房室不忌口先曾瀉飲冷水餌涼藥也重變輕者避風寒常和煖大便調也

薛氏曰前證若兼吐瀉手足指冷屬內虛寒而外假熱也最忌寒涼若大便不通渴欲飲水則蜜水之類又當用也但當審其熱之虛實可也今北方出痘多有用水無不愈者蓋北方多曬熱②炕故也

出不快　三二

陳氏曰凡痘瘡出不快者多屬於虛若誤謂毒熱壅盛妄用宣

利之藥致臟腑受冷營衛澁滯不能運達肌膚則不能起發克滿亦不能結實成痂後必痒塌煩躁喘渴而死

薛氏曰前證亦有各經熱盛壅遏而出不快者亦有毒甚痘疔而不能起發者亦有餘毒而潰痒者當細審其因而藥之

景岳曰按此二子之說皆爲有理但此出進不起之證總是氣血內虛不能速達者爲最多若風寒外閉及痘疔留毒而不出不起者雖亦有之但不多耳再若各經熱盛而壅遏不出者則尤爲最少何也蓋熱盛者毒必盛毒盛者勢必疾速而或窘或早無能緩也故凡治此者必當察其熱之微甚以辨虛實再察外邪之有無以辨表裏如無外邪亦無痘疔而火邪不甚者則盡屬虛證宜從溫補不得雜亂以遺後患也諸治法詳報痘三朝治款中

陷伏 三三

凡看痘之法其出欲盡出不盡者伏也其發欲透發不透者倒陷也其收欲淨收不淨者倒靨也伏惟一證陷有數種凡毒之伏者患在未壯之先其人瘡雖出而熱不少減或煩渴或躁悶此必有伏毒未得全出也陷則患於既壯之後其血漸乾而變黑者謂之黑陷漿膿未成而爲痒塌或破損者謂之倒陷漿膿既成而後濕爛皮破不肯結靨收不乾淨者謂之倒靨亦陷類也是皆惡候凡治此者使非猛峻之劑安能望其回生時醫欲以尋常之藥救此危病其猶放雀搏鶻驅羊敵虎耳故其輕者宜奪命丹重者宜神應奪命丹則其庶幾耳倘服藥後而反增黑色若爲必不治之證

一痘之內伏毒不盡出者證各不同當辨治之〇有元氣不足而托送無力者此必稟賦素弱飲食素少身無大熱而出有不透即不足之證也宜十宣散蟬退膏之類加獨聖散主之

○若虛而有熱者宜人參透肌散○有毒盛氣滯留於經絡而出不透者必其人氣體厚濁身有大熱而汗不易出即皆有餘之證宜荊防敗毒散主之○若表裏俱實外有大熱內有秘結煩滿而留伏不透者宜雙解散

一乾黑不起而倒陷者當分五證○一則內虛而陽氣不能外達故致出而復沒或斑點白色或見灰黑倒陷者必其人不能乳食或腹脹內寒或手足冷或吐瀉或寒戰咬牙皆內虛也速宜溫中輕則十宜散六氣煎甚則陳氏十二味異功散或九味異功煎外用胡荽酒噴之或更用十全大補湯但得冷者煖陷者起黑者紅活便是佳兆若服藥後而反加煩躁昏亂者死○二則毒氣太盛內外薰灼不能盡達於表因而復陷於裏乃致熱煩躁擾氣喘妄言或大小便不利渴而腹脹是皆毒氣之倒陷也輕者利小便宜大連翹飲通關散或

四順清涼飲甚者通大便宜承氣湯併外用木楊湯浴之得利後瘡出則佳更用加味四聖散調治之凡治此者但得陽氣不敗脾胃溫煖身溫欲飲水者生若加寒戰身冷汗出耳尻反熱者死○三則外感風寒肌竅閉塞血脈不行必身痛或四肢微厥斑點不長或變紫黑如癮疹者此倒伏也宜溫肌散表用桂枝葛根湯加麻黃蟬退或紫草飲外用胡荽酒噴之但令溫散寒邪使熱氣得行則痘自長矣○四則或因誤下毒氣入裏而黑陷者先宜六氣煎或溫胃飲以培養胃氣如表有未解者後宜柴葛桂枝湯以疎散於外甚者再加麻黃○五則以房室不潔或為穢惡所觸而黑陷者宜內服紫草飲子外用胡荽酒噴之或用茵陳熏法并用辟邪丹

一將起發時雖有漿水但色見黑黯者最爲可畏急宜六氣煎加川芎以養血氣血氣壯則毒自散而色自活矣或以十全

大補湯合無價散主之

一凡倒靨之證亦須看大便何如若大便秘結而內熱者宜利之以四順清涼飲或三黃丸主之○若大便不實而內不熱者宜補之以六氣煎或十全大補湯加防風白芷甚而泄瀉者宜陳氏十二味異功散○有雖不泄瀉而虛寒甚者宜九味異功煎並外用敗草散

一治陷伏證有三驗法凡服藥之後但得陷者復腫漸以成膿乃一驗也若原瘡已乾而別於空處另出一層起發成膿漸以收靨者二驗也亦有不腫不出只變自利下去膿血而飲食精神如故者三驗也有三驗者吉無則凶

痒瘍抓破 三四

訣云虛則痒實則痛又曰諸痒爲虛此固其辨矣然實即兼熱也虛即兼寒也蓋如盪湯之痛必由乎熱今不作痛而作痒

此其無熱可知無熱由乎陽虚陽虚便是寒證諸有以初起作痒爲火者皆謬也且凡痘瘡發痒則多爲不起不灌而竊陷繼之最可慮也故凡治痒之法雖云當補然尤不可不温惟温補則營衛和氣血行而痘自起矣痘毒旣起而透則多有作痛尙何痒哉故痘於起發之時則宜痛不宜痒也然痒有數證亦當辨治如左

一痘瘡初見點便作痒者此邪在半表半裏之間而進退遲疑總由元陽無力欲達不能也速當温補陽氣兼以疎散但使腠理通暢則痘自起而痒自止矣宜六氣煎加川芎白芷防風荆芥之屬○若虚在血分而色白者宜六物煎或五物煎加減主之

一痘瘡出齊之後但是作痒俱宜保元湯或六氣煎加川芎當歸防風荆芥治之或用十全大補湯或用蟬退膏

一血澀肌膚皺揭皮肉而作痒者亦以氣虚而然宜保元湯加芍藥當歸以制血或加丁香以治裏官桂以治表表裏俱實自不作痒

程氏曰凡前後痒𤻲宜保元湯加何首烏牛蒡子白芍藥何首烏須赤白兼用

一痘瘡乾而作痒者宜養血潤燥以五物煎加防風荆芥外用茵陳薰法

一痘瘡濕而作痒者宜補氣去濕以四君子湯加防風荆芥桂枝以解之外用茵陳薰法

一頭面爲諸陽之會若痒而抓破則泄氣最甚速宜六氣煎或十全大補湯加防風荆芥何首烏之屬以培補之但得痘瘡復灌而飲食如常則無害若痒不止而滿面抓破者必死

一遍身發痒抓破膿血淋漓者宜參芪內托散倍加當歸及白

芷荆芥木香使氣和血行其痒自止外以敗草散敷之
瘡痒潰爛粘衣連席難任者內服十全大補湯加防風荆芥
外用敗草散
一痘瘡見形而皮肉紅艶起發而皮嫩多水者其後多致痒塌
也急須先期調補之
一痘瘡將收而痒者其膿已成其瘡已回邪散而正復營衛和
暢故痒也不須服藥但謹護之勿令抓破以致損傷成瘡
一漿膿初化膿未成而渾身瘙痒不寧者此惡候也速當温補
氣血用六氣煎六物煎之類加以防風白芷荆芥之屬必令
痒去方保無虞若痒甚不休瘡壞皮脫其毒復陷謂之痒塌
必不能活矣
活幼心書云凡作痒不止用荆芥穗以紙束之用刺痒處以散
鬱邪其痒自止此屢驗之法內服消風化毒湯加參歸以解

之

作痛 三五

痘瘡作痛有實有虛雖曰諸痛爲實然此言亦不可執若身有大熱而大便秘結煩躁不寧喘脹作渴而爲痛者此實痛也若無大熱而二便淸利脾氣不健衛氣不足營失所養而作痛者此虛痛也實者宜解毒淸火當用解毒湯或四味消毒飲之類主之虛者宜補養血氣當用保元湯或六物煎之類主之

頭面腫 三六

經曰熱勝則腫大抵毒盛者必腫毒微者不腫故亦可以腫與不腫察毒之甚與不甚也然痘瘡應期起發毒必以漸盡出故頭面亦必以漸浮腫此毒火聚於三陽之分欲化膿漿其宜然也然止宜微腫而甚腫者大非所宜○若當起發之時

頭面全然不腫必其痘稀磊落毒氣輕淺者此最吉兆也

一痘以漸起而以漸腫及灌膿收靨而腫以漸消此常候也如應腫不腫者必其元氣不足應消不消者必其毒氣有餘須急治之

一有痘未起發而頭面預腫皮光色嫩如瓠瓜之狀此惡毒上衝之候也及至痘點已見但隱隱於皮膚之中肉日腫而痘不起者決死○汪氏理辨曰痘起五六日之際有面目先腫而光亮者是陽乘陰分毒不能發也何也血乃氣之本氣乃血之標血有不足則根本之力已虧故致虛陽動作其氣妄行肉分區區不足之血何能載毒而出七日之後傳經已足則氣退毒陷陰陽各失其正尚何可治之有凡值此者不可不預調氣血若待臨期無能為矣

一痘正起發頭面腫脹時正面之瘡切防瘙痒不可使之抓破

少有損傷以致真氣外泄邪氣内蝕則腫消毒陷多致死矣但得破者復灌消者復腫飲食二便如常則變凶爲吉矣宜十全大補湯或合苦參丸治之

一頭面腫脹而眼目咽喉痛閉者急宜解毒眼與咽喉相兼治之宜消毒化斑湯去升麻或大連翹飲主之

一兼疫毒之氣而頭項顋頷痛腫者此必大頭風及蝦蟆瘟之屬宜以疫氣治之如大連翹飲及普濟消毒飲之類主之但兼此者亦多凶少吉也

痘疔黑陷 三七

痘有紫黑枯硬而獨大針撥不動手捻有核者是爲痘疔若不去之則一身之痘皆不能起發或皆變黑色必致死矣其有黑大而軟者此名黑痘愼不可作痘疔治也

痘疔者以熱毒蓄積氣血凝敗而成也然其類亦有數種最爲

惡候宜謹察之○有初出紅點漸變黑色其硬如石者此肌肉已敗氣血中虛不能化毒反致陷伏也○有肌肉微腫狀如堆粟不分顆粒者此氣滯血凝毒氣結聚不散也○有中心黑陷四畔突起戴漿者此血隨毒走氣不能充也○有中心戴漿自破潰爛者此氣血俱虛皮膚敗壞也○有為水泡溶溶易破者此脾虛不能制濕氣虛不能約束也○有為血泡色紫易破者此血熱妄行而氣虛不能完固也○有瘡頭針孔漿水自出者此衛氣已敗其液外脫也○以上數證雖與痘疔不同而危險無異但於五六日間候之若見一證多不可治

一凡痘疔及黑陷者宜內服六氣煎加川芎紫草紅花木通之類以補血凉血而疔自退疔退後宜大進六氣煎或六物煎外用四聖丹以胭脂汁調點之○疔若大者用銀針挑破瘡

口吸出惡血入後藥未即轉紅活大抵黑陷而疔多或餘毒不起者多死○若痘疔挑去黑血搽藥不變仍是黑色者必死

心鑑曰痘疔見於四肢不近臟腑者易治若穿筋骨者亦難治但有見於頭面復皆逼近於内者其勢必攻穿臟腑矣如未穿者急須治之用飛過雄黄以真蟬酥拌匀爲丸如麻子大挑疔點入立效又或用巴豆一粒去皮膜合硃砂一分研爛點入一時突出即愈内服無價散汲井水加豬尾血三五點調下

一痘瘡黑陷者必氣不足血不活也急宜托裏散或六物煎加川芎肉桂紅花蟬退調無價散或獨聖散甚者宜九味異功煎或十全大補湯調無價散仍外用四聖丹點之○若見焦紫而黑混身皆是及身有大熱或大便秘結内熱煩渴者此

亦有火毒之證宜四順清凉飲或承氣湯合萬氏奪命丹以解其毒俟火邪畧退即宜用六氣煎調無價散以托其內亦可望其生也

一痘瘡起發之時但見乾燥其根焦黑即當速治之如火邪不甚證無大熱者惟五物煎或六物煎爲最宜也如有火證火脉血熱毒盛而焦黑者輕則凉血養營煎或鼠粘子湯甚則以萬氏奪命丹合而服之

一原有瘡疥未愈至痘出之時其破處痘有攢聚而形色黑潰者急以銀針挑破吮去毒血吐於水中其血紅者可治黑者難治須內服加味四聖散或萬氏奪命丹外用萬氏四聖散塗之

一靨後痘疔潰爛成坑內見筋骨者宜托裏消毒散或荆防敗毒散加川山甲蟬退殭蚕外用神效當歸膏或太乙膏貼之

或以白龍散敷之

飲食 三八

痘瘡終始皆以脾胃爲主，但能飲食則氣血充實而凡起發灌漿收靨無不賴之，故能食者雖痘瘡稠密亦自無害，不能食者雖痘瘡稀少亦爲可虞，此脾胃之謂所當先也。然證有不同，最須詳審施治。

一痘有毒氣正盛而不食者，當痘瘡正出之時雖不欲食，但得痘色真正不爲害也。蓋熱毒未解，於將出未出之際多有不欲食者，待毒氣盡出自能食矣。其有痘已盡出而仍不欲食者，當徐用四物湯加神曲、砂仁、陳皮一二劑必能食矣。

一痘見灰白，別無大熱停滯等證而食少或不食者，必脾胃虛也，宜五味異功散或四君子湯。○若胃中陽氣不足，不能運化而食少者，此虛而且寒也，宜温胃飲、養中煎或六氣煎主

之

一凡命門元陽不足則中焦胃氣不煖故多痞滿不食下焦腎氣不化故多二陰不調此必用理陰煎加減治之自見神效勿謂小兒無陰虛證也

一凡泄瀉或見惡心或嘔吐而不食者尤屬胃氣虛寒也輕則理中湯六氣煎甚則陳氏十二味異功散或用六氣煎合二仙散主之

一凡脾氣不虛但胃口寒滯或痛或嘔而不食者宜益黄散

一凡停食多食而不食者宜大小和中飲以清宿滯或五味異功散加山查麥牙神曲砂仁或合勻氣散治之

一凡口瘡不能進食或咽喉疼痛而不能食者但清其咽痛止自食矣宜甘桔湯或加味甘桔湯

一凡外感風寒邪入胃口則不能食須表散寒邪邪散自能食

矣宜加減參蘇飲或柴陳煎或五味異功散加柴胡

一痘後別無他證而飲食不進者此惟脾氣不足宜五味異功散或溫胃飲養中煎之類主之

程氏曰凡水穀不能運化而飲食不進者只用保元湯加陳皮麥芽神曲砂仁扁豆生薑嘔者加真藿香

徐氏曰痘瘡不乳食者有虛實二證或吐或利面目青白或青黑色者爲虛寒宜溫之補之若大小二便乾澁面赤而氣壅或渴或熱或目睛黃赤氣粗中滿者爲實熱宜清之利之

咽喉口齒三十九

咽喉司呼吸之升降乃一身之橐籥也毒氣不能舒散則壅聚於此腫痛閉塞水漿難入則死生係之深可畏也首尾俱宜甘桔湯加麥門冬牛旁子玄參杏仁或加味甘桔湯及拔萃甘桔湯俱可用○熱甚痛甚者宜東垣涼膈散加牛旁子或

以甘桔湯合黃連解毒湯加石膏木通牛蒡子山豆根射干並外用玉鑰匙點之○咽痛便秘者宜四順清涼飲下之○以上證治必其能食肉熱者方可用此寒涼之劑若上焦雖熱而下焦不熱或不喜飲食者只用加味甘桔湯徐徐嚥服不必用牛蒡子恐其性涼傷脾也

一咽喉腫痛凡痘瘡多有是證但七日前見者爲逆七日後見者無慮蓋起發灌膿之時內外之痘俱大以致氣道壅腫而然此痘也非喉痹之毒也待外痘既靨則內證自除矣不必治之

徐氏曰凡咽喉腫痛不能飲食者內服加味甘桔湯外看身上有痘之最大者此其毒氣相連宜用香油燈草燃而焠之一焠即愈或用手撚破以痘疔散塗之

陳氏曰凡身壯熱大便堅實或口舌生瘡咽喉腫痛皆痘毒未

盡宜用四味射干鼠粘子湯如不應宜七味白术散

一痘瘡弄舌吐舌者脾之熱也輕者瀉赤散甚者瀉黃散

一唇口與五內相通故熱毒內發口舌必先受傷毒甚則口舌或紫或白或黑舌或腫大此皆實熱之證宜內服黃連解毒湯加石膏牛蒡子木通生地或東垣凉膈散若大便乾結者宜局方凉膈散外用玉鑰匙點之若口舌生瘡者以吹口丹或陰陽散敷之

一牙齦腫爛成瘡者此陽明熱毒內攻也殺人甚速宜甘露飲主之外用老茶葉韭菜根煎濃湯洗之仍用雞毛刷去腐肉洗見鮮血乃以神授丹或搽牙散敷之日三次或綿繭散亦可○若爛至喉中者用小竹管將綿繭散吹入雖遍口牙齒爛落口唇穿破者皆可敷藥而愈然必有黃白膿水者方可治若色如乾醬其肉臭爛日爛一分者俱不治

一牙疳臭爛氣粗熱甚舌白至唇口臭如爛肉大便瀉膿血肚腹脹痛此胃虛毒氣內攻胃爛之證若山根發紅點者此疳毒內攻故見於山根亦胃爛之證俱不治

一痘疹退後若有牙齦腐爛鼻血橫流者並爲失血之證宜局方犀角地黃湯加山梔木通玄參黃芩之類以利小便使熱毒下行外用神授丹治之不可緩也若疳瘡色白者爲胃爛此不治之證

痘瘡中論列方 四十

保元湯 痘一　　調元湯 痘二

五味異功散 補四　　四君子湯 補一

五福飲 新補六　　九味異功煎 新因二二

四物湯 補八　　五物煎 新因三

十二味異功散 痘二三　　二陰煎 新補十

柴歸飲　新因十五
藕葛湯　痘二一七
升麻葛根湯　痘二一六
疏邪飲　新因十六
小柴胡湯　散十九
柴葛桂枝湯　痘三六
參蘇飲　散三四
柴胡飲子　痘四二
加減參蘇飲　痘三四
五積散　散三九
五柴胡飲　新散五
桂枝葛根湯　痘三七
雙解散　痘四一
羌活散　痘三八
麻黃甘草湯　痘三五
益元散　寒百十二
搜毒煎　新因十九
柴胡麥門冬散　痘二四
天水散　寒百十二
敗毒散　痘三一　又三三
荊防敗毒散　痘三一
六一散　寒百十二
解毒湯　痘五一
黃連解毒湯　寒一
甘露飲　寒十
消毒散　痘四七

前胡枳殼湯 痘九四　　萬氏奪命丹 痘八二
神應奪命丹 痘八一　　救苦滅瘢散 痘一二八
萬氏牛黄清心丸 小九四　　神效當歸膏 外三一四
太乙膏 外三百八
全書卷四十四終

校注

①妥：据文义当作『葳』。
②坑：据文义当作『炕』。
③妥：据文义当作『葳』。

景岳全書卷之四十五烈集　痘疹詮

會稽　張介賓　會卿著
會稽　魯　超　謙菴訂

痘瘡下

總論吐瀉四一

凡痘疹吐瀉有不必治者，有當速治者。如初熱時即見吐瀉，但欲其不甚而隨止者吉，蓋吐利中自有疏通之意，邪氣賴以宣泄，不必治也。其有吐利之甚者，則不得不治。又有元氣本弱而見此證者，使不速爲調補，必致脾氣困憊，則痘出之後虛證叠見，而救無及矣。此痘前之吐利，其當治不必治，自有輕重之分也。若見點之後，則吐瀉大非所宜，速當察其寒熱

虛實而調治之

一痘瘡吐瀉雖曰多屬脾經然亦有三焦五臟之辨蓋病在上焦但吐而不利病在下焦但利而不吐病在中焦則上吐下利故在上焦者當辨心肺之脾氣在下焦者當察肝腎之脾氣此五臟之氣各有相滋相制之機設不明此鮮不誤矣

一痘瘡吐瀉大都中氣虛寒者十居七八然亦有邪實毒盛及飲食過傷而為吐瀉者此宜詳審脉證自有可辨若果有熱毒實邪則不可誤認虛寒輕用溫補恐反助邪以致餘毒癰腫或為潰爛難收等證

嘔吐　四二

痘瘡嘔吐大都虛寒者多實熱者少但當以溫養脾胃為主即或有兼雜證者亦必有實邪可據方可因病而兼治之故不得輕用寒涼及消耗等藥

一凡嘔吐之病病在上中二焦也切不可妄用下藥致犯下焦元氣則必反甚而危矣即或有大便不通者亦當兼補胃氣從緩利導但待脾胃氣和則升降調而便自達此不可不知也

一痘瘡別無風寒食滯脹滿疼痛等證而爲嘔吐或乾嘔惡心者必脾胃虛寒也宜六味異功煎五君子煎參薑飲之類主之或温胃飲理中湯皆可酌用

一脾氣微寒微嘔而中焦不寒者宜五味異功散

一胃口虛寒嘔吐而兼有痛滯者六味異功煎送神香散或調中湯亦佳

一脾胃虛寒吐瀉兼行者温胃飲甚者陳氏十二味異功散

一脾腎虛寒命門不煖而爲此瀉者必飲食不化水穀不分而下腹多痛非胃關煎或理陰煎不可

一凡寒氣犯胃腹脹腹痛而爲嘔吐者神香散益黄散或加炮薑若因飲水或食生冷瓜果而作嘔吐者五苓散加炮薑

一飲食過傷停滯胃口胸膈脹滿而爲嘔吐者宜和胃飲或大和中飲或神香散

一痰飲停蓄胸膈而脹滿嘔吐者宜二陳湯或橘皮湯加炮薑

一三焦火閉煩熱壅滯胃口而爲嘔吐者此必陽明火證也宜橘皮湯加黄連甚者再加石膏或用竹葉石膏湯但此證甚少勿以虚火作實火也

程氏曰凡痘疹嘔吐之證須辨冷熱熱吐者宜六君子湯加薑汁炒芩連冷吐者宜六君子湯加丁香藿香白豆蔻

一痘疹嘔吐不已聲濁而長或乾噦者最是痘家惡候

泄瀉　四三

痘疹首尾皆忌泄瀉而後爲尤甚惟初熱時有隨瀉而隨止者

爲吉若自見點之後以至收靨毒氣俱已在表俱要元氣内充大便堅實庶能托載收成若畧泄瀉則中氣虚弱變患百出矣若初出之後而見泄瀉則必難起難灌既起之後而見泄瀉一瀉則漿不行瀉止則漿滿既灌之後而見泄瀉則倒陷倒靨内潰内敗等證無所不至此實性命所關最可畏也今多見妄藥誤治敗人脾氣以致莫救者猶云欲去其毒瀉瀉無害斯耶昧耶庸莫甚矣

凡治痘疹泄瀉只在辨其寒熱熱者必濕濡之有餘寒者必元陽之不足但十瀉九虚而實熱者極少故凡見泄瀉嘔吐腹痛而別無實熱等證者無論痘前痘後俱速宜温救 脾腎 此大要也當詳察之若失其真誤治則死

一虚寒泄瀉凡證無大熱口不喜冷脉不洪數腹無熱脹胸無煩躁飲食減少而忽然自利者則悉爲虚寒切不可妄用寒

涼之劑再傷脾土必致不救宜溫胃飲養中煎五君子煎或理中湯四君子湯之類隨宜用之○若腹有微滯微脹而爲泄瀉者宜六味異功煎或五味異功散加砂仁○若泄瀉兼嘔兼痛而氣有不順者宜養中煎加丁香木香或四君子湯合二仙散○若泄瀉而山根唇口微見青色或口鼻微寒手足不熱指尖微冷瀉色淡黃或兼青白睡或露睛此皆脾腎虛寒之證非速救命門終不見效宜胃關煎理陰煎主之或陳氏十二味異功散亦可○若泄瀉勢甚用溫脾之藥不效者則必用胃關煎或理陰煎之類主之○若久瀉滑脫不能止者宜胃關煎溫胃飲或陳氏十二味異功散送五德丸或肉豆蔻丸○若胃本不虛但以寒濕傷脾或飲水而爲泄瀉者宜佐關煎抑扶煎或益黃散加豬苓澤瀉或五苓散俱佳一若熱泄瀉本不多見而間亦有之然必有熱證可據方可用

清利之藥如脉見洪數身有大熱口有大渴喜冷惡熱煩躁多汗或中滿氣粗或瘡色掀腫紅紫或口鼻熱赤小水澁痛之類皆熱證也且熱瀉者必暴而甚寒瀉者必徐而緩皆可辨之然治熱之法當察火之微甚勿使藥過於病恐致傷脾則必反爲害○凡濕熱內蓄小水不利微熱不甚而爲泄瀉者宜五苓散四苓散或小分清飲之類加木通主之○若濕熱稍甚清濁不分而泄瀉者宜四苓散加薑炒黃連或合黃芩湯治之○若食多脉盛氣壯而泄瀉者當從熱治宜黃芩湯加黃連○若熱在下焦小水赤澁而泄瀉者宜大分清飲或合益元散○若濕熱在脾泄瀉內熱而兼腹痛者宜香連丸○若頰赤身熱頭痛咽疼口瘡煩躁而泄瀉者陽明火證也宜瀉黃散○若濕熱在脾瀉而兼嘔者黃芩湯加半夏生薑或御藥大半夏湯加黃芩○若內熱泄瀉而兼氣虛者四

君子湯加芍藥黃連木香

一發渴乃泄瀉之常候蓋水泄於下則津涸於上故凡患泄瀉者必多口乾口渴但乾與渴不同渴者欲飲乾者不欲飲渴屬陽而乾屬陰此其辨也然有渴欲飲水者此火證也有渴欲飲湯者此非火也有雖欲飲水而不能多者有口雖欲凉而胸腹畏寒者此皆非火證也然則病渴者尚有陰陽之辨

一而矧夫但乾而不渴者此實以水虧而然若作火治鮮不為害故凡有久瀉津亾而作渴者當審其非熱而不可不北其水也

嵇氏曰泄瀉須分寒熱寒者小便清宜理中湯或參苓白术散然白术茯苓非泄瀉發泡者不宜用以其滲利故也○按此說可見治痘者即滲利亦忌顧可妄為消伐以殘其氣血津液乎

陳氏曰凡瀉頻津耗則血氣不榮瘡雖起發亦難收靨如身溫腹脹氣促咬牙煩燥譫妄者皆難治緣穀食去多津液枯竭故多死也速宜與十一味木香散或十二味異功散

萬氏曰瘡未出而利者邪併於內裏實也宜從清毒瘡已出而利者邪達於表裏虛也宜治其虛凡痘瘡所忌惟內虛泄瀉若溫之固之而不愈者此不治之證

寒戰咬牙 四四

寒戰者陽中之氣虛也陽氣虛則陰乘之陽不勝陰故寒慄而戰也咬牙者陰中之氣虛也陰氣虛者腎元憊骨氣消索故切齒而鳴也總之虛在氣分則無非陰盛陽虛之病耳非大加溫補不可也

心鑑云七日前見寒戰者表虛也咬牙者內虛也七日後見寒戰者氣虛極也咬牙者血虛極也氣虛者保元湯倍加肉桂

以温陽分血虚者保元湯加芎歸以益陰分○余常用六氣煎或六物煎加桂附治之無不應手而止其有獨寒戰獨咬牙者亦一體治之或合二仙散用之亦妙

一有外邪在表身體大熱脉緊數無汗邪正相爭而爲戰慄者此即似瘧之類但散其邪而戰自止宜柴葛桂枝湯之類主之

一痘發灰白潰爛泄瀉而寒戰咬牙者此純陰無陽之證宜九味異功煎或陳氏十二味異攻散亦可

一痘色乾紫黑陷大小便不通煩躁大渴而寒戰咬牙者此純陽無陰火極似水之證也宜雙解散

一養漿結靨之時有紅紫擁屑大小便秘煩渴譫語者乃表裏俱熱之證以瘡痛而振搖恐痛而咬牙也此非寒戰咬牙之屬如熱甚而便秘者宜四順清涼飲加連翹木通金銀花之

類主之

一筋惕肉瞤似戰者以經絡血氣爲瘡所耗不能榮養肌肉主持筋脈故惕惕然肌肉自跳瞤瞤然肌肉自動本非寒戰之證也宜十全大補湯之類主之

陳氏曰咬牙者齒槁也乃血氣不榮不可妄作熱治

一寒戰咬牙而氣喘譫妄悶亂足冷者非倒陷即倒靨也不治

煩躁四五

煩者擾擾而煩躁者煩劇而躁合言之則煩躁皆熱也分言之則煩在陽分躁在陰分煩淺而躁深也難知集曰火入於肺煩也火入於腎躁也痘疹煩躁大非所宜若吐利厥逆腹脹喘促譫妄狂亂昏不知人而煩躁者謂之悶亂乃不治之證

一痘瘡以安靜爲貴若忽然煩躁多哭切須詳審其故如別無逆證而忽然若此是必瘡有痛而然待膿成則痛止而煩亦

止矣不必治之其或飲食寒熱偶有所因而致然者但當隨證調理之則無不即安者

一痘瘡煩躁兼喘者火毒在肺也宜人參白虎湯加梔子仁

一煩躁多驚者火在心經也宜導赤散加梔子麥門冬或七味安神丸

一痘毒未透熱伏於內而煩躁者宜六味消毒飲或兼萬氏奪命丹

一熱甚於內而煩渴熱躁者宜導赤散或玄參地黄湯加木通麥門冬或萬氏牛黄清心丸或四味消毒飲

一邪毒未解熱甚於表而煩躁者宜柴胡麥門冬散或羌活湯

一痘瘡紅紫乾躁壯熱口渴譫妄者退火丹或萬氏牛黄清心丸或用良方犀角地黄湯

一陰虛假熱自利煩躁者肝腎水虧也輕則五陰煎甚則九味

異功煎或陳氏十二味異功散

一吐利不食而煩躁者脾氣虛也輕則保元湯溫胃飲甚則九味異功煎或陳氏十二味異功散

一瘡毒膿成營血虧耗心煩不得眠者宜三陰煎加麥門冬如有微火者宜酸棗仁湯

一晝則煩躁夜則安靜此陽邪盛於陽分也宜人參白虎湯或加梔子如晝則安靜夜則煩躁者此陰中之陽虛也宜三陰煎如有火邪亦可加梔子仁

一大便乾結不通而煩躁腹脹者四順清涼飲當歸丸甚則承氣湯若大便秘結痘瘡陷伏而煩躁者百祥丸或承氣湯

喘急四六

喘①有氣促不同喘者氣粗而壅塞而急喘爲肺邪有餘也促者氣促而短上下不相接續促爲肺腎不足也此二者一實一

虛反如冰炭若或誤治無不死也當詳辨之

一寒邪在肺作喘者此外感之證必兼咳嗽多痰或鼻塞或身有微熱或胸滿不清治當疏散肺邪宜六安煎或二陳湯加蘇葉主之若寒邪閉之甚者仍宜加麻黄北細辛之類○若兼氣血不足而風寒在肺作喘者惟金水六君煎為最

一痰因火動而為喘急者當以清痰降火為主若痰涎上壅者先治其痰宜抱龍丸清膈煎之類主之○若火上刑肺肺熱葉舉大熱大喘者宜人參石膏湯○若微熱作渴肺燥液衰而喘者宜人參麥門冬散○若夏月熱甚火犯肺金而喘者仲景竹葉石膏湯或六味竹葉石膏湯○若火伏三焦肺胃大腸俱熱胸腹脹大便秘結而喘者前胡枳殼湯

一喘以氣虛者人多不能知之凡下濕而上喘者必虛喘也凡小兒喘息覺在鼻尖而氣不長者必虛喘也此實氣促原非

氣喘若見此證急須速補脾肺或救腎陰輕則參薑飲六氣煎甚則六味回陽飲○若下爲泄瀉而上爲喘促者急用六味回陽飲或九味異功煎不可疑也○若大便不瀉而或爲多汗或爲腹脹或見痰飲狂躁但以陰虚水虧氣短似喘而脈氣無神者急宜貞元飲加人參煖肚之類主之○若治喘促用清痰降火等劑而愈甚者此必虚證也速宜改用溫補如前諸法猶有可救遲則恐無及矣

一痘疹發喘乃惡候也若利止喘定者生其有瀉利不止或加脹滿或爲狂躁或痘毒入肺口張息肩目閉足冷而喘甚者皆不治之證

聲音 四六②

痘瘡最要聲音清亮若卒有失音凶兆也先哲云瘡已出而聲不變者形病也其瘡輕瘡未出而聲先變者氣病也其病甚

瘡出而聲不出者形氣俱病也凡此失音之證大爲瘄瘡所忌然亦有吉有凶須當詳辨治之

一風寒外襲皮毛壅閉肺竅或致欬嗽而偶爲失音者此惟外感之證宜解散之以加減參蘇飲或六安煎加薄荷桔梗主之或待風寒解散其聲自出此固無足慮也

一火邪上炎肺金受制氣道壅閉而聲不出者宜導赤散合甘桔湯加炒牛蒡子主之或用甘桔清金散

一上焦陽虛而聲音低小不出者此心肺不足之病蓋心主血肺主氣瘄瘡稠密則血氣俱損故聲不能出宜六物煎加麥門冬或導赤通氣散主之

一下焦陰虛而聲不出者其病在肝腎蓋腎爲聲音之根若證由肝腎而瘄瘡稠密則精血俱爲耗竭水虧則肺涸故聲不能出速當滋陰益水以救其本宜大補元煎五福飲或十全

大補湯之類酌宜用之

一凡啼哭無聲而但見淚出語言無聲而但見口動者此皆毒氣歸腎而内敗也或聲啞如破如梗者此咽喉潰爛也皆難治之證

一痘後餘毒失音其證有二○一以咽痛不能言者此毒氣不淨也宜甘桔清金散加天花粉○一以腎氣虛不能上達而聲不出者宜治如前或用四物湯加麥冬貝母等

驚搐四八

驚者忽然驚惕而手足搐搦口眼歪斜每多忽作忽止其證多由風熱蓋心主火而惡熱肝主風而善動驚痘之火本無分心心移熱於肝風火相搏故發驚搐然未出之先發驚搐者多吉既出之後發驚搐者多凶何也蓋痘毒將散而谿谷開張腠理疏解因致牽引伸縮得疏散達之氣痘出而驚自止

則其內毒無留於此可見故俗名驚痘者以爲吉也若既出之後則中之伏火亦宜散矣倘仍見驚搐者則是外毒已出而內毒猶然未盡此其毒盛莫測乃可畏也故凡發驚搐者必隨一發隨止者爲吉不必治也若連發不已者此毒伏於心肝二臟速宜隨證治之不得誤以爲吉證

一治驚搐之法最當察其虛實酌其微甚如果有風熱實邪庶可解毒清火但得稍見清楚便當培養心脾以防虛敗之患若止見微邪則但當以調和氣血爲主

一驚搐證多由風熱相搏故治宜平肝利小便蓋平肝則風去利小便則熱除風熱既平驚自愈矣若過用寒涼則氣斂而毒反陷伏痘出不透多致不救

一心脾陽氣虛寒則神怯而易爲驚搐六氣煎加棗仁硃砂

一心脾血虛而驚搐者七福飲養心湯

一肝胆气虚多恐畏而惊搐者茯神汤
一心血虚睡中惊搐或兼微痰者秘旨安神丸
一心虚火盛多热躁而惊搐者宁神汤酸枣仁汤
一痘既出其色红紫而烦渴惊搐者夏方犀角地黄汤○若烦热之甚而大便干涩者多由阳明之火人参石膏汤加朱砂
一心火独盛而烦热惊搐者朱砂安神丸或七味安神丸
一心火盛小水不利而惊搐者导赤散加黄连朱砂或合朱砂益元散
一痰涎壅盛气急胸满而惊搐者抱龙丸清膈煎或梅花饮琥珀散此宜暂用以开痰涎但得痰气稍清即当酌虚实以调理血气
一肝胆实热大便秘结而烦躁惊搐者泻青丸或七味龙胆泻肝汤

一血熱見血而驚搐者局方犀角地黃湯○熱甚者良方犀角地黃湯○若熱甚而大便結秘者拔萃犀角地黃湯
一風寒外感心脾陽虛而微熱不退或欬嗽惡寒而驚搐者惺惺散○若虛在陰分汗不能出身熱不退而驚搐者柴歸飲○若外有風邪內有熱邪表裏俱熱而驚搐者生犀散
一風寒外感身熱無汗但有表邪別無虛證而驚搐者敗毒散或蘇葛湯寒邪閉甚者紅綿散然此皆表散之劑若兼虛邪不得單用此類

昏睡 四九

凡痘瘡將出未出而猝然昏睡者其源必異當察其脈證虛實預為治之若痘後喜睡此毒氣已解元氣將復故邪退而神安乃否極泰來之象不須服藥妄治如一昏寂然氣虛但以調元湯保元湯或六物煎之類察其實熱漸以調之自然平復不

可妄行消耗致傷其神反必害矣

腰痛　五十

經曰腰者腎之腑又曰太陽所至爲腰痛蓋足太陽之脉夾脊絡腎而痘瘡之毒多出於腎循足太陽膀胱散行諸經乃邪之由裏傳表也如初見熱而腰即痛或日以漸甚者此邪由膀胱直入於腎而毒有不能達也急宜解毒以泄少陰之邪以通太陽之經務令邪氣不得深入則痘雖稠密亦可愈也若不速治則邪必日陷而表裏俱甚營衛之脉不行臟腑之氣皆絶或爲痒㿉或爲黑陷終莫能救矣

一凡痘毒自陰傳陽自裏傳外者爲順自上傳下自外傳裏者爲逆若毒由太陽傳入少陰則毒陷而不升伏於骨髓之中不能外達所以腰痛大凡瘡疹之毒歸腎則死故但見腰痛急宜治療若毒陷不起即宜發散解毒令其復出太陽而達

乎陽道斯無害也宜人參敗毒散或五積散主之若陽氣虛陷不能傳送外達者必用理陰煎加細辛官桂杜仲獨活之類主之

一治發熱便見腰痛者以熱麻油按痛處揉之可止仍急服前藥之類如小水不利者宜五苓散如火毒內盛而小水不利者宜四苓散加梔子木通

腹痛

治腹痛以手按拒按及宜飽宜飢辨其虛實不得謂痛無補法而悉行消伐也又當因脈因證辨其寒熱不得妄用寒凉也大都寒滯者十居八九熱鬱者間或有之若虛不知補而寒因寒用則害莫甚矣

一初見發熱痘瘡未出別無寒滯食滯而腹痛者此必起發不透痘毒內攻而然宜解表疏裏以化毒湯加紫蘇厚朴

之類主之或五積散加木香亦可○若大便不通腹脹而作痛者桂枝大黄湯酌宜用之

一寒氣犯胃或食生冷而嘔惡吐瀉腹無脹滿而但有疼痛者溫胃飲理中湯加肉桂木香或小建中湯隨宜用之○若胃氣虛寒作痛而喜按者黄芪建中湯

一寒犯中焦氣滯作脹而腹痛或泄瀉者和胃飲或抑扶煎加丁香木香或陳氏十一味木香散

一脾腎虛寒下腹作痛瀉利不止者胃關煎

一誤飲冷水涼茶寒濕留中小水不利而腹痛者五苓散或加木香或用小建中湯

一飲食停滯中滿作痛者大小和中飲或保和丸加木香砂仁若大便不通而痛甚者赤金豆或承氣湯利之

一發熱二三日後大便不通燥糞留滯而腹痛者當歸丸或用

猪膽導法

一濕熱下利煩熱大渴小水熱澁而腹痛者大小分清飲或黄芩湯加木香青皮砂仁

一火毒内攻譫妄狂亂而煩熱腹痛者退火丹或硃砂元元散

腹脹五二

痘瘡腹脹之證其要有二一以脾胃受傷一以邪氣陷伏蓋痘瘡將發毒由内生其證無不發熱或見微渴此其常也當此之時只宜溫平和解或兼托散無抑遏無窮迫無殘及元氣惟貴輕揚善導俾令毒透肌表則苗秀而實無不善矣設不知此而見熱即退熱見毒即攻毒則未有妄用寒涼而不傷胃氣者未有但知攻毒而不傷元氣者胃氣傷則運行無力而脾寒所以作脹元氣傷則托送無力而毒陷所以作脹雖作脹之由猶不止此然惟此最多而人多不能察也諸未盡

者俱詳如左

一誤服凉藥或過食生冷而作脹者其人必不能食或大小便利或腹中雷鳴此皆脾胃中寒之證速宜溫中以疎逐冷氣冷氣散則脹自消矣宜益黃散加薑製厚朴或人參胃愛散加乾薑○若胃寒兼虛寒白神散或氣促發厥者惟溫胃飲及陳氏十一味木香散俱爲要藥○若寒在脾腎下焦不化而作脹者非理陰煎不可

一中氣本虛或過用消伐以致元氣無力不能托送痘毒而陷伏作脹者宜十宣散或合二妙散或神香散

一痘毒陷伏於裏者必有熱證相襍如煩躁乾渴大小便秘而作脹者此只宜溫平快氣兼托之劑當用紫草飲子

一寒邪外閉肌膚身熱無汗或氣喘鼻塞則痘毒不能外達而陷伏腹脹者宜五積散或加減參蘇飲

一飲食過傷偶爲停滯而腹脹者此不過一時之滯食去則脹消宜大和中飲或合二砂散神香散

一腹脹而目閉口中如爛肉臭或大便泄瀉或利膿血者皆不治

厥逆　五三

厥逆者四肢不溫或甚至於冷也四肢爲諸陽之本故常宜和煖若至厥逆則其陽虛可知如指尖微寒者亦陽氣衰也足心冷者乃陰邪勝也其有痘頭焦黑煩渴悶頓大便熱結而厥逆者此陽毒內陷火極似水所謂熱深厥亦深也又有痘本灰白大便不結而厥逆者此元氣虛憊陽衰而寒也凡痘疹之候頭常欲涼足常欲溫若頭溫足冷者多不治故厥逆爲痘家惡候

一痘疹十指微寒者即宜五君子煎六氣煎或六物煎加薑桂

溫之以防虛寒之變

一痘疹瀉利氣虛而逆者胃關煎或陳氏十二味異功散

一痘瘡始出手足便冷或其人先有吐利致傷脾胃脾胃氣虛則爲厥逆宜六氣煎六物煎加薑桂主之甚者人參附子理陰煎

一痘瘡起脹之時手足厥逆此陽氣欲絕之候必其自利或嘔吐脉見沉細微弱或浮大而虛速宜溫補元陽輕則六氣煎加肉桂甚則六味回陽飲或九味異功煎服藥後手足和煖者生厥不止者死

一熱毒內甚而厥者必有煩熱便秘脹滿脉滑等證宜四順清涼飲或承氣湯

一痘後厥逆者此其氣血已虛脾胃已困無怪其有厥也宜保元湯或六氣煎六物煎加附桂之類主之

發渴　五四

痘疹發渴者裏熱也以火起於內銷爍真陰所以發渴又其津液外泄化爲膿漿則營氣虛耗亦以致渴此痘瘡之常候也若微渴不甚不必治之惟大渴者乃由火盛然亦須察其虛實以爲調理切不可因其作渴即以西瓜梨柿之類輕以與之恐脾肺受寒致生他患也外有乾渴論在泄瀉條中所當參閱

痘瘡氣血內耗微熱微渴而喜湯者宜七味白术散或五福飲加麥門冬五味子

一脾肺多熱渴而喜冷者宜人參麥門冬散或生脉散

一痘瘡多熱多躁口渴咽乾大渴引飲喜冷能食或大便乾結者此熱在肺胃二經宜人參白虎湯甚者再加黃連○若痘後熱渴者此餘火未清也其治亦然

一痘瘡自利不止腎陰虧損而作渴者病作少陰速宜陳氏十二味異功散或九味異功煎

一大便秘結腹滿煩熱內火不清而作渴者四順清涼飲

一痘瘡發熱時便見大渴唇焦舌燥此心火太炎腎水不升故血液耗也急宜解之以葛根解毒湯

程氏曰痘瘡初發之源乃壬癸水也水既流出其源必竭奚不作渴由此觀之可見治渴者必不可不滋腎水

薛氏曰凡渴欲飲水者當審其熱之虛實若屬虛熱雖欲水而不多飲當用七味白朮散若係實熱索水喜飲者當以犀角磨水服其後亦無餘毒之患

失血 五五③

經曰陽絡傷則外溢陰絡傷則血內溢血外溢則衄血血內溢則便血痘瘡之火由內而發遏之不能達則燔灼經絡而迫血

妄行血隨火動從上而出則爲衄爲吐從下而出則爲便爲溺陰陽俱傷則上下俱出凡痘疹失血若從鼻出者則有陽明外達之意尚可望生若從他處則總屬陰分而火毒內陷乃惡爲危證

一痘疹發熱見血者多屬火證若衄血者宜玄參地黃湯或加茅根汁或加京墨汁同飲之衄止者生不止者不治○溺血者大分清飲或八正散○大便秘而見血者並宜四順清涼飲

一痘瘡已出未出之間凡諸血證俱宜用犀角地黃湯三方酌宜治之最佳血止後可進調元湯加木通

一痘瘡十日之後忽膿血大作大便隕出者此爲胃爛不治

發疱　五六

痘瘡發疱亦與黑陷相類雖一以外出一以外入形有不同而

邪氣留結毒則一也或發水疱或發血疱或赤或紫或黑但見此證十無一生然亦有似疱而實非者不可不辨或其人身上原有破傷或瘡瘀未痊或雖痊而瘢痕尚嫩一旦痘出則瘡瘢四圍痘必叢集此物從其類之理也因瘡作疱則其腐敗皮肉氣色本異宜與完膚有別不得即認爲紫黑疱也至若治疱之法先以針刺破吮去惡血後用胭脂汁塗法又用百花膏敷之○此瘡極易作痒起發之後宜常用茵陳熏法薰之勿令搔傷若不慎之則反覆灌爛淹延不愈變爲疳蝕壞瘡以致不治者多矣

潰爛五七

痘瘡膿熟或微有潰爛者亦常候也惟於未成膿之先即有潰者此名斑爛有當靨不靨而身多破爛不收者此名潰爛良由未出之先當發散而不發散則熱毒內臟必潰爛而兼喘

促悶亂或不當發散而誤發散則表虛毒濫亦致遍身潰爛此皆不善表之故也又有陽毒內熾火盛壓實便結喜冷而失於清利以致陽明蓄熱肌肉潰爛者此不善解毒之故也故治此之法表熱者仍宜清理火邪表虛者即宜補養營衛且脾主肌肉尤宜調脾進食務令大便得所以生肌解毒但解毒不至於過冷調養不至於太熱必得中和方爲良法

一表虛不收者必其衛氣不足別無熱證宜十全大補湯之類或去肉桂加防風荊芥穗多服自愈

一火盛胃熱潰爛者宜大連翹飲之類若大便秘者以豬膽導之

一痘瘡或發表太過或清解過當以致表裏俱虛陽氣不守則內爲泄瀉外爲潰爛急當救裏宜陳氏十二味異功散或九味異功煎

一潰爛膿水淋漓者以敗草散或蕎麥散襯之若斑爛作膿痛

甚者以天水散和百花膏敷之

一痘瘡衣以厚綿圍以厚被或向火偎抱或任其飲酒未七日而靨日期未足其收太急以致自面至腰潰爛平塌不作痂者蓋此非正靨乃倒靨也急宜解去衣被勿近火勿飲酒因立一方用黄芪白芷以排膿防風蟬退以疎表青皮桔梗以和中牛旁子甘草以解毒服後潰瘡復脹則中外毒氣俱得無留而漸可收矣

多汗 五八

痘疹自汗者以陰中之火自裏及表達於衛氣故皮膚為之緩腠理為之疎津液流行故多自汗但得痘疹身常潮潤實為美證此乃陰陽氣和血脉通暢蓋熱隨汗減毒隨汗散邪不能留則易出易解雖見熱甚而汗出之後身必清凉此即毒之消散也不必治之然亦只宜微汗不宜大汗若汗出過多則

陽氣泄而衛氣弱恐致難救難壓或為痒瘍寒戰之患此則速宜固表以斂其汗也又有汗出不止其熱反甚者此邪熱在表陰為陽擾之患速宜清火解毒陽邪退而汗自斂也若汗出如油或髮潤如洗而喘不休者此肺脫之證不可治

一別無邪熱但以衛氣虛肌表不固而多汗者調元湯倍加黃芪或白朮散

一脾虛於中衛虛於外肌肉無主別無他證而汗不斂者人參建中湯

一心氣虛神怯多驚而汗不固者團參散

一或吐或瀉氣脫於中陽飛於外而汗出不收微者五福飲加炮薑棗仁芪至手足厥冷或嘔惡不止而汗不收者速宜人參理陰煎或六味回陽飲遲則恐致不救

一陰中火盛或身有大熱而汗多不收者當歸六黃湯

一睡中汗出不收者以陽入陰中而陰不能靜也當歸六黃湯

一陽明熱盛火邪爍肉肌肉或身熱煩渴或二便熱澁而汗不收者人參白虎湯或加黃連

一收靨痂脫之後自汗不止者此邪去而氣虛也宜十全大補湯或調朮汗散或外以溫石粉撲之

夾疹 五九

痘瘡止宜單出若與疹俱出者謂之夾疹蓋痘疹之發皆有時氣而一並見者其毒必甚也經曰夾疹者即痘中之斑疹證也大爲不順之候若痘本稀少而夾疹者名爲麻夾痘此證則輕若痘本稠密而更加以疹彼此相混些碎莫辨其證則凶急宜以辛涼之劑解散爲先而托裏次之但得疹毒漸消痘見豐蒼者乃爲可治若痘疹相雜毒不 減者必危無疑

一治夾疹之法先當察痘之稀密疹之微甚若疹輕熱微者但

當以痘爲主痘獲吉而疹無慮也若疹多熱甚者即當急解疹毒務令疹散而後痘可保也

一痘瘡初出內有細密如蠶子者即夾疹證也若痘稀疹多者宜但解疹毒爲主〇如表邪不解外熱甚內火不甚而夾疹者宜疎邪飲升麻葛根湯荊防敗毒散或十味羌活散〇如表裏俱熱毒盛而夾疹者柴葛煎解毒防風湯或十三味羌活散〇如內熱毒盛而夾疹者六味消毒飲或合黃連解毒湯〇如陽明火盛多熱多渴或煩躁而夾疹者白虎湯化斑湯或葛根麥門冬散〇以上諸治如法而疹散痘出者可治然後隨證調理之若疹不散毒不解者難治

一痘疹俱多者毒必大盛難治得其法疹毒已解亦必氣血重傷終難爲力凡遇此者惟當以開養脾胃調和氣血爲主庶克有濟

一收靨後復出疹者此餘毒解散之兆不必治之

夾班六十

痘疹夾班與夾疹不同蓋疹則細碎有形班則成片無形也凡痘瘡初出有片片紅腫如綿紋者有紅暈與地皮相平而全無與起之意者是皆夾班總由熱毒鬱於血分而浮於肌肉之間乃足陽明胃經所主或以其邪陷入陽明鬱而成熱者亦致發班俱宜凉血解毒但使班退而痘見者吉否則皮膚班爛瘡易搔痒而皮嫩易破也又有赤班成塊其肉浮腫結硬者乃名丹瘤其毒尤甚痘瘡未成就此必先潰不可治也

一治班之法大抵班在起發之前者多用表散在灌膿之後者多用解利如遍身通紅者其治亦同

一痘出夾班輕者只以升麻葛根湯加石膏玄參甚者宜人參

白虎湯合六味消毒飲

一風寒外感表邪不解而夾班者宜荊防敗毒散或加石膏玄參

一班色紫赤而大便秘結者宜四順清涼飲利之班既已退即宜用四君子之類以固其脾庶可免其內陷

程氏曰凡治夾班急宜涼血解毒以羌活散加酒炒芍藥紫草紅花蟬退木通官桂糯米連進一二服班退後以保元湯加木香豆蔻煎服以解紫草之寒防其泄瀉○如痘中夾疹治亦同此如稍遲則恐變成黑班爲難治矣

一痘瘡結痂之後而見班者此餘毒煎熬血分必致潰爛宜黃連解毒湯加當歸芍藥黃芩石膏甚則大連翹飲○若熱毒薰蒸於內大便膿血臭穢而見班者此胃爛之證不可治

一發班潰爛者以救苦滅瘢散敷之

晝夜啼哭　六一

凡小兒出痘而晝夜啼哭者當辨其虛實表裏而治之其有內未得出或外未得散而啼哭者此毒氣不解之使然也有陽邪火盛紅赤掀突而啼哭者此痘盤疼痛之使然也有心腎本虛邪熱乘陰而啼哭者此或以神志不攝或以煩熱不寧之使然也有飲食不節或偶停滯而啼哭者此胃氣不和腹痛腹脹之使然也知此之由而辨之得其真則內未出者表之托之外未散者解之化之火之盛者清其熱神之虛者養其陰若痘毒本微而無故啼哭者多由飲食內傷或二便秘結此或去其停滯或通其壅閉務令表裏和暢營衛通行則神寬安泰而痘無不善矣或謂啼哭非痰即熱而不究其本則失之遠矣

大小便閉　六二

凡痘疹小便欲其清而長大便欲其潤而實則邪氣不伏正氣不病若小便利者大便必實雖二三日不更衣者無礙也若小便少則病必進小便秘則病必甚以火盛故也但初熱時大便不宜太實若二三日不行宜微潤之不然恐腸胃不通則營衛不行而瘡出轉密難起發之後大便却宜堅實若太實而四五日不行恐熱盛難壓亦宜微利之

一痘疹小水不利而熱微者宜導赤散熱甚而小水不利者宜八正散

一痘疹發熱時大便秘結不行而內外俱熱有不得不通以疏其毒者輕則柴胡飲子甚則三黃丸再甚則承氣湯

一自起發後以至收靨凡大便不行而火不盛或虛弱不可通利者只宜用猪膽導法或以蜜內用一條加猪膽導之即出切不可輕用利藥

一大小便俱不通而內熱甚者八正散或通關散酌宜用之
一熱毒內盛而痘瘡乾黑倒陷煩躁便結者百祥丸或承氣湯然宜慎用毋輕易也
一痘後餘熱不盡內陷膀胱而小水不利者導赤散或五苓散大便不通者四順清涼飲
陳氏曰凡痘瘡四五日不大便用嫩猪脂一塊以白水煮熟切如豆粒與食之令臟腑滋潤亦使瘡痂易落切不可妄投宜泄之藥以致元氣內虛多傷兒也
薛氏曰前症若因熱毒內蘊宜用射干鼠粘子湯解之或發熱作渴或口舌生瘡咽喉作痛並宜用之

目證

目雖肝之竅而實五臟六腑之精氣皆上注於目故其赤脈屬心瞳子屬腎白珠屬肺黑珠屬肝瞼約屬脾又太陽爲上網

陽明爲下綱少陽衛外皆太陽出內皆此其部分各有所主故可因證以察其本也然痘瘡之病目而爲瘴爲翳者多由火炎於內而熱以生風風熱散於諸經因多紅赤腫痛之患故治此者亦當察其所屬而因證以調之也

一藏眼證凡痘瘡潰膿之後或大汗大瀉之後多有目睛上吊或露白者謂之藏眼此精氣爲膿血汗液所耗乃太陽少陰氣陰虧竭大虛之證蓋太陽爲上綱血枯則筋急所以上吊也速宜大補氣血以六物煎或十全大補湯之類主之其有以此爲風熱而散之解之者是皆速其死也○若七日以前見此者多不治或無魂失志不省人事者亦不治

一痘瘡目赤腫痛翳障等證無不謂之風熱故古方亦多用清火散風等劑夫痘瘡之火由中生目爲肝竅肝主風木而病在目故云風熱實以風生於火由內熱也所以凡治目赤目

痛者不必治風但治其火火去則風自息矣何也蓋內生之風與外感之風不同外感之風升之散之則解散而去內生之風而再加升散則火愈熾而熱愈高矣常見治目多雜散而兼涼又以傷脾者正以升降相雜而用藥有不精耳經云高者抑之果何謂乎今如古方之治火眼凡用洗肝散及洗肝明目散芍藥清肝散之類總不如良方龍胆瀉肝湯而良方瀉肝湯又不如加味龍胆瀉肝湯之爲得宜也

一痘瘡眼中流淚赤痛或多眼眵此肝火之盛也宜清解之以加味龍胆瀉肝湯或抽薪飲加木賊蟬退之類主之若大便結閉不通者亦可少加大黃

一痘瘡入眼腫痛或痘後生翳膜者宜蒺藜散蟬菊散或通神散外以秦皮散洗之

一痘瘡目病熱少風多而昏暗澁痛眵淚羞明翳瘴者宜密蒙

花散亦以秦皮散洗之

一痘後眼閉淚出不敢見明者此因火不清而陽光爍之故畏明也宜洗肝明目散

一痘後眼皮風毒赤爛或痛或痒瘡澀羞明多眵淚者秦皮散洗之

一痘瘡靨後精血俱耗而眼澀羞明光短倦開或生翳障者宜四物湯甚者六物煎加木賊蟬退白蒺藜

一痘斑入眼在白珠上者不必治久當自去惟在黑珠上宜治之當清肝火

一凡病目熱者最宜忌酒及椒薑韭蒜雞鵝鴨一應熱物并雞鵝鴨蛋皆不可用以防連綿不愈之患

一痘瘡熱毒傷目凡必用之藥如生地芍藥麥門冬山梔玄參草決明連翹黃芩黃連肝熱者龍膽草陽明實熱者石膏石

斛腎火盛者黃柏知母三陰俱熱者地骨皮火浮不降者木通澤瀉翳障不去者木賊草蟬退白蒺藜氣虛者人參黃芪血虛者當歸熟地但火炎於上者不宜升陰虛於下者不宜泄是皆治眼之大法

一痘瘡護眼法宜錢氏黃柏膏爲佳從耳前眼皮上下預而間日塗三四次可以護眼稀痘

一用點藥者凡目中生瘡或食發物或熱毒太盛上蒸目竅以致熱痛或生翳障切不可妄用一切點藥蓋其非毒即冷必致與熱相激反以爲害惟余之金露散乃爲相宜可間用之以解熱痛之急

徐氏曰痘之毒氣自裏達表故有目病治宜活血解毒而已活血不至熱解毒不至寒但得血活毒散則目疾自愈

痘癰痘毒六四 又痘瘡見前怪痘形證

痘發癰毒者亦名痘母經曰痘前發母者凶痘後發母者半吉
半凶大都毒發不透必發癰疽故蘊結於經絡之間然其壅
結也猶無足慮而惟其不能消散及治之不得其法則乃為
可慮然散之之法當知要須其在虛實之辨而已如痘癰之
有大毒者不得不為解毒有大熱者不得不為清火俟火毒
畧清便當調理脾氣其有外雖見熱而內本不足者則當專
用托法務令元氣完固飲食不減則毒無不化何害之有若
不察根本強弱而但知攻毒清火則無不傷脾多致飲食日
減營氣日削膿血不化毒日以陷而痘變百出矣所以痘瘡
始末皆當以脾氣為主苟不知此則未有中氣虛敗而痘能
保全者

一痘癰初起壅盛疼痛元氣無損飲食如常者宜先用連翹歸
尾煎或仙方活命飲以解其毒俟毒氣稍平即當用四君歸

芪之類以補托元氣

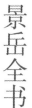

一凡用托裏之劑如癰毒內無大熱亦無便閉煩渴等證或素非強盛之質或以陰毒深陷形不掀突不紅腫不化膿痛有不甚者此其毒皆在內俱速宜用托裏之藥以六氣煎加金銀花甘草節防風荊芥白芷川山甲牛蒡子之類如陽氣不足者仍可加肉桂附子用酒水各半煎服或全用酒煎亦可或托裏消毒散俱可酌用

一凡內熱脈熱而飲食少思者多屬脾胃不足血氣虛弱宜六氣煎或溫胃飲加金銀花白芷○若癰毒色白而作痒者氣虛也治同上○若根赤而作痒者血虛血熱也宜四物湯加丹皮白芷○若腫而不潰者血氣虛也托裏消毒散或加肉桂○若潰而不收者脾氣虛也宜六氣煎或六物煎加肉桂

一凡飲食如常而內外俱熱癰毒腫痛或煩渴或大小便俱熱

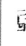

溢者宜大連翹飲或仙方活命飲可間用之○若飲食如常內熱作痛或兼以舌生瘡者宜間用射干鼠粘子湯

痘毒發癰有結硬實熱難解者宜排毒散

一痘後發癰癤者乃痘中未盡之毒留於經絡肢節而為癰腫也或解毒或清火各有所宜凡欲表裏兼解者宜柴胡麥門冬散欲潤腸解毒者宜消毒散及四順清涼飲欲涼血解毒者宜犀角地黃湯欲清火利便解毒者宜大連翹飲

疳蝕瘡 六五

陳氏曰凡痘瘡已靨未愈之間五臟未實肌肉尚虛血氣未復被風邪所搏則津液澀滯遂成疳蝕宜用雄黃散綿繭散等藥治之久而不愈則多致不起

薛氏曰前方乃解毒殺蟲之劑若毒發於外元氣未傷者用之多效若元氣傷損邪火上炎者用大蕪荑湯六味丸○若赤

痛者用小柴胡湯加生地黃○若肝脾疳證必用四味肥兒丸及人參白术散更佐以九味蘆薈丸

萬氏曰凡痘後疳蝕瘡至毒蝕肌肉內透筋骨外連皮膚時痛出血日久不瘥者此毒在脾經甚爲惡候乃不足之證也內服十全大補湯外用綿繭散貼之○疳蝕出血者難治

痘藥正品

人參　益元氣生精血復元神補五臟凡痘瘡表散起脹灌漿收靨始終皆賴之

黃芪　固腠理補元氣內托陷下皆用之

當歸　主血養血活血止血痘瘡賴以調血凡虛者能補滯者能行欲其升散當佐以川芎欲其斂附當佐以芍藥

熟地黃　痘疹之病形質之病也形質之本在精血熟地以至静之性以至甘至厚之味實精血形質中第一品純厚之藥

凡痘瘡起發灌漿收斂之用以參芪助之其功乃倍且其得升柴則能發散得桂附則能回陽得芎歸則入氣分得歸芍則入血分今見痘家傷寒家多不用此豈亦古人之未之及耶抑不知四物湯爲何物耶

生地黄 凉血行血養血治痘瘡血熱血燥凡吐血衄血痘瘡紅紫及解毒藥中皆宜用之

芍藥 可升可降能清能斂治痘瘡血散不歸韻以收之使附氣分能瀉肝脾之火故止腹之熱痛亦能止汗

川芎 能升能散能引清氣上行頭角以起頭面之痘能佐參芪以行陽分而解肌表之邪此可爲引導通行之使但性多辛散凡火在上而氣虚者當避之

白术 健脾利水燥濕温中能補氣故能發痘能固肌故能止瀉

甘草　味甘平得土氣之正故能補中和中而兼達四臟佐理陰陽惟其甘和而潤故能解剛暴之毒瀉枯涸之火

麥門冬　生津止渴清肺滋陰除煩熱解燥毒痘疹陰虛而多火者宜之

糯米　善滋脾胃益中氣助血生漿能制痘毒不能內攻

扁豆　健脾和中養胃止嘔

柴胡　發散熱邪瀉肝膽之火解肌開表退往來寒熱

升麻　升陽氣達肌表散風寒善走陽明

防風　散風熱解表邪舉陷氣佐黃芪能托裏祛毒

乾葛　解肌清熱涼散表邪故能止渴

荆芥穗　解風熱消瘡毒利肌表退腫毒因亦散頭目之風邪

白芷　散風邪逐寒濕止頭疼除搔痒化癰毒善走陽明故能起頭面之痘亦托肌肉之膿

硫黃　陰寒沉滯之邪非此不能散亦痘家之要藥而人多畏之由不能察也

薄荷　散風熱清頭目能利咽喉亦解熱毒

羌活　散肌表之邪風利筋骨走經絡故能止周身之痛

官桂　味甘辛能善營解表性溫熱能煖血行經凡痘瘡營衛不充而見寒滯者必用此以導達血氣且善行參芪熟地之功

附子　脾腎虛寒元陽大虧凡泄瀉嘔吐不能止寒戰厥逆不能除者非此不可以益火之源

生薑　辟惡氣散寒氣溫中氣開脾胃止嘔吐之要藥若欲理中寒止腹痛則炮乾薑尤勝

陳皮　和脾胃達陰陽開痰行氣和胃消脹可降可升

山查　消食快胃解利宿滯開導六腑無辛香之耗故可爲參

术之導引

木香　調諸氣和胃行滯止瀉除胸腹痛亦能溫中　若氣虛煩熱者不宜輕用

丁香　煖胃逐寒順氣止嘔且除腹痛寒滯者不可少也

肉豆蔻　固腸溫中行滯止瀉中寒滑泄者最宜之

茯苓　利水益脾去濕熱故能止瀉除煩以通津液

澤瀉　利水下行能去濕熱以消腫亦導諸藥以降火

木通　大利小水善泄心與小腸之火能使痘瘡濕熱之毒從小便而出凡內熱毒盛者宜之若熱退中虛者不可概用

桔梗　性味輕浮能載藥上升清火解毒故治喉痹

鼠粘子　性味清涼能潤肺散氣利咽退腫欲解痘疹熱毒此不可缺

紫草　味苦性寒能涼血活血制熱邪解痘毒滑利大便○程

氏曰大抵凡下紫草必下糯米五十粒以制其冷性庶不損胃氣而致泄瀉惟大熱便秘者不必糯米也

蟬退　散風清熱疎邪氣故能解痘瘡之毒風

殭蚕　散風消痰解毒尤利咽喉

川山甲　性闘而利善通經脉直達病所凡痘有毒盛而鬱遏不能出者宜此達之然必藉血氣諸藥爲之主而以此爲佐引則可

犀角　解心火及肝脾之火凡痘中血熱吐衄及焦黑驚搐煩躁不寧等證皆可用之以解熱毒

蜂蜜　益脾生津潤燥可制痂亦可落痂

硃砂　鎮心氣除熱毒墜痰涎安驚悸定神魂凡心經痘毒及痰火上壅有餘之證皆宜用之

琥珀　安神定志利水鎮驚

玄參　能解血中之熱清遊火散肝肺除痘疹之熱毒

黃連　解諸熱毒瀉心肝大腸之火

滑石　甘涼下降利水道清解六陽之煩熱

石膏　清肅大寒善降陽明之火凡屬陽明實熱而爲頭痛目腫口瘡咽痛身熱煩渴狂躁便結者非此不能解

連翹　清三焦浮游之火解痘疹癰瘍之毒

梔子　利小水降脾肺膀胱之火使從小便中出

龍胆草　性寒而降大清肝腎之火上退眼目之赤痛下清足膝之熱腫

黃芩　性味輕浮能清肺金大腸之火

大黃　通壅滯逐瘀血退熱攻堅非有大實證則不可輕用

痘家藥品六七

人參黃芪皆補氣助陽之劑凡痘色白陷者宜用之若紅紫黑

實者用之則血愈熱而毒愈熾紅紫者轉爲枯黑又甚矣

白术能燥濕專補氣分亦能閉氣多用則滯氣不行痘難成漿

助陽生火亦難收斂

茯苓猪苓澤瀉滲泄燥濕能令水氣下行多服則津液耗散且

陰虛於下而精血不足者當避之

川芎性升氣散凡氣虛者不宜多用火浮於上而頭痛浮腫者

忌之

生地性寒腸胃虛寒者愼之

升麻提氣上衝凡下虛上實氣逆煩躁者忌之

柴胡清散而潤利汗多者不宜用脾泄者不宜多用

紫草性寒利竅多服成泄瀉脾氣虛者忌之

鼠粘子通肌滑竅多服恐內損中氣外致表虛

蟬退能開肌竅多服恐泄元氣以致表虛

麻黄開腠大泄肌表妄用恐表虛氣脫
乾葛性凉解肌多用恐致表虛
枳殼下氣寬腸多用則損中氣
山查散血解結多則傷血陷氣
砂仁散氣動氣氣虛者不宜用
烏梅酸斂宜散宜行者不宜用
川山甲鋭性有餘補性不足若任用攻毒而不以王道爲之帥
則無異追窮寇而出孤注能善其終者鮮矣
人牙性烈發表太過若妄用之則内動中氣外增潰爛
訶子龍骨枯礬皆能阻塞肌竅欲通利者宜避之
六黄耗削力雄血氣中虛者不可輕用
黄連大苦大寒原非厚腸之物泄瀉無火者大忌之
山梔黄芩黄柏石膏龍胆草滑石連翹前胡天花粉之類皆大

寒之物非有實火熱毒者不得妄行濫用

附子乾薑肉桂吳茱萸之類性皆温熱凡煩熱紫黑便結毒盛者皆不可輕用

瓜蔞仁開結降氣滑腸凡虛痰虛火及中氣不足而爲喘促等滿大便不實者皆大忌之

桑虫亦名桑蠶不知始自何人用以發痘今俗醫以爲奇品甚相傳用余嘗遍考本草痘疹諸書皆所不載及審其性質不過爲陰寒濕毒之虫耳惟其有毒所以亦能發痘惟其寒濕所以最能敗脾且發痘者不從血氣而從毒藥痘雖起而中則敗矣此與揠苗者何異獨以濕毒侵脾弱雖何堪故每見多服桑虫者毒發則不食腹脹脾敗則泄瀉不止前之既覆後可鑒矣其奈懵懵者猶長夜之不醒何盡其但見痘之死總不知敗在虫毒也余欲呼之用斯代柝而升啓夫作俑

者之可恨

瘧瘡下論列方　六八

保元湯　瘧一
調元湯　瘧二
十全大補湯　補二十
調中湯　小三
五福飲　新補六
五味異功散　補四
養中煎　新熱四
七福飲　新補七
六味異功煎　新熱七
溫胃飲　新熱五
三陰煎　新補十一
九味異功煎　新因二三
胃關煎　新熱九
五陰煎　新補十三
六味回陽飲　新熱二
佐關煎　新熱十
理中湯　熱一
七味白朮散　小七
六氣煎　新因二一
理陰煎　新熱三
人參白朮散　小七
六物煎　新因二十

校注

①有：据文义，疑误，或当作『与』。
②六：据上下文体例，当作『七』。
③则：四库本『则』下有一『血』字，据文义当从。

景岳全書外科鈐目錄聖集

卷之四十六

外科上

景岳全書卷之四十六聖集　外科鈐上

會稽　張介賓　會卿著
會稽　魯　超　謙菴訂

外科鈐上

經義一

癰疽篇黃帝曰血氣已調形氣乃持余已知血氣之平與不平未知癰疽之所從生成敗之時死生之期有遠近何以度之可得聞乎岐伯曰經脈流行不止與天同度與地合紀故天宿失度日月薄蝕地經失紀水道流溢草萱不成五穀不殖徑路不通民不往來巷聚邑居則別離異處血氣猶然請言其故夫血脈營衛周流不休上應星宿下應經數寒邪客於經絡之中則血泣血泣則不通不通則衛氣歸之不得復反

故癰疽其氣化為熱熱勝則腐肉肉腐則為膿膿不瀉則爛筋筋爛則傷骨骨傷則髓消不當骨空不得泄寫血枯空虛則筋骨肌肉不相榮經脈敗漏熏於五藏藏傷故死矣〇黃帝曰願盡聞癰疽之形與忌日名岐伯曰癰發於嗌中名曰猛疽猛疽不治化為膿膿不寫塞咽半日死其化為膿者寫則合豕膏冷食三日已〇發於頸名曰夭疽其癰大以赤黑不急治則熱氣下入淵腋前傷任脈內熏肝肺熏肝肺十餘日而死矣〇陽氣大發消腦留項名曰腦爍其色不樂項痛而如刺以鍼煩心者死不可治〇發於肩及臑名曰疵癰其狀赤黑急治之此令人汗出至足不害五藏癰發四五日逞焫之〇發於腋下赤堅者名曰米疽治之以砭石欲細而長踈砭之塗以豕膏六日已勿裹之〇其癰堅而不潰者為馬刀挾纓急治之〇發於胸名曰井疽其狀如大豆三四日起

不早治下入腹不治七日死矣○發於膺名曰甘疽色青其狀如穀實菰𦼮常苦寒熱急治之去其寒熱十歲死死後出膿○發於脇名曰敗疵敗疵者女子之病也灸之其病大癰膿治之其中乃有生肉大如赤小豆剉陵翹草根各一升以水一斗六升煮之竭爲取三升則强飲厚衣坐於釜上令汗出至足已○發於股脛名曰股脛疽其狀不甚變而癰膿搏骨不急治三十日死矣○發於尻名曰銳疽其狀赤堅大急治之不治三十日死矣○發於股陰名曰赤施不急治六十日死在兩股之內不治十日而當死○發於膝名曰疵癰其狀大癰色不變寒熱如堅石勿石石之者死須其柔乃石之者生○諸癰疽之發於節而相應者不可治也發於陽者百日死發於陰者三十日死○發於脛名曰兎齧其狀赤至骨急治之不治害人也○發於內踝名曰走緩其狀癰也色不變

數石其輸而止其寒熱不死○發於足上下名曰四淫其狀大癰急治之百日死○發於足傍名曰厲癰其狀不大初如小指發急治之去其黑者不消輒益不治百日死○發於足指名脫癰其狀赤黑死不治不赤黑不死不衰急斬之不則死矣○黃帝曰夫子言癰疽何以別之岐伯曰榮衛稽留於經脉之中則血泣而不行不行則衛氣從之而不通壅遏而不得行故熱大熱不止熱勝則肉腐腐則爲膿然不能陷骨髓不爲焦枯五藏不爲傷故名曰癰黃帝曰何謂疽岐伯曰熱氣淳盛下陷肌膚筋髓枯內連五藏血氣竭當其癰下筋骨良肉皆無餘故命曰疽疽者上之皮夭以堅上如牛領之皮癰者其皮上薄以澤此其候也

玉版篇黃帝曰病之生時有喜怒不測飲食不節陰氣不足陽氣有餘營氣不行乃發爲癰疽陰陽不通兩熱相搏乃化爲

膿小鍼能取之乎岐伯曰以小治小者其功小以大治大者多害故其已成膿血者其唯砭石鈹鋒之所取也黄帝曰多害者其不可全乎岐伯曰其在逆順焉以爲傷者其白眼青黑眼小是一逆也内藥而嘔者是二逆也腹痛渴甚是三逆也肩項中不便是四逆也音嘶色脱是五逆也除此五者爲順矣

寒熱病篇曰五藏身有五部伏兎一腓二腓者腨也背三五藏之腧四項五此五部有癰疽者死○凡刺之害中而不去則精泄不中而去則致氣精泄則病甚而恇致氣則生爲癰疽也

生氣通天論曰高梁之變足生大疔受如持虛○汗出見濕乃生痤疿○勞汗當風寒薄爲皶鬱乃痤○營氣不從逆於肉理乃生癰腫○陷脉爲瘻留連肉腠○因而飽食筋脉橫解

陽澼爲痔

陰陽別論曰三陽爲病發寒熱下爲癰腫

脈度篇曰六府不和則留結爲癰

異法方宜論曰東方之域其民食魚而嗜鹹其病皆爲癰瘍其治宜砭石故砭石者亦從東方來

氣穴論曰肉之大會爲谷肉之小會爲谿肉分之間谿谷之會以行榮衛以會大氣邪溢氣壅脈熱肉敗榮衛不行必將爲膿內消骨髓外破大膕留於節湊必將爲敗積寒留舍榮衛不居卷肉縮筋肋肘不得伸內爲骨痺外爲不仁命曰不足大寒留於谿谷也

刺節真邪論曰虛邪之中人也洒淅動形起毫毛而發腠理其入深內搏於骨則爲骨痺搏於筋則爲筋攣搏於脈中則爲血閉不通則爲癰（ ）虛邪之入於身也深寒與熱相搏久留

而內著寒勝其熱則骨疼肉枯熱勝其寒則爛肉腐肌爲膿內傷骨內傷骨爲骨蝕○有所疾前筋筋屈而不得伸邪氣居其間而不反發爲筋瘤○有所結氣歸之衛氣留之不得反津液久留合而爲腸瘤○久者數歲乃成以手按之柔已有所結氣歸之津液留之邪氣中之凝結日以易甚連以聚居爲昔瘤○以手按之堅有所結深中骨氣因於骨骨與氣并日以益大則爲骨疽○有所結中於肉宗氣歸之邪留而不去有熱則化爲膿無熱則爲肉疽○凡此數氣者其發無常處而有常名也

病能論黃帝問曰人病胃脘癰者診當何如岐伯對曰診此者當候胃脈其脈當沉細沉細者氣逆逆者人迎甚盛甚盛則熱人迎者胃脈也逆而盛則熱聚於胃口而不行故胃脘爲癰也○帝曰有病頸癰者或石治之或鍼灸治之而皆愈其

眞安在岐伯曰此同名異等者也夫癰氣之息者宜以鍼開
除去之夫氣盛血聚者宜石而寫之此所謂同病異治也
脉要精微論帝曰諸癰腫筋攣骨痛此病安生岐伯曰此寒氣
之腫八風之變也帝曰治之奈何岐伯曰此四時之病以其
勝治之愈也
厥論曰少陽厥逆机關不利机關不利者腰不可以行項不可
以顧發腸癰不可治驚者死
寒熱篇帝曰寒熱瘰癧在於頸腋者皆何氣使然岐伯曰此皆
鼠瘻寒熱之毒氣也留於脉而不去者也鼠瘻之本皆在於
藏其末上出於頸腋之間其浮於脉中而未內著於肌肉而
外為膿血者易去也黃帝曰去之奈何岐伯曰請從其本引
其末可使衰去而絕其寒熱審按其道以予之徐往徐來以
去之其小如麥者一刺知三刺而已黃帝曰決其死生奈何

岐伯曰反其目視之其中有赤脉上下貫瞳子見一脉一歲死見一脉半一歲半死見二脉二歲死見二脉半二歲半死見三脉三歲死見赤脉不下貫瞳子可治也

通評虛實論曰所謂少鍼石者非癰疽之謂也癰疽不得頃時回

氣交變大論曰歲火太過民病身熱骨痛而爲浸淫○歲金太過民病兩脇下少腹痛目赤痛眥瘍耳無所聞○歲木不及復則炎暑流火濕性燥病寒熱瘡瘍疿胗癰痤○歲金不及復則寒雨暴至民病口瘡○歲水不及民病寒瘍流水

五常政大論曰委和之紀其病支廢癰腫瘡瘍○卑監之紀其動瘍涌分潰癰腫○赫曦之紀其病笑瘧瘡瘍○堅成之紀其動暴折瘍疰○少陽司天火氣下臨鼻窒瘡瘍太陽司天寒氣下臨甚則胕腫身後癰少陰司天熱氣下臨甚則瘡瘍

○地有高下氣有溫凉高者氣寒下者氣熱故適寒凉者脹之溫熱者瘡下之則脹巳汗之則瘡巳

脉候二

浮數之脉應發熱其不發熱而反惡寒者若有痛處瘡疽之謂也

洪大之脉其主血實積熱瘡腫凡洪大者瘡疽之病進也膿未成者宜下之膿潰之後脉見洪大則難治若兼自利尤爲凶候

數脉主熱浮而數者爲表熱沉而數者爲裏熱諸緊數之脉應發熱而反惡寒者癰疽也仲景曰數脉不時見則生惡瘡也又曰肺脉數者生瘡也凡諸瘡脉至洪數其內必有膿也

實脉主邪盛邪氣盛則實也瘡疽得此可下之若久病虛人則最忌之以正不勝邪也

滑脈多陽或爲熱或爲虛瘡疽得此膿未成者可內消膿已潰者宜托裏所謂始爲熱終爲虛也

散脈爲血虛有表無裏也凡瘡瘍膿潰之後脈見洪滑粗散而煩痛不除者難治以其正氣虛邪氣實也又曰肢體沉重肺脈大則斃謂其浮散無根也

長脈主陽氣充實傷寒得之將欲汗解也長而緩者胃脈也百病得之皆愈故曰長則氣治也

芤脈主陰虛血虛膿潰後得之爲宜以脈病相應也

弦脈主肝邪瘡疽論曰弦洪相搏內寒外熱欲發瘡疽也

緊脈主切痛積癖凡瘡疽得此則氣血留滯邪結不散多爲痛也

短脈主虛經曰短則氣病以其乏胃氣也瘡瘍脈短眞氣虛也諸病見之皆爲難治尤不可攻也

澁脉主血虚氣澁瘡瘍潰後得之無妨
沉脉爲陰瘡瘍得之邪氣深也
遲脉主陽氣不足瘡瘍得之潰後自愈
緩脉無邪長而緩者百病皆宜瘡瘍得此則易愈以其有胃氣
也
弱脉主氣血俱虚形精不足大抵瘡家之脉凡沉遲濡弱者皆
宜托裏
微脉主虚眞氣復則生邪氣勝則死瘡瘍潰後微而和者將愈
也
細脉主陽衰瘡腫脉細而沉者裏虚而欲變證也
虚脉空而無力脉虚則血虚血虚生熱陽氣不足也瘡瘍得之
止宜托裏養血補氣也
軟脉少神元氣弱也凡瘡瘍之脉但見虚遲軟弱者悉宜補虚

排膿托裏○牢脉堅强陰之虧也凡瘰癧結瘤之類診得牢脉者皆不可內消也

結促之脉凡陰衰則促陽衰則結大抵結促之脉由氣血俱虛而斷續者居多瘰癧得之多宜托裏然有表裏結促者又當以有力無力辨其虛實實者可下虛者不可不補

右癰疽脉二十二種大都微弱虛細遲緩短澁者必氣血皆虛形精不足俱當用補用托不可攻伐無待言也即如浮滑弦洪結促等脉此中最有疑似亦不得以全實論治必須詳審形證或攻或補庶無誤也

齊氏曰瘡瘍之證若不診候何以知陰陽勇怯血氣聚散又曰脉洪大而數者實也細微而數者虛也

河間曰脉沉實者其邪在臟浮大者其邪在表

立齋曰癰疽未潰而脉先弱者何以收斂

論證三

凡瘡瘍之患所因雖多其要惟內外二字證候雖多其要惟陰陽二字知此四者則盡之矣然內有由臟者有由腑者外有在皮膚者有在筋骨者此又其淺深之辨也至其爲病則無非血氣壅滯營衛稽留之所致蓋凡以鬱怒憂思或淫慾丹毒之逆者其逆在肝脾肺腎此出於臟而爲內病之最甚者也凡以飲食厚味醇酒炙煿之壅者其壅在胃此出於腑而爲內病之稍次者也又如以六氣之外襲寒暑之不調侵入經絡傷人營衛則凡寒滯之毒其來徐來徐者其入深多犯於筋骨之間此表病之深者也風熱之毒其來暴來暴者其入淺多犯於皮肉之間此表病之淺者也何也蓋在臟在骨者多陰毒陰毒其甚也在腑在膚者多陽毒陽毒其淺也所以凡察瘡瘍者當識癰疽之辨癰者熱壅於外陽毒之氣也

其腫高，其色赤，其痛甚，其皮薄而澤，其膿易化，其口易斂，其來速者其愈亦速，此與臟腑無涉，故易治而易愈也。疽者，結陷於內，陰毒之氣也，其腫不高，其痛不甚，其色沉黑，或如牛領之皮，其來不驟，其愈最難，或全不知痛癢，甚有瘡毒未形而精神先困，七惡疊見者，此其毒將發而內先敗，大危之候也。知此陰陽內外，則癰瘍之槩可類見矣。然此以外見者言之，但癰瘍之發，原無定所，或在經絡，或在臟腑，無不有陰陽之辨。若元氣強則正勝邪，正勝邪則毒在腑，在腑者便是陽毒，故易發易收而易治；元氣弱則邪勝正，邪勝正則毒在臟，在臟者便是陰毒，故難起難收而難治。此之難易，全在虛實，實者易而虛者難也，速者易而遲者難也。所以凡察癰疽者，當先察元氣以辨吉凶，故無論腫瘍潰瘍，但覺元氣不足，必當先慮其何以收局，而不得不預爲之地，萬物①見病治病，且顧②目前則鮮不致害也其有元氣本虧而邪盛不能容補者是必敗逆之證其有邪毒熾盛而脉證俱實者但當直攻其毒則不得誤補助邪所當詳辨也

華元化曰癰疽瘡腫之作皆五臟六腑蓄毒不流非獨因營衛閉塞而發也其行也有處其主也有歸假令發於喉舌者心之毒發於皮毛者肺之毒發於肌肉者脾之毒發於骨髓者腎之毒發於筋膜者肝之毒發於下者陰中之毒發於上者陽中之毒發於外者六腑之毒發於內者五臟之毒故內曰壞外曰潰上曰從下曰逆發於上者得之速發於下者得之緩感於六腑則易治感於五臟則難瘳又近骨者多冷近膚者多熱近骨者久不愈則化成血蟲近膚者久不愈則傳氣成漏成蟲則多痒少痛或先痒後痛或漏則多痛少痒或不痒不痛內虛外實者多痛少痒血不止則多死潰膿則多生

證候多端要當詳治

伍氏云癰疽之疾有二十餘證曰熛發痼發石發岩發蜂窠發蓮子發椒眼發連珠發竟體發腸癰內發腦背發眉發腮頷發肺癰瓜瓠發大率隨病淺深內外施治不可遲緩初發如傷寒脈浮而緊是其候也

又曰五臟六腑俞穴皆在背凡患瘡證有傷臟膜者多致不救腑氣浮行於表故癰腫浮高為易治臟血沉寒主裏故疽腫內陷為難治

又曰癤者節也癰者壅也疽者沮也一寸至二寸為癤三寸至五寸為癰一尺為疽一尺至二尺為竟體疽若脈洪數者難治脈微濇者易治初覺宜清熱拔毒已潰則排膿止痛膿盡則長肌敷痂當酌輕重順逆而審治之

馬益卿癰疽論曰人有四肢五臟一覺一寐呼吸吐納精氣往

來流而爲營衛暢而爲氣色發而爲聲音陽用其形陰用其精此人之常數所同也至其失也蒸則生熱否則生寒結則爲瘤贅陷則爲癰疽凝則爲瘡癬憤則結瘿怒則結疽又五藏不和則九竅不通六氣不和則留結爲癰皆經絡澁滯氣血不流風毒乘之而致然也

薛立齋曰瘡瘍之作皆由膏粱厚味醇酒炙爆房勞過度七情鬱火陰虛陽輳精虛氣節命門火衰不能生土營衛虛弱外邪所襲氣血受傷而爲患當審其經絡受證標本緩急以治之

陳良甫曰外如麻裏如瓜又曰外小如錢內可容拳

善惡逆順 四

癰疽證有五善七惡不可不辨 凡飲食如常動息自寧一善也便利調勻或微見乾澁二善也 膿潰腫消水漿不臭內外相

應三善也神彩精明語聲清亮肌肉好惡分明四善也體氣和平病藥相應五善也○七惡者煩躁時嗽腹痛渴甚眼角向鼻瀉利無度小便如淋一惡也氣息綿綿脈病相反膿血既泄腫焮尤甚膿色臭敗痛不可近二惡也目視不正黑睛緊小白睛青赤瞳子上視睛明內陷三惡也喘粗短氣恍惚嗜臥面青唇黑便污未潰肉黑而陷四惡也肩背不便四肢沉重已潰青黑筋腐骨黑五惡也不能下食服藥而嘔食不知味發痰嘔吐氣噎痞塞身冷自汗耳聾驚悸語言顛倒六惡也聲嘶色敗唇鼻青赤面目四肢浮腫七惡也五善者病在腑在腑者輕七惡者病在臟在臟者危也

齊氏曰病有證合七惡皮急緊而如善者病有證合五善而皮緩虛如惡者夫如是豈淺識之所知哉然五善并至則善無加矣七惡并至則惡之極矣凡五善之中乍見一二善證瘡

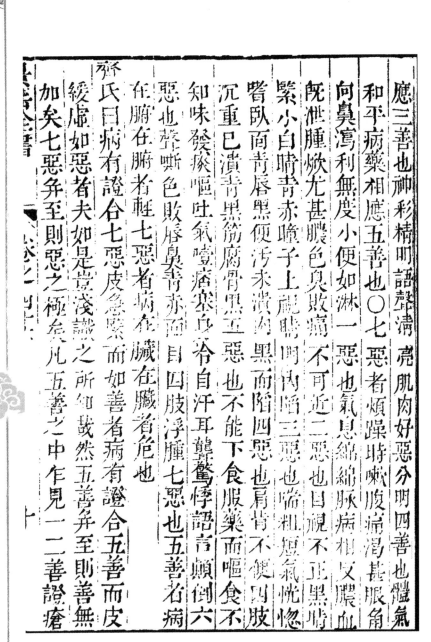

可治也七惡之內忽見一二惡證宜深懼之大抵瘡疽之發虛中見惡證者不可救實證無惡候者自愈又凡膿潰之後而煩疼不除診其脉洪數粗散者難痊微澁遲緩者易愈此善惡之證於診候中亦可知也若發背腦疽及諸惡瘡別有五逆之證者白睛青黑而眼小服藥而嘔傷痛渴甚髆項中不便音嘶色敗者是爲五逆其餘熱渴利嘔盛毒氣入裏臟腑之傷也可隨證以治之 出外科精義 宋齊德之著

陳氏曰病有甚而致生有微而致死病證難辨死生何從決乎答曰發背潰透內膜者死未潰內陷面赤唇黑便污者死煩悶者不治潰喉者不治陰入腹者不治入裏者不治發深寸許者不治頸後一寸三分名鎖嵤亦不治無此者生流注雖多療之必愈 出外科精要 臨江陳自明著

發揮曰大抵發背腦疽脫疽腫痛色赤者乃水衰火旺之色多

可治若黑若紫則火極似水之象乃其腎水已竭精氣枯涸也決不治又骨髓不枯臟腑不敗者可治若老弱患此瘡頭不起或腫硬色夭堅如牛領之皮脈更澀此精氣已絶矣不可治或不待潰而死有潰後氣血不能培養者亦死

立齋曰瘡瘍之證有五善七惡善者勿藥自愈惡者乃五臟虧損之證多因元氣虛弱或因膿水出多氣血虧損或因汗下失宜營衛消鑠或因寒凉剋伐血氣不足或因峻厲之治胃氣受傷以致眞氣虛而邪氣實外似有餘而內實不足法當純補胃氣多有可生不可因其證惡遂棄而不治○若大渴發熱或泄瀉淋閉者邪火內淫一惡也竹葉黃芪湯血氣俱虛八珍湯加黃芪麥冬五味山茱萸如不應佐以加減八味丸煎服○膿血既潰腫痛尤甚膿色敗臭者胃氣虛而火盛二惡也人參黃芪湯如不應用十全大補湯加麥冬五味○

目視不正黑睛緊小白睛青赤瞳子上視者肝腎陰虛而目系急三惡也六味丸料加或陰中有火加炒山梔麥冬五味如不應用八珍湯加炒山梔麥冬五味喘粗短氣恍惚嗜臥者脾肺虛火四惡也六君加大棗生薑如不應用補中益氣湯加麥冬五味心火刑剋肺金人參平肺散陰火傷肺六味丸加五味子煎服○背不便四肢沉重者脾腎虧損五惡也補中益氣湯加熟地山藥山茱萸五味如不應用十全大補湯加山茱萸山藥五味○不能下食服藥而嘔食不知味者胃氣虛弱六惡也六君子湯加木香砂仁如不應急加附子○聲嘶色敗唇鼻青赤面目四肢浮腫者脾肺俱虛七惡也補中益氣湯加大棗生薑如不應用六君子湯加炮薑更不應急加附子或用十全大補湯加附子炮薑○腹痛泄瀉欬逆昏憒者陽氣虛寒氣內淫之惡證也急用托裏溫中湯

後用六君子湯加附子或加薑桂溫補此七惡之治法也○此外更有潰後發熱惡寒作渴或怔忡驚悸寤寐不寧牙關緊急或頭目赤痛自汗盜汗寒戰咬牙手撒身熱脉洪大按之如無或身熱惡衣欲投於水其脉浮大按之微細衣厚仍寒此血氣虛極傳變之惡證也○若手足逆冷肚腹疼痛泄利腸鳴飲食不入呃逆嘔吐此陽氣虛寒氣所乘之惡證也○若有汗而不惡寒或無汗而惡寒口噤足冷腰背反張頸項强勁此血氣虛極變痙之惡證也俱急用參芪歸朮熟地附桂之屬救之間有可生者然不時齋院令雖嘗纂其狀而未具其因是明陶節菴雖各立一方亦簡而未悉予故補其缺云

又曰前證善者乃五臟未傷病微邪淺使能慎起居節飲食則勿藥自愈惡者乃五藏虧損之證前哲雖云不治若能補

其脾胃固其根本多有可生者豈可以其惡而遂棄之耶

虛實五

齊氏曰瘡瘍之證有臟腑氣血上下真邪虛實不同也不可不辨如腫起堅硬膿稠者瘡瘍之實也腫下軟漫膿稀者瘡瘍之虛也○大便硬小便澀飲食如故腸滿膨脹胸膈痞悶肢節疼痛口苦咽乾煩躁多渴身熱脈大精神悶塞者悉臟腑之實也瀉利腸鳴飲食不入嘔吐無時手足厥冷脈弱皮寒小便自利或小便短少大便滑利聲音不振精神困倦悉臟腑之虛也○凡瘡瘍腫起色赤寒熱疼痛皮膚壯熱膿水稠粘頭目昏重者血氣之實也凡膿水清稀瘡口不合聚腫不赤不甚熱痛肌寒肉冷自汗色夭者氣血之虛也○頭痛鼻塞目赤心驚咽喉不利口舌生瘡煩渴飲冷睡語咬牙者上實也精滑不禁大便自利腰脚沉重睡臥不寧者下虛也○

腫癡尤甚痛不可近寒熱往來大便秘澁小便如淋心神煩悶恍惚不寧者邪氣之實也肩項不便四肢沉重目視不正睛不瞭瞭食不知味音嘶色敗四肢浮腫多日不潰者真氣之虚也〇又曰邪氣勝則實真氣奪則虚〇又曰諸痛爲實諸痒爲虚也〇又曰診其脉洪大而數者實也細微而軟者虚也虚則補之和其氣以托裏也實則瀉之疎利而導其滯也内經曰血實則決之氣虚則掣引之〇又曰形傷痛氣傷腫先腫而後痛者形傷氣也先痛而後腫者氣傷形也

精要曰凡治癰腫高痛甚煩渴飲冷此病氣元氣俱有餘宜用清熱消毒散仙方活命飲爲主若腫高痛甚口乾飲熱此病氣有餘元氣不足宜用托裏消毒散爲主若漫腫微痛食少體倦此病氣元氣俱不足宜用六君補中二湯壯其脾胃則未成者消已成者潰已潰者斂矣

心法曰凡瘡口不合膿水清稀氣血俱虛也飲食少而難化脾胃虛寒也肌體瘦弱面色痿黃膽氣不行也非參芪歸朮之類不能補非附子不能助其功今飲食進少且難消化屬脾胃虛寒蓋脾胃屬土乃命門火虛不能生土而然不宜直補脾胃當服八味丸補火以生土也

立齋曰瘡瘍之作當審其標本虛實邪正緩急而治之若病急而元氣實者先治其標病緩而元氣虛者先治其本或病急而元氣又虛者必先於治本而兼以治標大要腫高焮痛膿水稠粘者元氣未損也治之則易漫腫微痛膿水清稀者元氣虛弱也治之則難不腫不痛或漫腫黯黑不潰者元氣虛甚治之尤難也○主治之法若腫高焮痛者先用仙方活命飲解之後用托裏消毒散○漫腫微痛者用托裏散如不應加薑桂○若膿出而反痛者氣血虛也八珍湯○不作膿不

瘡潰陽氣虛也四君加歸芪肉桂○不生肌不收斂脾氣虛也四君加地黃木香○惡寒憎寒陽氣虛也十全大補加薑附○晡熱內熱陰血虛也四物加參朮○欲嘔作嘔胃氣虛也六君加炮薑○自汗盜汗五臟虛也六味丸料加五味子○食少體倦脾氣虛也補中益氣加茯苓半夏○喘促欬嗽脾肺虛也前湯加麥門五味○欲嘔少食脾胃虛也人參理中湯○腹痛泄瀉脾胃虛寒也附子理中湯○小腹痞足脛腫脾腎虛也十全大補湯加山茱山藥肉桂○泄瀉足冷脾腎虛寒也前藥加桂附○熱渴淋秘腎虛陰火也加減八味丸○喘嗽淋秘肺腎虛火也補中益氣湯加減八味丸

又曰大凡虛怯之人不必分其瘡潰惟當先補胃氣或疑參芪滿中間有用者又加發散敗毒所補不償所損又有泥於氣質素實或有痰不服補劑者多致有誤殊不知瘡瘍之作

緣陰陽虧損其臟腑既泄則氣血愈虛豈有不宜補者哉故丹溪曰但見腫痛參之脉證虛弱便與滋補氣血無虧可保終吉旨哉斯言

又曰氣無補法俗論也以其爲病痞滿壅塞似難於補不知正氣虛而不能運行則邪氣滯而爲病經云壯者氣行則愈怯者弱者則着而爲病苟不用補氣何由而行乎

淺深辨

齊氏精義曰瘡候多端欲辨淺深直須得法簡而論之則瘡疽槩舉有三肺高而軟者發於血脉肺下而堅者發於筋骨皮肉之色不變者發於骨髓（一）又曰凡瘡瘡疽以手按搖瘡腫根牢而大者深也根小而浮者淺也又驗其人初生瘡之時便覺壯熱惡寒拘急頭痛精神不寧煩躁飲冷者其瘡疽必深也若人雖患瘡疽而起居平和飲食如故者其瘡浮淺也

惡瘡初生其頭如米粟微似有痛痒誤觸破之即焮展覺有深意速服犀角升麻湯及漏蘆湯通氣等藥取通利疎暢兼用浴毒湯溻漬之類若浮淺者貼膏紙③求差以此推之則深淺之辨始終之次也○又曰憎寒壯熱所患必深肉色不變發於內也

曾氏曰凡癰疽其脉浮數洪緊腫焮作痛身熱煩渴飲食如常此六府不和毒發於外而爲癰其勢雖急投以凉劑多保全生其脉沉細伏緊初發甚微或無瘡頭身不熱而內躁體重煩疼情緒不樂胸膈痞悶飲食無味此五臟不和毒蓄於內而爲疽急投五香連翹湯或神仙截法蠟礬丸甘草湯防托毒氣免致變證內攻尤宜當頭隔蒜灸若塗毒藥迷其腠理投凉藥虛其眞氣故善惡之證在乎醫之工拙耳或氣噎痞塞欬逆身冷自汗目瞪耳聾恍惚驚悸語言顛倒皆深惡

證也五善見三則瘥七惡見四則危五善并至則善無以加
七惡全臻則惡之極矣

李氏曰疽初發一粒如麻豆發熱腫高熱痛色赤此爲外發熱
雖熾盛治得其法可保其生若初時不發熱體倦怠患處如
故數日不腫痛內臟已壞雖有盧扁之藥亦未如之何矣

立齋曰前證有因元氣虛而不能發出者有因敷貼寒藥而不
發出者有因攻伐過傷氣血而不能發出者有因熱毒內蘊
而失疎托者審而治之多有生者

總論治法七

瘡瘍之治有宜瀉者有宜補者有宜發散者有宜調營解毒者
因證用藥各有所主經曰形氣有餘病氣有餘當瀉不當補
形氣不足病氣不足當補不當瀉此其大綱也故凡察病之
法若其脈見滑實洪數而焮腫痛甚煩熱痞結內外俱壅者

方是大實之證此其毒在臟腑非用硝黃猛峻等劑蕩而逐之則毒終不解故不得不下然非有真實真滯者不可下此下之不可輕用也其有脉見微細血氣素弱或腫而不潰潰而不斂或飲食不加精神疲倦或嘔吐泄瀉手足常冷膿水清稀是皆大虛之候此當全用温補固無疑矣然不獨此也即凡見脉無此數外無煩熱内無壅滯而毒有可慮者此雖非大虛之證然察其但無實邪便當托裏養營預顧元氣何也蓋恐困苦日久或膿潰之後不待損而自虛矣及其危敗臨期能及哉故丹溪云癰疽因積毒在臟腑宜先助胃壯氣以固其本夫然則氣血凝結者自散膿瘀已成者自潰肌肉欲死者自生肌肉已死者自腐肌肉已潰者自斂若獨攻其瘡則脾胃一虛七惡蜂起其不死者幸矣即此謂也其有脉見緊數發熱憎寒或頭痛或身痛或四肢拘急無汗是必時

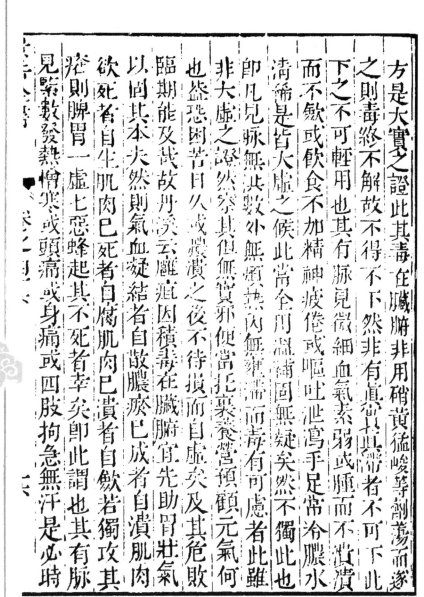

氣之不正外閉皮毛風熱壅盛而爲癰腫此表邪之宜散者也如無表證則不宜妄用發散以致亡陽損衛故仲景曰瘡家不可汗此之謂也其有營衛失調氣血留滯而偶生癰腫但元氣無損飲食如常脉無凶候證無七惡此其在腑不在臟在表不在裏有熱者清其熱有毒者解其毒有滯者行其氣所當調營和衛而從平治者也大都瘡瘍一證得陽證而病氣形氣俱有餘者輕得陰證而形氣病氣俱不足者重若正氣不足而邪毒有餘補之不可攻之又不可者危若毒雖盡去而脾胃已敗血氣難復者總皆不治之證故臨證者當詳察虛實審邪正辨表裏明權衡倘舉措略乖必遺人大害斯任非輕不可苟也

王海藏元戎曰若人氣血純盛營衛充滿抑遏不行腐化而爲癰者當泄之以奪其盛熱之氣若人飲食少思精神衰弱營

衛短濇寒搏而爲癰者當補之以接其虛怯之氣丹溪亦曰

腫瘍内外皆虛宜以補接行散爲主

東垣曰癰疽之發其受之有内外之別治之有寒熱之異受之外者法當托裏以温劑反用寒藥則使皮毛始受之邪引入骨髓受之内者法當疏利以寒劑反用温藥托裏則使骨髓之病上徹皮毛表裏通潰共爲一瘡助邪爲毒苦楚百倍輕則危殆重則死矣○病機要云内之外者其脈沉實發熱煩躁外無焮赤痛深於内其邪氣深故宜疏通臟腑以絶其源外之内者其脈浮數焮腫在外形證外顯恐邪氣極而内行故先宜托裏也内外之中者外無焮惡之氣内亦臟腑宜通知其在經當和營衛也用此三法之後雖未即瘥必無變證亦可使邪氣峻減而易愈故治瘡大要須明此托裏疏通和營衛之三法

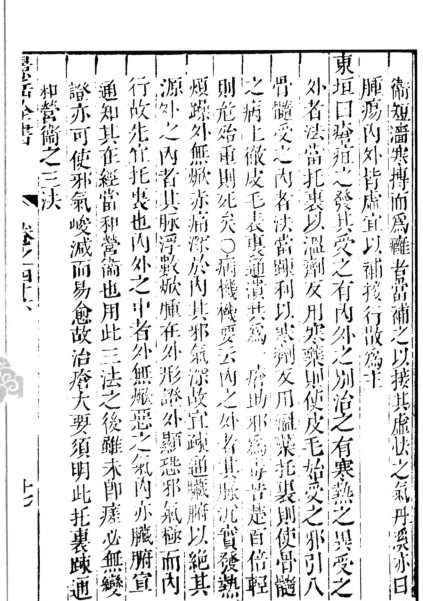

陳良甫曰諸痛痒瘡瘍皆屬心火前輩云癰疽多生於丹石房勞之人凡人年四十以上宜先用內托散次用五香連翹湯更以一竹馬法或騎蒜并明灸足三里以發泄其毒蓋邪之所湊其氣必虛留而不去其病乃實故癰疽未潰則一毫熱藥斷不可用癰疽已潰臟腑既虧一毫冷藥亦不可用猶忌敷貼之藥閉其毫孔若熱渴便閉脈沉實洪數者宜用大黃等藥以泄其毒後以國老膏萬金散黃礬丸遠志酒之類選而用之

立齋曰按前證若熱毒蘊於內大便秘結元氣無虧者宜用大黃等藥泄其熱毒若陰虛陽湊精虛氣怯脾胃虛弱者宜用甘溫之劑培其本源若瘡不焮腫不作膿者雖其未潰仍須溫補若瘡已潰而腫不退痛不止者仍宜用清涼之劑治之若病急而元氣實者先治其標病緩而元氣虛者先治其本或

病急而元氣更虛者必先治本而兼以治標大抵腫高焮痛膿水稠粘者元氣未損也治之則易漫腫微痛膿水清稀者元氣虛弱也治之則難不腫不痛或漫腫色黯不潰者發於陰也元氣虛甚理所不治若腫高焮痛者先用仙方活命飲後用托裏消毒散漫腫微痛者宜托裏散如不應加薑桂若膿出而反痛氣血虛也八珍湯不作膿不腐潰陽氣虛也四君加歸芪肉桂不生肌不收斂脾氣虛也十全大補加薑桂晡熱內熱陰血虛也四物加參朮欲嘔作嘔胃氣虛也六君加炮薑自汗盜汗五臟虛也六味丸加五味子食少體倦脾氣虛也補中益氣加茯苓半夏喘促欬嗽脾肺虛也前湯加麥門五味欲嘔少食脾胃虛也人參理中湯腹痛泄瀉脾胃虛寒也附子理中湯小腹痞足脛腫脾腎虛弱也十全大補加山茱山藥肉桂泄瀉足冷脾腎虛寒也前藥加桂附熱渴

淋閉腎虛陰火也加減八味丸喘嗽淋閉肺腎虛火也補中益氣湯加減八味丸凡此變證皆因元氣虧損失於預補所致○又曰凡瘡瘍用藥當審其經絡受證標本虛實以治之不可泥於熱毒內攻專用寒涼尅伐之劑虧損脾胃氣血多致有誤且以虛弱之人用峻利之藥則藥力未到胃氣先傷虛虛之禍有所不免故凡元氣不足者即治其初患更當內用參芪歸朮溫補脾胃外用桑枝炙熨接補陽氣使自消散

又曰凡癰疽腫痛初生便覺脉沉細而煩悶臟腑弱而皮寒邪毒猛暴恍惚不寧外證深沉者亦當即用托裏散及溫熱之劑以從治之○又曰瘡瘍發熱煩渴大便秘結者由邪蓄於內宜內疏黄連湯以泄內毒若頭痛拘急發熱惡寒者由邪客於外宜人參敗毒散以散表邪若腫焮赤發熱作渴此毒氣凝於肉裏宜仙方活命飲解散其毒若食少體倦

發熱惡寒此中氣虛弱宜六君子湯以補脾胃○又曰大抵證有本末治有權宜治其主則末病自退用其權則不拘於時泥於守常必致病勢危甚況雜用攻劑動損各經乎羅謙甫云守常者衆人之見知變者智者之事知常而不知變因細事而取敗者多矣

凡癰疽實證不可溫補虛證不可涼瀉此大法也觀前條陳良甫曰凡癰瘍未潰一毫熱藥斷不可用癰疽已潰臟腑已虧一毫冷藥亦不可用又立齋云若腫焮痛甚煩躁脉大寒熱往來大便秘結小便澀痛心神憒悶皆邪熱之證凡辛熱之劑不但腫瘍不可用雖潰瘍亦不可用也此固然矣然二公已道其半猶未盡也余讀之曰凡癰疽陰盛陽衰者但見體虛脉弱陽氣無權等證則凡苦寒之劑非惟潰瘍不可用即腫瘍亦不可用也又若陰邪凝結之毒非用溫熱何以運行

而陳氏謂腫瘍不可用熱藥恐不可以槩言也

敗毒八

外科樞要曰瘡瘍之證當察經之傳受病之表裏人之虛實而
攻補之假如腫痛熱渴大便秘結者邪在內也疏通之焮腫
作痛寒熱頭疼者邪在表也發散之焮腫痛甚者邪在經絡
也和解之微腫微痛而不作膿者氣血虛也補托之漫腫不
痛或不作膿或膿成不潰者氣血虛甚也峻補之色黯而微
腫微痛或膿成不出或腐肉不潰陽氣虛寒也溫補之若泥
其未潰而槩用敗毒復損脾胃不惟腫者不能成膿而潰者
亦難收斂七惡之證蜂起多致不救馬益卿曰癰瘍內外皆
壅宜以托裏表散為主如欲用大黃寧無孟浪之非潰瘍內
外皆虛宜以托裏補接為主如欲用香散未免虛虛之失治
者審之

托裏九

齊德之曰：凡瘡疽丹腫結核瘰癧，初覺有之，即用内消之法。經久不除，血氣漸衰，肌寒肉冷，膿汁清稀，毒氣不出，瘡口不合，聚腫不赤，結核無膿，外證不明者，並宜托裏。膿未成者使膿早成，膿已潰者使新肉早生，血氣虛者托裏補之，陰陽不和托裏調之。大抵托裏之法，使瘡無變壞之證。凡爲瘡醫，不可一日無托裏之藥。然而寒熱温涼，煩渴利嘔，臨證宜審其緩急耳。

馬益卿曰：癰疽因積毒在臟腑，當先助胃壯氣，使根本堅固，次以行經活血藥爲佐，參以經絡時令，務使毒氣外泄。治之早者，可以内消，此托裏之旨也。

立齋曰：大凡瘡瘍之作，由胃氣不從；瘡瘍之潰，由胃氣腐化；瘡瘍之歛，由胃氣營養。余嘗治初結未成膿者，托而散之；已成欲作膿者托而腐之膿成未潰者托而開之膿已潰者托而歛之東垣云脾爲倉廩之官胃爲水穀之海主養四旁以生血氣故胃氣乃生發之源爲人身之本厥有旨哉

論汗下十

仲景治傷寒有汗吐下三法東垣治瘡瘍有踈通托裏和營衛之三法用之得宜厥疾瘳矣假如瘡瘍腫硬木悶煩熱便秘脉沉而實其邪在内當先踈其内以下之焮腫作痛便利調和脉浮而洪其邪在表當先托其裏以汗之仲景曰瘡家雖身體疼痛不可發汗汗之則發痓若不詳審而妄爲汗下以致血氣虧損毒反延陷少壯者難以潰斂老弱者多致不救見外科樞要

羅謙甫云丁巳歲冬月予從軍曹州有牛經歷者病頭目赤腫耳前後尤甚疼痛不可忍發熱惡寒牙關緊急涕唾稠粘飲

食難下不得安臥一瘍醫於腫上砭刺四五百鍼腫亦不減其痛益甚莫知所由予往診視其脈浮緊按之洪緩此證乃寒覆皮毛鬱遏經絡熱不得散聚而爲腫經云天寒則地凍水冰人氣在身中皮膚緻密腠理閉汗不出氣血强肉堅濇當是之時善行水者不能往冰善穿地者不能鑿凍善用鍼者亦不能取四厥必待天溫冰釋凍解而後水可行地可穿人脈亦猶是也又云冬月閉藏用藥多而少鍼石也宜以苦溫之劑溫經散寒其病自已所謂寒致腠理以苦發之以辛散之也遂用托裏溫經湯依方餌之以薄衣覆其首以厚被覆其身臥於煖處使經血溫腠理開寒氣散陽氣升大汗出後腫減八九再服則去麻黃防風加連翹鼠粘子腫痛悉愈經言汗之則瘡已信哉斯言或云仲景言瘡家雖身痛不可發汗其理何也余曰此說乃營氣不從逆於肉理而生瘡腫作身

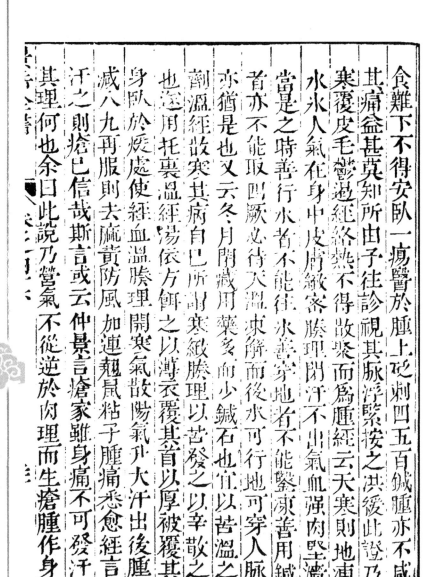

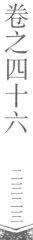

疼痛非外感寒邪之病故戒之以不可發汗汗之則成痓也又問仲景言鼻衄者不可發汗復言脉浮緊者當以麻黄湯發之衄血自止所說不同其故何也予曰此正與瘡家槩同夫人身血之與汗異名而同類奪汗者無血奪血者無汗今衄血妄行為熱所逼更發其汗是反助熱邪重竭津液必變凶證故不可汗若脉浮則在表脉緊則在寒寒邪鬱遏陽不得伸熱伏營中迫血妄行上出於鼻故當用麻黄湯散其寒邪使陽氣得舒其血自止又何疑焉或者嘆曰知其要者一言而終不知其要流散無窮斯古之學可謂知其要者矣

東垣云瘡瘍有因風熱外鬱其人多怒其色赤其腫高結硬而痛其脉洪緊而弦是邪客於血脉之上皮膚之間故發其汗而通其營衛則邪氣去矣○又曰瘡瘍諸病凡面赤者雖伏大熱禁不得攻裏攻裏則下利此以陽邪怫鬱在經宜發表

以去之故曰火鬱則發之雖大便數日不見宜多攻其表以發散陽氣少加潤燥之藥以潤之如見風脉風證只宜用風藥發表風邪解則大便自通也若只乾燥閉澁止宜潤之切不可下也但瘡瘍鬱冒俗呼昏迷是也宜汗之則愈

初虞世云凡癰疽始作須以大黄等藥亟轉利之勿以困苦爲念與其潰爛而死不若利之而死况有生道哉古人立法率用五香連翹漏蘆等藥貧乏之者單煮大黄湯以利之至於膿潰乃服黄芪等藥以排膿千金外臺備矣世以瘡發於外不行轉利而死者多矣○立齋曰按前證若腫高焮痛臟腑閉結屬内外俱實者當用前藥瀉之若漫腫微痛臟腑不實屬内外俱虚者當用内托補之若患腫無頭肉色不變當助胃壯氣令其内消若疼痛不止焮腫不消當用人參黄芪湯以托裹排膿若飲食少思肌肉不生當用參芪托裹散以補養

脾胃

立齋曰王德之患發背脉浮數按之則濡大便五六日不行腹不加脹余曰邪在表不在裏但因氣血虚飲食少故大便不行非熱結也宜生氣血爲主彼不信以爲積毒在內仍用大黄遂連瀉不止更加發熱呃逆飲食不進而死其子曰瀉亦能爲害乎余曰服利藥而利不止者死不當瀉而强瀉令人洞腸不禁者死下多亡陰者死曰瘡瘍乃積毒在臟若不驅逐何以得解余曰瘡瘍雖積毒在臟腑治法先當助胃氣使根本堅固參以行經活血時宜之藥非宜妄用大黄也今其病在表而反以峻利之劑重奪其陰其可乎哉故曰表病裏和而反下之則中氣虚表邪乘虚而入由是變證百出雖云脉浮數者邪在表當用托裏復煎散然其間黄芩蒼朮亦不敢妄用脉沉實者邪在裏當用內疎黄連湯然其中大黄檳

極亦不敢妄用況浮數濇主氣血皆虛且邪既在表而反用
峻劑重傷其裏誅伐無過不死何俟
愚謂瘡腫之屬表邪若惟時毒丹毒斑疹及頭面頸項上焦之證多有之察其果有外邪而脉見緊數證有寒熱者方宜表散然散之之法又必辨其陰陽盛衰故或宜溫散或宜涼散或宜平散或宜兼補而散或宜解毒而散此散中自有權宜也○又如裏證用下之法則毒盛勢劇者大下之滯毒稍輕者微下之營虛便結而毒不解者養血滋陰而下之中氣不足而便結壅滯者潤導而出之凡此皆通下之法但宜酌緩急輕重而用得其當耳故必察其毒果有餘及元氣壯實下之必無害者方可用下否則不但目前且尤畏將來難結之患是以表證不真者不可汗汗之則亡陽裏證不實者不可下下之則亡陰亡陰亦死亡陽亦死醫固可以孟浪乎

論灸法 十一

王海藏曰瘡瘍自外而入者不宜灸自內而出者宜灸外入者托之而不內內出者接之而令外故經曰陷者灸之灸而不痛痛而後止其灸灸而不痛者先及其潰所以不痛而後及良肉所以痛也灸而痛不痛而後止其灸灸而痛者先及其未潰所以痛而次及將潰所以不痛也

李氏云治疽之法灼艾之功勝於用藥蓋使毒氣外泄譬諸盜入人家當開門逐之不然則入室爲害矣凡瘡初發一二日須用大顆獨蒜切片三分厚貼疽頂以艾隔蒜灸之每三壯易蒜瘡潰則貼神異膏如此則瘡不開大肉不壞瘡口易斂一舉三得此法之妙人所罕知若頭頂見疽則不可用此法

五府極 觀碑 載

又曰凡患背疽漫腫無頭者用濕紙貼腫處但一點先乾處

乃是瘡頭可用大蒜十顆淡豆豉半合乳香錢許研爛置瘡上鋪艾灸之痛否皆以前法爲度

陳氏曰腦爲諸陽之會頸項近咽喉腎俞乃致命之所皆不可灼艾

伍氏曰凡用蒜餅灸者蓋蒜味辛溫有毒主散癰疽假火勢以行藥力也有只用艾炷灸者此可施於頑疽痼發之類凡赤腫紫黑毒甚者須以蒜艾同灸爲妙○又曰凡治疽癰發背疔瘡若初灸即痛者由毒氣輕淺灸而不痛者乃毒氣深重悉宜內服追毒排膿外傳消毒之藥大抵癰疽不可不痛又不可大痛悶亂不知痛者難治○又曰凡隔蒜灸者不論壯數則邪無所容而眞氣不損但頭項見瘡宜用騎竹馬法及足三里灸之

千金云癰疽始作或大痛或小痛或發如米粒即便出膿宜急

斷口味利去其毒用騎竹馬灸法或就患處灼艾重者四面中央總灸一二百壯更用敷藥其效甚速

立齋云夫瘡瘍之證有諸中必形諸外在外者引而拔之在內者疏而下之灼艾之功甚大若毒氣鬱結瘀血凝滯輕者或可藥散重者藥無全功矣東垣曰若不針烙則毒氣無從而解是故善治毒者必用隔蒜灸舍是而用苦寒敗毒等劑其壯實內熱者或可彼怯弱氣虛者未有不敗者也又有毒氣沉伏或年高氣弱或服克伐之劑氣益以虛膿因不潰者必假火力以成功大凡蒸灸若未潰則拔引鬱毒已潰則接補陽氣祛散寒邪瘡口自合其功甚大嘗治四肢瘡瘍氣血不足者祗以前法灸之皆愈疔毒甚者尤宜灸蓋熱毒中隔內外不通不發泄則不解散若處貧居僻一時無藥則用隔蒜灸法尤便每三壯一易蒜片大概以百壯為度用大蒜取其

幸而能散用艾炷取其火力能透如法灸之必瘡發膿潰繼以神異膏貼之不日自愈一能使瘡不開大二內肉不壞三瘡口易合見效甚神丹溪云惟頭爲諸陽所聚艾壯宜小而少○曹工部發背已十八日瘡頭如粟瘡內如錐痛極時有悶瞀飲食不思氣則愈虛以大艾隔蒜灸十餘壯尚不知而痛不減遂明灸二十餘壯內瘀悉去毒氣大發飲食漸進更以大補藥及桑木燃灸瘀肉漸潰○劉貫卿足患疔瘡已十一日氣弱亦灸五十餘壯更以托裏藥而愈○黃君腿癰膿清脉弱一婦臂結一塊已潰俱不收歛各灸以豆豉餅更飲托裏藥而愈○一男子胸腫一塊半載不消令明灸百壯方潰與大補藥不歛復灸以附子餅而愈○一男子患發背瘡頭甚多腫硬色紫不甚痛不腐潰以艾鋪患處灸之更以大補藥數日死肉脫去而愈○陳工部患發背已四五日瘡頭

雖小根畔頗大以隔蒜灸三十餘壯其根內消惟瘡頭作膿數日而愈○余丙子年忽惡心大惟骨甚痒須臾臂不能舉神思甚倦此夭疽危病也急隔蒜灸之痒愈甚又明灸五十餘壯痒遂止旬日而愈精要云灸法有回生之功信矣薛按

史氏引證曰瘍醫常器之於甲戌年診太學史氏之母云內有蓄熱防其作疽至辛巳六月果背胛微痒瘡粒如黍灼艾即消隔宿復作用膏藥覆之暈開六寸許痛不可勝歸咎於艾適遇一僧自云病瘡甚危嘗灸八百餘壯方甦遂用大艾壯如銀杏者灸瘡頭及四傍各數壯痛止至三十餘壯赤暈悉退又以艾作團如梅杏大者四十壯乃食粥安寢瘡突四寸小竅百許患肉俱壞而愈○立齋曰灼艾之法必使痛者灸至不痛不痛者灸至痛則毒必隨火而散否則非徒無益而反害之

愚意癰疽爲患，無非血氣壅滯留結不行之所致。凡大結大滯者，最不易散，必欲散之，非藉火力不能速也，所以極宜用灸。然又有孫道人神仙薰照方，其法尤精尤妙。若毒邪稍緩，邪淺經遠而氣有不達，灸之爲良；若毒邪熾盛，其勢猛急而垂危者，則宜用薰照方，更勝於灸也。

膿針辨 十二

齊氏曰：若發腫都軟而不痛者，血瘤也；發腫日漸增長而不大熱，時時牽痛者，氣瘤也。氣結微腫，久而不消，後亦成膿，此是寒熱所爲也。留積經久，極陰生陽，寒化爲熱，以此潰者，必多成瘻，宜早服內塞散以排之。○又凡察癰疽，以手掩其上，大熱者，膿成自軟也；若其上薄皮剝起者，膿淺也；其腫不甚熱者，膿未成也。○若患瘰癧結核，寒熱發渴，經久不消，其人面色痿黃者，被熱上蒸，已成膿也。○至於臟腑腸胃內瘡內疽其疾隱而深藏目既不見手不能近所爲至難但以診脉而辨之亦可知也有患胃脘癰者當候胃脉胃脉者人迎也其脉沉數氣逆則甚甚則熱聚胃口而胃脘爲癰也若其脉洪數者膿已成也設脉遲緊雖膿未就已有瘀血也宜急治之不爾則邪氣內攻腐爛腸胃不可救也○又肺癰論曰始萌則可救膿成即死不可不慎也久之欬膿如粳米粥者不治嘔膿而止者自愈也○又腸癰論曰或遶臍生瘡膿從瘡出者有出臍中者惟大便下膿血者自愈也

伍氏曰瘡腫赤色按之色不變者此膿已成也按之隨手赤色者其亦有膿也按之白色良久方赤者此遊毒已息可就赤白盡處灸斷赤脈自消凡癰疽以手按之若牢硬未有膿也若半軟半硬已有膿也又按腫上不熱者爲無膿熱甚者爲有膿宜急破之

立齋曰：瘡瘍之證，毒氣已結者，但可補其氣血，使膿速成。膿成者，當驗其生熟淺深，視其可否，針而去之，不可論內消之法。小按便痛者，膿淺也；大按方痛者，膿深也。按之不復起者，膿未成也；按之即復起者，膿已成也。膿生而用鍼，氣血既泄，膿反難成；膿熟而不鍼，則腐潰益深，瘡口難斂。若瘡深而針淺，內膿不出，外血反泄；若瘡淺而針深，內膿雖出，良肉受傷。若元氣虛弱，必先補而後針，勿論尻神，其膿一出，諸證自退。若膿出而反痛，或煩躁嘔逆，皆由胃氣虧損也，宜急補之。○若背瘡熱毒熾盛，中央肉黯，內用托裏壯其脾胃，外用烏金膏塗於黯處，其赤處漸高，黯處漸低，至六七日間，赤黯分界，自有裂紋如刀劃然，黯肉必漸潰矣，當用鈹針利剪徐徐去之，須使不知疼痛，不見鮮血爲妙。若雖有裂紋，膿未流利，及膿水雖出而仍痛者，皆未通於內，並用針於紋中引之。○若患

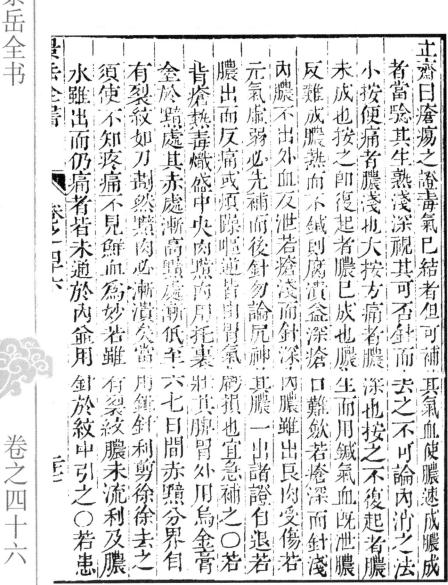

于背髀之間凡人背近脊處并髀皮裹有筋一層患此處者外皮雖破其筋難潰以致內膿不出令人脹痛苦楚氣血轉虛變證百出若待自潰多致不救必須開之引之撲以托裹常治此證以利刀剪之尚不能去似此堅物待其自潰不反甚乎此非氣血壯實者未見其能自潰也○若元氣虛弱而誤服尅伐患處不痛或肉將死急須温補脾胃亦有生者後須純補之藥庶可收斂若妄用刀針去肉出血則氣血愈虛愈傷矣何以生肌收斂乎大凡瘡瘍膿血既潰當大補血氣為先須有他證當以末治○又曰凡瘡不起者托而起之不成膿者補而成之使不內攻膿成而及時針之不數日即愈矣常見患者皆畏針痛而不肯用又有恐傷肉而不肯用殊不知瘡雖發於肉薄之所若其膿成必腫高寸餘瘡皮又厚分許用鍼深不過二分若發於背必腫高二三寸入針止於

寸許況患處肉既已壞何痛之有何傷之慮凡怯弱之人或患附骨等症待膿自通以致大潰不能收斂氣血瀝盡而已者爲多矣○又曰凡瘡既成膿皮膚不得疏泄昧者待其自穿殊不知少壯而充實者或能自解若老弱之人氣血枯槁或兼攻發太過不行針刺膿毒乘虛內攻穿腸腐膜鮮不誤事若毒結四肢砭刺少緩則腐潰深大亦難收斂毒結於頰項胸腹緊要之地不問壯弱急宜針刺否則難治如洗氏室黃上舍等皆以此而殁者多矣大抵瘡瘍之證感有輕重發有深淺淺者腫高而軟發於血脈深者腫下而堅發於筋骨然又有發於骨髓者則皮肉不變故古人制法淺宜砭而深宜刺使瘀血去於毒聚之始則易消若膿成之時氣血壯實者或自出怯弱者不行針刺鮮有不悞凡瘡瘍透膜十無一生雖以大補藥治之亦不能救此可爲待膿自出之戒也故

東垣云毒氣無從而解膿瘀無從而泄過時不烙反攻於內內既消敗欲望其生豈可得乎茲舉一二以告同道弁使患者知所慎云○又曰凡患瘡疽雖因積熱所成若初起未成膿脉洪數乃陰虛陽亢之證若膿潰于內不得發泄於外身必發熱故脉見洪數乃瘡疽之病進也膿既去則當脉靜身凉腫消痛息如傷寒表證之得汗也若反發熱作渴脉洪數者此真氣虛而邪氣實死無疑矣○又曰若治元氣不足之證即其初患便當內用參芪歸朮溫補脾胃外用桑枝燃炙接補陽氣使自消散若久而不能成膿者亦用前二法補助以速之若膿既成而不潰用艾於當頭灸數炷以出之却服十全大補湯

論鍼法十三

上古有砭石之制內經有九針之別制雖不同而去病之意則

一也且瘡瘍一科用針爲貴用之之際雖云量其潰之淺深尤當隨其肉之厚薄若皮薄鍼深則反傷良肉益增其潰肉厚針淺則膿毒不出反益其痛用針者可不慎哉至於附骨疽氣毒流注及有經久不消内潰不痛者宜燔針開之若治咽喉之患當用三稜針若丹瘤及癰毒四畔焮赤疼痛如灼宜用砭石去血以泄其毒則重者減輕者消如洪氏室患腹癰膿脹悶背以卧針刺膿出即愈一人患囊癰膿熟腫脹小便不利幾殆急針之膿水大泄氣通而愈大抵用針之法迎而奪之順而取之所謂不治已成治未成正此意也今之患者或畏針而不用醫者又徇患者之意而不針遂至膿已成而不得潰或得潰而所傷已深矣卒之夭枉者十常八九亦可悲矣 見外科心法

經曰天溫日明則人血淖溢而衛氣浮故血易瀉氣易行天寒

日陰則人血凝濇而衛氣沉是以因天時而調血脉也故凡遇天寒氷水或陰氣凝滯之時欲行針刺則先當溫衣覆盖或以艾葉炒熱或熱爐熨衣類先熨其處務令血脉溫和而後刺之則血瀉氣行其病立已若血寒脉濇遽爾用針則邪毒不瀉徒傷良肉又以益其病也

立齋曰凡元氣虛弱者必當補助脾胃禁用刀針若妄用之而去肉去血使陽隨陰散是速其危也

薛按曰四明有屠壽卿者當門齒忽如所擊痛不可忍脉洪大而弦余曰弦洪相搏將發瘡毒也先用清胃散加白芷銀花連翹一劑痛即止至晚鼻上發一瘡面腫黯痛用前藥加犀角一劑腫至兩顴口出穢氣脉益洪大惡寒內熱此毒熾血瘀藥力不能敵也乃數砭患處出紫血服犀角解毒之藥⑤與日腫痛尤甚又砭患處與唇上并刺口內赤脉各出毒血再

服前藥至數劑而愈

用針勿忌尻神⑥ 十四

立齋曰：針灸之法，有太乙人神、周身血忌、逐年尻神、逐日人神，而其穴有禁針禁灸之論，犯者其病難瘳，理固然也。但瘡瘍氣血已傷，肌肉已壞，急宜迎而奪之，順而取之，非平人針灸之比，何忌之有？《外科精義》云：瘡瘍之證，毒氣無從而解，膿瘀無從而泄，反攻於內，內既消敗，欲望其生，豈可得乎？危惡之證，發於致命之所，禍在反掌。腹癰、囊癰、二便不通、胸腹脹悶、唇疔、喉痹、咽喉腫塞，其禍尤速，患者審之。

鄰人蘇子遇之內，左手指患疔，麻癢，寒熱，惡心，左半體皆麻，脉數不時見。余曰：凡瘡不宜不痛，不宜大痛，煩悶者不治，今作麻癢，尤其惡也。用奪命丹二服不應，又用解毒之劑，麻癢始去，乃作腫痛。余曰：勢雖危，所喜作痛，但毒氣無從而泄，欲針

之適值望日其家俱言尻神不從乃勢愈腫甚余强針之諸證頓退又用解毒之劑其瘡乃愈　薛按

圍藥　十五

內經云五臟不和則七竅不通六府不和則留結爲癰又云形傷痛氣傷腫此以臟腑不和而瘡發於外也明矣苟全貼寒涼豈能調和臟腑宣通氣血耶○若其腫痛熱渴脉滑數而有力證屬純陽者宜內用濟陰湯外用抑陽散則熱赤自解瘀滯自散○若似腫非腫似痛非痛似潰不潰似赤不赤脉洪數而無力屬半陰半陽者宜內用冲和湯外用陰陽散則氣血自和瘀滯自消○若微腫微痛或色黯不痛或堅硬不潰脉雖洪大按之微細軟弱屬純陰者宜內服回陽湯外敷抑陰散則脾胃自健陽氣自回也○丹溪曰敷貼之劑應酬輕小熱證耳若不辨其陰證陽證之所向分而妄敷寒涼之

劑則迷塞腠理凝滯氣血毒反內攻而肉又死矣况運氣得寒則不健瘀血得寒則不散敗肉得寒則不潰新肉得寒則不生治者審焉見外科樞要

立齋曰大抵瘡之起發潰斂皆血氣使然各人元氣虛實不同有不能發出而死者有發出不能成膿而死者有成膿不能腐潰而死者有腐潰不能收斂而死者敷貼之法但可應酬輕小之證耳若血氣已竭其患必死不但敷貼不效且氣血喜溫而惡寒腠理喜通而惡塞氣血因而愈滯腫患因而愈盛邪氣因而愈深腐潰因而愈大怯弱之人取敗多矣况瘡瘍乃七情相火或食膏粱或餌金石以傷陰血陽盛陰虛受病於內而發於外若不別氣分血分陰陽虛實腐潰淺深卽服藥尚有不能保生者可徒敷貼而已乎

施二守項右患一核用寒藥敷貼頸皆腫又敷之腫亂胸腋冷

應腹內不悟涼藥所致尚以爲毒盛形體困憊自分不起延余治之見其敷藥處熱氣如霧急令去藥良久瘡色變赤刺出膿血用托裏藥而愈○張侍御發背專用敷藥瘡黯不起胸痞悶氣不能呼吸自分不治余用辛溫托裏藥而愈○一男子臂癰腐潰肌肉不生用藥敷之肌肉四沿反硬予診之脉澀而弱此氣血俱虛不能營於患處故敷涼藥反硬乃血氣受寒凝結而非毒也用大補藥而愈○一男子患胸疽腫高作痛腫處敷藥痛雖止而色變黯腫外作痛仍敷之肉色亦黯喉內作痛不悟此爲涼藥所誤反盡頸敷之其頸皆潰而死○一男子因怒左脇腫一塊不作痛脉澀而浮余曰此肝經邪火熾盛而真氣不足爲患宜培養血氣爲主彼以草藥敷貼遂致不救○王安人發背正潰時欲速效敷以草藥即日而死○張宜人年踰六十患發背三日肉色不變頭如

梁許肩背腫脉洪數寒熱飲冷予以人參敗毒散二劑及隔蒜灸五十餘壯毒大發背始輕再用托裏藥漸潰因血氣虚甚而作渴用參芪歸熟等藥而渴亦止彼欲速效乃自用草藥罨患處毒氣復入遂不救 薛按

凡癰瘍腫痛宜用圍藥敷治者惟降癰散爲第一無論陰毒陽毒皆所宜也

腐肉 十六

齊德之曰夫瘡瘍生於外皆由積熱蘊於内内經謂血熱肉敗榮衛不行必將爲膿留於節腠必將爲敗蓋瘡疽膿潰之時頭小未破瘡口未開或毒氣未出疼痛難忍所以立追蝕腐潰之法使毒氣外泄而不内攻惡肉易去好肉易生也若絍其瘡而血出不止者則未可絍於瘡上摻追蝕之藥待其熱可絍方絍若絍其瘡而痛應心根者亦不可强絍之誤觸其

瘡焮痛必倍變證不無不可不慎也若瘡瘍膿成未破於上薄皮剝起者即當用破頭代針之劑安其上以膏貼之膿出之後用搜膿化毒之藥取效如神矣若膿血未盡便用生肌斂瘡之劑欲其早愈殊不知惡肉未盡其瘡早合後必再發不可不慎也

立齋曰瘡瘍之證膿成者當辨其生熟淺深肉死者當驗其腐潰逆脫余嘗治脈證虛弱者用托裏之藥則氣血壯而肉不死脈證實熱者用清熱之劑則毒氣退而肉自生凡瘡聚於筋骨之間肌肉之內皆因血氣虛弱用十全大補湯壯其脾胃則未成者自散已成者自潰又何死肉之有若不大痛或大痛或不赤或內膿不潰或外肉不腐乃血氣虛弱宜用桑枝灸及十全大補加薑桂壯其陽氣則四畔即消瘡頭即腐其毒自解又何待於針割若脾胃虛弱飲食少思用六君倍

加白朮壯其營氣則肌肉受毒者自潰已死者自活已潰者自斂若初起或因剋伐或犯房事以致色黯而不痛者乃陽氣脫陷變爲陰證也急用參附湯溫補回陽亦有可生○又曰夫腐肉者惡肉也大凡癰疽瘡腫潰後若有腐肉凝滯者必取之乃推陳致新之意若壯者筋骨强盛氣血充溢眞能勝邪或自去或自平不能爲害若年高怯弱之人血液少肌肉澁必迎而奪之順而取之是謂定禍亂以致太平設或留而不去則有爛筋腐肉之患如劉大尹汪夫人取之及時而新肉卽生得以全愈金工部鄭揮使取之失期大潰而斃予嘗見腐肉既去雖少壯者不補其氣血尚不能收斂若怯弱者不取惡肉不補血氣未見其生也故古人曰壞肉惡於狼虎毒於蜂蠆緩去之則戕賊性命信哉○又曰瘰癧之證若毒氣已結腫赤熾盛中央肉死黯黑者內用托裏健脾之劑

外用烏金膏塗之則黯處漸低赤處漸起至六七日間赤黯之界自有裂紋如刀劃狀其黯漸潰若用鈹針利剪徐去猶好須使不知疼痛不見鮮血爲善若膿未流利宜用針於紋中引之若膿水已出腫痛仍作乃内筋間隔亦用針引之若元氣虛弱誤服尅伐之劑患處不痛或肉死不潰者急温補脾胃亦有復生者後須純補脾胃庶能收斂此則不可妄用針刀若誤用之以去肉出血使陽隨陰散是速其危也

一論外通用方

鍼頭散外一四四　去腐　　代鍼膏外一四五　潰頭

透骨丹外一四三　潰頭　　豬蹄湯外一二五　洗腐

舍時從證十七

立齋曰經云諸痛痒瘡皆屬於心若腫赤煩躁發熱大痛飲冷便秘作渴脈洪數實者爲純陽雖在嚴冬之時必用大苦寒

之劑以瀉熱毒若不腫不痛脉細皮寒瀉利腸鳴飲食不入嘔吐無時手足厥冷是爲純陰雖在盛暑之時必用大辛溫熱之劑以助陽氣不拘嚴寒盛暑但當舍時從證若微腫微痛似潰不潰時出清膿者爲半陰半陽宜用辛熱之劑溫補胃氣此亦治陰陽法也經曰用寒遠寒用熱遠熱有假者反之雖違其時必從其證若執常法無不誤矣○壬午仲冬金臺一男子患腹痛誤服乾薑理中丸即時口鼻出血煩躁發狂入井而死○辛卯冬一吏患傷寒誤服附子藥一鐘下咽發躁奔走跌死○夫盛暑之際附子薑桂三藥並用連進三四劑無事嚴冬時令三藥單用一味止進一劑者即死可見羅謙甫先生有舍時從證權宜用藥之妙余宗此法凡冬間瘡證如脉沉實洪數大便秘瘡焮痛煩躁或飲冷不絕者即用硝黃芩連之劑攻之雖在夏令而脉見虛弱或浮大瘡不

潰膿清稀惡寒飲者即用薑桂參芪之劑補之如脉見沉細瘡不潰不痛作呃逆手足冷大便不實或瀉利或腹痛更加附子皆獲大效脉者反以爲非惑亂患人恪守常法必使冬用溫熱夏用清涼以致誤人深可哀也　薛按

至元壬午五月二十八日王伯祿年逾五旬有七右臂膊腫甚上至肩下至手指色變皮膚凉六脉沉細而微此乃脉證俱寒余舉瘍醫孫彥和視之曰此乃附骨癰開發已遲以燔針啓之膿清稀解次日肘下再開之加呃逆不絕彥和與丁香柿蒂散兩劑稍緩次日呃逆尤甚自利臍腹冷痛腹滿飲食減少時發昏憒於左乳下黑盡處灸二七壯又處托裏溫中湯用乾薑附子木香沉香茴香羌活等藥㕮咀一兩半欲與服或者曰諸痛痒瘡瘍皆屬心火又當盛暑之時用乾薑附子可乎予應之曰理所當然不得不然內經曰脉細皮寒瀉

利前後飲食不入此謂五虛况呃逆者胃中虛寒故也諸痛
痒瘡瘍皆屬心火是言其定理也此證內外相反須當舍時
從證非大方辛熱之劑急治之則不能愈也遂投之諸證悉
去飲食倍進瘡勢温煖色正彥和復用五香湯數服後月餘
平復噫守常者衆人之見知變者知者之能知常不知變因
細事而取敗者亦多矣况乎醫哉見羅氏衛生寶鑑

愚意羅先生以舍時從證之法垂訓後人誠百世不磨之要道
也但時之遷變本所難知而證之幽顯尤不易識何也蓋常
人之所謂時者春夏秋冬之時也歲歲時常之主氣也誰不
得而知之而不知五六周環則長夏有寒淫之令三冬有炎
暑之權此則雖若舍時而實以從時昧者固能知此乎又如
察證之法則凡脈細皮寒泄瀉厥冷之類是皆已見之寒證
也又誰不得而知之不知其來有源其甚有漸即諸證未見

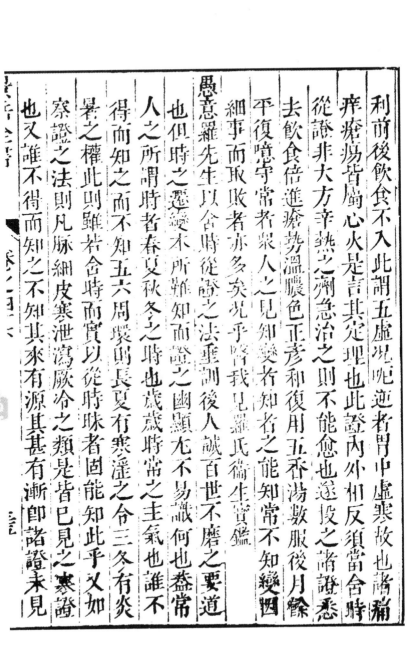

之前而本來已具此際便難錯認使必待焦頭爛額而後曲突徙薪則已晚矣此羅先生之所以明已然而余則更爲慮未然蓋恐人之見之遲而無及於事也雖然余常見今人之於已然者尚不能見而復欲其見未然誠哉迂矣然余慨然之念則不能不道其詳而深望於知音者

陽氣脫陷十八

立齋曰瘡瘍陽氣脫陷或因克伐之劑或因膿血大泄或因吐瀉之後或因誤以入房大凡潰後勞後元氣虧損或夢遺精脫或脈數便血或外邪乘虛而入以致發熱頭痛小便淋澀或目赤煩喘氣短頭暈體倦熱渴意欲飲水投水身熱增寒惡衣揚手擲足腰背反張鄭聲自汗脈浮洪大此無根虛火之假熱證也若畏寒頭痛欬逆嘔吐耳聵目矇小便自遺瀉利腸鳴裏急腹痛玉莖短縮齒牙浮痛肢體麻痹冷汗時出

或厥冷身痛咬舌嚼唇舌本強硬呃逆喘促脈微沉細此陽氣脫陷之真寒證也凡此危候無論脈證但見有一二急用參附湯或用托裏消毒散去連翹白芷金銀花三味急加桂附大劑補之多有復生者

內翰楊皐湖孟夏患背疽服尅伐之劑二旬餘矣漫腫堅硬重如負石隔蒜灸五十餘壯背遂輕以六君加砂仁二劑涎沫涌出飲食愈少此脾虚陽氣脫陷也劑用溫補反嘔不食仍用前藥作大劑加附子薑桂又不應遂以參芪各一觔歸朮陳皮各半觔附子一兩煎服三日而瘡流涎頓止腐肉頓潰飲食頓進再用薑桂等藥托裏健脾腐脫而瘡愈矣○少黎史南湖之内夏患疽不起發脈大而無力發熱作渴自汗盜汗用參芪大補之劑益加手足逆冷大便不實喘促時嘔脈細微按之如無惟太衝不絕仍以參芪白朮當歸茯苓陳皮

計觔許加附子五錢水煎二三鐘作一服諸證悉退脉息頗復翼日瘡起而潰仍用前藥四劑後日用托裏藥調理兩月餘而愈 薛按

一婦人於癸卯冬失物發怒缺盆內微腫甲辰春大如覆碗左肩膊⑦赤腫肉色如故或針出鮮血三碗許腹痛如錐泄瀉不止四肢逆冷嘔吐惡寒或時發熱絕食已七日矣其脉洪大時或微細此陽氣脫陷也用六君加炮薑三錢附子二錢早服至午不應再劑加附子五錢熟睡覺來諸證頓退六七可進稀粥再四劑諸證悉退飲食如故缺盆始潰針出清膿二碗許諸證復至此虛極也以十全大補加薑桂附各一錢三劑而安後減薑附各五分與歸脾湯兼服五十餘劑而愈按

溫補按則十九

留都鄭中翰仲夏患發背已半月瘡頭十餘枚皆如粟許漫腫

堅硬根如大盤背重如負石即隔蒜灸五十餘壯其背頓輕
彼因輕愈不守禁忌三日後大作瘡不起發喜得作膿用活
命飲四劑勢少退用香砂六君子湯四劑飲食少進彼恃知
醫自用敗毒藥二劑飲食益少口流涎沫若不自知此脾虛
之甚也每用托裏藥內加參芪各三錢彼密自揀去大半後雖
用大補藥加薑桂亦不應遂令其子以參芪各一兩歸朮各
半觔乾薑桂附各一兩煎膏一罐三日飲盡涎頓止腐頓潰
食頓進再用托裏健脾藥腐肉自脫而愈下俱薛按

張侍御患背瘡三枚皆如粟彼以爲小毒服清熱化痰藥外用
凉藥敷貼數日尚不起色黯不焮胸中氣不得出入勢甚可
畏連用活命飲二劑氣雖利膿清稀瘡不起欲用補劑彼泥
於素有痰火不受參朮之補因其固執遂陽以敗毒之劑與
視之而陰以參芪歸朮各五錢薑桂各二錢服二劑背覺熱

腐肉得潰方信余言始明用大補藥乃愈

南都聶姓者時六月患發背腐肉已去瘡口尺許色赤焮腫發熱不食欲嘔不嘔服十宣散等藥自爲不起請余決之其脉輕診則浮而數重診則弱而濇此潰後之正脉然瘡口開張血氣虛也欲嘔不嘔脾胃虛也色赤焮腫虛火之象也尚可治遂與十全大補湯加酒炒黄栢知母五味麥門及飲食便飲食頓進肌肉頓生服至八劑瘡口收如粟許又惑於人言謂餘毒未盡乃服消毒藥二劑復發熱昏憒急進前藥又二十餘劑乃愈後兩月因作善事一晝夜不睡以致勞倦發熱似瘧不睡與前湯二劑更加發熱飲食不進惟飲熱湯後以前藥加附子一錢二劑後愈

高秋官貞甫孟秋發背色黯而硬不痛不起脉沉而細四肢逆冷急用大艾隔蒜灸三十餘壯不痛遂用艾如粟大者著肉

灸七壯乃始知痛與六君子湯二劑每劑入附子二錢不應後劑又加肉桂二錢始應而愈

一男子脇腫一塊日久不潰按之微痛脉微而澀此形證俱虛也經曰形氣不足病氣不足當補不當瀉予以人參養營湯治之彼不信乃服流氣飲虛證悉至方服前湯月餘少愈但腫處尚硬以艾葉炒熱熨患處至十餘日膿成以火針刺之更灸以豆豉餅又服十全大補湯百劑而愈

定痛二十

齊氏曰瘡瘍之證候不同凡寒熱虛實皆能爲痛故止痛之法殊非一端世人皆謂乳沒珍貴之藥可住疼痛而不知臨病制宜自有方法蓋熱毒之痛者以寒凉之藥折其熱而痛自止也寒邪之痛以溫熱之劑熨其寒則痛自除也因風而痛者除其風因濕而痛者導其濕燥而痛者潤之塞而痛者通

之虛而痛者補之實而痛者瀉之因膿鬱而閉者開之惡肉侵潰者去之陰陽不和者調之經絡秘澁者利之臨機應變方爲上醫不可執方而無權也

立齋曰瘡瘍之作由六淫七情所傷其痛也因氣血凝滯所致假如熱毒在內便秘而作痛者內疎黃連湯導之熱毒熾盛焮腫而作痛者黃連解毒湯治之不應仙方活命飲解之瘀血凝滯而作痛者乳香定痛丸和之作膿而痛者托裏消毒散排之膿脹而痛者針之膿潰而痛者補之若因氣虛而痛四君加歸芪血虛而痛四物加參芪腎虛而痛六味地黃丸口乾作渴小便頻數者加減八味丸此皆止痛之法也慎勿槩用寒涼之藥況血氣喜溫而惡寒若冷氣入裏血即凝滯反爲難瘥之證矣丹溪云膿出而反痛此爲虛也宜補之穢氣所觸者和解之風寒所逼者溫散之若專用龍竭生肌乳

沒止痛吾知其必無效也

凡癰毒焮腫赤痛之甚者雖內治之法已具如前然煎劑功緩而痛急難當者必須外用敷藥既欲其止痛又欲其散毒則無如降癰散之神妙也

生肌收口附 戒潰證二十一

陳良甫曰癰疽之毒有淺深故收斂之功有遲速斷不可早用收口之藥恐毒氣未盡後必復發爲患匪輕若癰久不合其肉白而膿少者此氣血俱虛不能潮運而瘡口冷澀也每日用艾葉一把煎湯避風熱洗及燒松香煙熏之或用豬蹄湯洗之更以神異膏貼之必須守禁調理否則不效○又曰脈得寒則下陷凝滯肌肉故曰留連肉腠是爲冷漏須溫補之

丹溪曰諸經惟少陽厥陰之生癰者宜須防之以其多氣少血也血少則肌肉難長故瘡久未合必成敗證苟反用驅利毒

藥以伐其陰分之血禍不旋踵矣

立齋曰肌肉者脾胃之所主收斂者血氣之所使但當純補脾胃不宜泛敷生肌之劑夫瘡不生肌而色赤甚者血熱也四物加山梔連翹色白而無神者氣虛也四君加當歸黃芪晡熱內熱陰血虛也四物加參朮膿水清稀者氣血虛也十全大補湯食少體倦脾氣虛也補中益氣湯煩熱作渴飲食如常胃火也竹葉黃芪湯不應竹葉石膏湯熱渴而小便頻數腎水虛也用加減八味丸料煎服若敗肉去後新肉微赤四沿白膜者此胃中生氣也但用四君子湯以培補之則不日自斂若妄用生肌之藥餘毒未盡而反益甚耳殊不知瘡瘍之作由胃氣不調瘡瘍之潰由胃氣腐化瘡瘍之斂由胃氣榮養○東垣云胃乃發生之源爲人生之本丹溪亦謂治瘡瘍當助胃壯氣使根本堅固誠哉是言也可不慎歟○又曰

若肌肉傷而瘡口不斂用六君子湯以補脾胃若氣虛惡寒而瘡口不斂用補中益氣湯以補脾肺若血虛發熱而瘡口不斂用四物參朮以滋肝脾若膿多而瘡口不斂用八珍湯或十全大補湯以養血氣如不應但用四君歸芪以補脾胃更不應乃屬命門火衰急用八味丸以壯火生土若脈數發渴者難治以真氣虛而邪氣實也○又曰生肌之法當先理脾胃助氣血爲主若氣血俱虛不能生者當用托裏之劑若有風寒襲於瘡所不能生者宜用豆豉餅灸之若流注頑瘡內有膿管或瘀肉或癧核須用針頭散腐之錠子尤妙如背瘡杖瘡湯火瘡大潰當用神效當歸膏則能去腐生新止痛大有神效○又曰癰疽潰後毒盡則肉自生常見世之治者往往用龍骨血竭之屬以求生肌殊不知餘毒未盡肌肉何以得生氣血既虛龍竭豈能得效設若膿毒未盡就用生肌

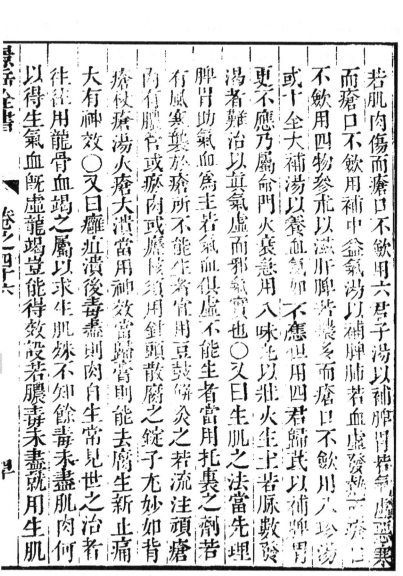

則反增潰爛壯者輕者不過復潰或遲斂而已怯者重者必致內攻或潰爛不斂反致危矣○又曰凡瘡瘍成漏皆因元氣不足營氣不從陽氣虛寒則寒氣逆於肉裏稽留血脈腐潰既久即成是患故凡治不足之證於其初患便當內用參芪歸朮溫補脾胃外用桑枝葱熨接補陽氣使自消散若久而不能成膿亦用前二法補助以速之若膿既成而不潰用艾於當頭灸數壯而出之却服十全大補湯患者又當慎起居節飲食庶幾收斂若用冷針開刺久而內出清膿外色黑黯或誤用生肌散速其口斂反益其邪必成敗證

諸瘡患久成漏常有膿水不絕其膿不臭若無歹肉者法用炮附子去皮尖為細末以唾津和為餅如三錢厚安瘡上以艾炷灸之漏大艾亦大漏小艾亦小但灸令微熱不可令痛乾則易之每灸一二十壯不論冬夜則以蒼耳漿隔一二三日又如

前而灸更服大補氣血之藥直至肉平爲度或用附子切片三分厚灸之亦可或用江西淡豆豉爲餅多灸之亦效○若瘡久成漏外有腐肉内有膿管不能收口者以針頭散和作細條紙入口内外用膏藥貼之待膿管盡去自然漸平收口或先用灸法散其後用此紙藥亦可仍内服十全大補等藥

郭氏灸法治瘡久不收斂及有膿水惡物漸潰根深者用白麪硫黃大蒜三物一處搗爛看瘡大小捻作餅子厚約三分安於瘡上用艾炷灸二十一壯一灸一易後隔四五日用藥錠針頭散等藥紙入瘡内歹肉盡去好肉長平然後貼收斂之藥内服應病之劑調理即瘥矣

一男子年踰二十稟弱左腿外側患毒三月方潰膿水清稀肌肉不生以十全大補湯加牛膝二十餘劑漸愈更以豆豉餅

灸之月餘而痊○一婦人左臂結核年餘方潰膿清不斂一
男子患貼骨癰腿細短軟瘡口不合俱用十全大補湯外以
附子餅及貼補藥膏調護得宜百劑而愈大凡不足之證宜
大補之劑兼灸以補接陽氣袪散寒邪爲上○京師靳賜年
踰四十胸患瘡成漏日出膿碗許喜飲食如常以十全大補
湯加貝母遠志白斂續斷灸以附子餅膿漸少謹調護歲餘
而愈薛按

用香散藥二十二

伍氏曰氣血聞香則行聞臭則逆大抵瘡瘍多因營氣不從逆
於肉理故鬱聚爲膿得香散藥則氣流行故當多服五香連
甚若毒氣入胃則爲咳逆古人用此可謂有理且如飲食調
翹湯萬金散清心內固金粉散凡瘡本腥穢又聞臭穢則愈
令香美則益脾土養眞元保其無虞矣

並濟。今人有瘡瘍不審元氣虛實、病之表裏，病者多意內消，而醫者即用十宣散及敗毒散、流氣飲之類，殊不知十宣散雖有參芪，然防風、白芷、厚朴、桔梗皆足以耗氣，況不分經絡時令、氣血多少而槩用之乎？敗毒散乃發表之藥，果有表證亦止宜一二服，多則元氣反損，其瘡愈盛，雖有人參莫能補也，況非表證而用之乎？流氣飲乃耗血之劑，果氣結膈滯，亦止宜二三服，多則血氣愈傷。夫血氣凝滯，多因榮衛氣弱，不能運行，豈可復用流氣飲以益其虛？況諸經氣血多寡不同，而流氣飲通行十二經，則諸經皆爲所損，反爲敗證，雖有芎歸亦難倚伏。若服之過度，則氣虛血耗，何以成膿？苟不察其由而泛投剋伐之劑，能無危乎？此三藥者，其不可輕用，亦明矣。河間云：凡瘡止於一經，或兼二經者，止當求責其經，不可干擾餘經也。

槐花酒二十三

槐花治濕退熱之功最爲神速大抵腫毒非用蒜灸及槐花酒先去其勢雖用托裏諸藥其效未必甚速惟胃寒之人不可過用

滁州于侍御髀髀患毒痛甚服消毒藥其勢未減即以槐花酒一服勢隨大退再以托裏消毒之藥而愈○王通府患發背十餘日勢危脉大先以槐花酒二服殺退其勢更以敗毒散二劑再以托裏藥數劑漸潰又用桑柴燃灸患處每日灸良久仍以膏藥貼之灸至數次膿潰腐脫以托裏藥加白朮陳皮月餘而愈○劉大尹發背六七日滿背腫痛勢甚危與隔蒜灸百壯飲槐花酒二碗即睡覺以托裏消毒藥十去五六令以桑枝灸患處而潰數日而愈○一上舍肩患疽脉數以槐花酒一服勢頓退再與金銀花黄芪甘草十餘服而平薛按

忍冬酒二十四

忍冬酒　治癰疽發背，初發時便當服此，不問疽發何處，或婦人乳癰，皆有奇效。如或處鄉落貧家，服此亦便且效。仍兼以麥飯石膏及神異膏貼之甚效。

一園丁患發背甚危，令取金銀藤五六兩，搗爛入熱酒一鍾，絞取酒汁溫服，柤罨患處，四五服而平。彼用此藥治瘡，足以養身成家，遂棄園業。諸書云：金銀花治瘡瘍，未成者即散，已成者即潰，有回生之功。○一男子患腦癰，其頭數多，痛不可忍，先服消毒藥不應，更以忍冬酒服之，即酣睡，覺而勢去六七，再四劑而消。○又一男子所患尤甚，亦令服之，腫痛頓退，俱不能平，加以黃芪、當歸、瓜蔞仁、白芷、甘草節、桔梗，數劑而愈。○一男子被兒擊，身有青痕作痛，以金銀花煎湯飲之即愈。本草謂此藥大治五種飛尸，此其驗也。

腫瘍二十五

立齋曰腫高焮痛脉浮者邪在表也宜托之○腫硬痛深脉沉者邪在裏也宜下之○外無焮腫內則便利調和者邪在經絡也當調營衛○焮腫煩躁或咽乾作渴者宜降火○焮腫發熱或拘急或頭痛者邪在表也宜散之○大痛或不痛者邪氣實也隔蒜灸之更用解毒○煩躁飲冷焮痛脉數者邪在上也宜清之○惡寒而不潰者氣虛兼寒邪也宜宣而補之○焮痛發熱汗多大渴便結譫語者結陽證也宜下之○不作膿或熟而不潰者虛也宜補之○又曰大抵癰腫之證不可專泥于火爲患況稟有虛實及老弱不同豈可槩用寒凉之藥設若毒始聚勢不盛者庶可消散尤當推其病因別其虛實若槩用凉藥必致誤事如膿將成邪盛氣實者用消毒之劑先殺其毒雖作膿不爲大苦潰亦不甚若就用托裏

必益其勢如膿將成不成及不潰者方用托裏膿成勢盛者
針之膿一出諸證悉退矣
丹溪曰腫瘍內外皆壅宜以托裏表散爲主如欲用大黃寧無
孟浪之非潰瘍內外皆虛宜以補接爲主如欲用香散未免
虛虛之失
愚意前論腫瘍有云忌補宜下者有云禁用大黃者此其爲說
若異而亦以證有不同耳蓋忌補者忌邪之實也畏攻者畏
氣之虛也即如腫瘍多實潰瘍多虛此其常也然腫瘍亦多
不足則有宜補不宜瀉者潰瘍亦或有餘則有宜瀉不宜補
者此其變也或宜補或宜瀉總在虛實二字然虛實二字最
多疑似貴有定見如火盛者宜清者也氣滯者宜行者也既
熱且壅宜下者也無滯無壅則不宜妄用攻下此用攻之宜
禁者也至若用補之法亦但察此二者凡氣道壅滯者不宜

補火邪熾盛者不宜溫若氣道無滯火邪不甚或飲食二便清利如常而患有危險可畏者此雖未見虛證或膿瘍未潰亦宜即從托補何也蓋恐困苦日久無損自虛若能預固元氣則毒必易化膿必易潰口必易斂即大羸大潰猶可望生若必待虛證叠出或既潰不能收斂而後勉力支持則輕者必重重者必危能無晚乎此癰瘍之有不足也所係非細不可不察○向予長男生在癸丑及乙卯五月甫及二週而患背疽初起時背中忽見微腫數日後按之則根深漸闊其大如碗而皮色不變亦不甚熱至十餘日身有微熱其勢滋甚因謀之瘍醫或云背疽或云痰氣咸曰當用清補一毫不可入口乃投以解毒之藥一劑而身反大熱神氣愈困飲食不進矣予危懼之甚因思丹溪有云癰疽因積毒在臟腑當先助胃氣為主使根本堅固而以行經活血佐之又曰但見腫

瘡黎之脈證虛弱使與滋補氣血無虧可保終吉遂誠懇論之因邦前醫而專固元氣以內托其毒遂用人參三錢製附子一錢佐以當歸熟地炙甘草肉桂之屬一劑而飲食頓進再劑而神彩如舊抑何神也由是就其方服藥食並進十劑而膿成以其根深皮厚復用針出膿甚多調理月餘而愈向使傾信庸流絕忌溫補滋味專事解毒而胃氣日竭毒氣日陷飲食不進傾致透膈內潰則萬萬不保矣且此兒素無虛病何敢乃爾第以其既屬險證又無實邪見有確真故敢峻補脾腎方保萬全嗚呼醫之關係皆是類也因錄此按用告將來以見腫瘍潰瘍凡虛證未見而但無實熱壅滯可據者便宜托補如此則其受益于不識不知有非可以言語形容者　新按

腫瘍不足　二十六

汪太夫人年逾八十腦疽已潰發背繼生頭如粟米脉大無力
此膀胱經濕熱所致然脉大無力乃血氣衰也遂以托裏消
毒散數服稍可更加參芪之劑雖瘡起而作渴此氣血虛甚
以人參黃芪各一兩當歸熟地各伍錢麥冬五味各一錢數
服渴止而愈此不有臟腑能言氣血能告豈能省悟病者至
死皆歸於命深可哀也○又有患者氣質素實或有痰不服
補劑然不知膿血內潰氣血並虛豈不宜補余常治瘡陰用
參芪大補之劑陽書敗毒之名與服之俱不中滿瘡亦隨效
虛甚者尚加薑桂甚至附子未嘗有不效也薛按

潰瘍二十七

立齋曰膿熟不潰者陽氣虛也宜補之○瘀肉不腐者宜大補
陽氣更以桑木灸之○膿清或不斂者氣血俱虛宜大補○
膿後食少無睡或發熱者虛也宜補之○倦怠懶言食少不

癰者皆虛也宜補之○寒氣襲於瘡口不能收斂或陷下不斂者溫補之○脈大無力或微濇者氣血俱虛也峻補之○出血或膿多煩躁不眠者乃亡陽也急補之○凡膿潰而清或瘡口不合或聚腫不赤肌寒肉冷自汗色脫者皆氣血俱虛也非補不可○凡膿血去多瘡口雖合尤當補益務使氣血平復否則更患他證必難治療也○又曰大抵膿血大泄當大補血氣爲先雖有他證以末治之凡癰疽大潰發熱惡寒皆屬氣血虛甚若左手脈不足者補血藥當多於補氣藥右手脈不足者補氣藥當多於補血藥切不可發表○大凡癰疽全藉血氣爲主若患而不起或潰而不腐或不收斂及膿少或清皆血氣之虛也俱宜大補之最忌攻伐之劑亦有膿反多者乃氣血虛而不能禁止也常見氣血充實之人患瘡者必腫高色赤易腐潰而膿且稠又易於收斂怯弱之人多

不起發不腐潰及難於收斂若不審察而妄投攻劑虛虛之禍不免矣及患後更當調養若瘰癧流注之屬尤當補益也否則更患他證必難措治慎之○又曰潰瘍若屬氣血俱虛固所當補若患腫瘍而氣血虛弱者尤宜預補否則雖潰而不斂矣又凡大病之後氣血未復多致再發若不調補必變爲他證而危或誤以瘡毒復發又行攻伐則速其不起深可爲戒也○又曰若瘡瘍腫焮痛甚煩躁脉大則辛熱之劑不但腫瘍不可用即潰瘍亦不可用也

太平聖惠方云凡癰疽膿潰之後脉微濇遲緩者邪氣去而眞氣將復也爲易愈若脉來沉細而直者裏虛而欲變證也若膿血既去則當脉靜身涼腫消痛息如傷寒表證之得汗也若反發熱作渴脉洪數者此眞氣虛而邪氣實也死無疑矣

潰瘍有餘二十八

潰瘍有餘之證其辨有四盖一以元氣本强火邪本盛膿潰之後而内熱猶未盡除或大便堅實而能食脉滑者此其形氣病氣俱有餘仍宜清利不宜温補火退自愈亦善證也一以真陰内虧水不制火膿既泄而熱反甚脉反躁者欲清之則正氣以虚欲補之則邪氣愈甚此正不勝邪窮敗之證不可治也一以毒深而潰淺者其肌膚之膿已潰而根盤之毒未動此乃假頭非真潰也不得遽認爲潰瘍而槩施托補若誤用之則反增其害當詳辨也又有一種元氣以虚極似宜補然其禀有滯濁肌肉堅厚色黑而氣道多壅者略施培補又加滯悶若此輩者真虚既不可補假實又不可攻最難調理極易招怨是亦不治之證也總之潰瘍有餘者十之一二故潰瘍宜清者少腫瘍不足者十常四五故腫瘍宜補者多此亦以癰疽之危險有關生死者爲言故貴防其未然也至

若經絡浮淺之毒不過腫則必潰潰則必收又何必卷卷以補瀉爲辨也觀者審之

一男子年逾三十腹患癰腫脉數喜冷齊氏云瘡瘍腫起堅硬瘡疽之實也河間云腫硬煩悶煩躁飲冷邪氣在內也遂用清涼飲倍加大黃三劑稍緩次以四物湯加芩連山梔木通四劑遂潰更以十宣散去參芪肉桂加金銀花天花粉漸愈彼欲速效自服溫補藥遂致肚腹俱腫小便不利仍以清涼飲治之膿潰數碗再以托裏藥而愈〇趙宜人年逾七旬患鬢疽已潰焮腫甚痛喜冷脉實大便秘澁東垣曰煩躁飲冷身熱脉大精神昏悶者皆臟腑之實也遂以清涼飲一劑腫痛悉退更以托裏消毒藥三十餘劑而平若謂年高潰後投以補劑實實之禍不免矣　薛按

潰瘍作痛二十九

立齋曰：膿出而反痛者，虚也，宜補之。○脈數虚而痛者，屬虚火，宜滋陰。○脈數實而痛者，邪氣實也，宜泄之。○脈實便秘而痛者，邪在内也，宜下之。○脈澀而痛者，氣血虚寒也，溫補之。○大抵瘡之始作也，先發爲腫，氣血鬱積，蒸肉爲膿，故多痛。膿潰之後，腫退肌寬，痛必漸減，若反痛者，乃虚也，宜補之。亦有穢氣所觸者，宜和解之；風寒所逼者，宜溫散之。

丁蘭年二十餘，股内患毒，日久欲求内消。診其脈滑數，知膿已成，因氣血虚不潰，遂刺之，膿出作痛，以八珍湯治之少可，但膿水清稀，更以十全大補湯加炮附子五分，數劑漸愈，仍服十全大補湯三十餘劑而痊。○一儈股内患腫一塊，不痛不潰，治以托藥二十餘劑，膿成刺之，作痛。予謂腫而不潰，潰而反痛，此氣血虚甚也，宜峻補之。彼云氣無補法。予謂正氣不足，不可不補，補之則氣化而痛邪自除，遂以參、芪、歸、朮、熟地

黄治之兩月餘而平　薛按

潰瘍發熱　附惡寒三十

用手模熱有三法以輕手捫之則熱重按之則不熱是熱在皮毛血脉也重按之至筋骨之分則熱蒸手極甚輕手則不熱是邪在筋骨之間也不輕不重按之而熱是熱在筋骨之上皮毛血脉之下乃熱在肌肉也

仲景曰脉虚則血虚血虚生寒陽氣不足也○寸口脉微爲陽不足陰氣上入陽中則洒淅惡寒尺脉弱爲陰不足陽氣下陷入陰中則發熱也

王氏曰病熱而脉數按之不鼓動乃寒盛格陽而致之非熱也形證似寒按之而脉氣鼓擊於指下盛者此爲熱甚拒陰而生病非寒也

東垣曰發熱惡熱大渴不止煩躁肌熱不欲近衣或目痛鼻乾

但脉洪大按之無力者非白虎湯證也此血虛發躁當以當歸補血湯主之又有火鬱而熱之證如不能食而熱自汗氣短者虛也當以甘寒之劑瀉熱補氣如能食而熱口舌乾燥大便難者當以辛苦大寒之劑下之以瀉火保水○又曰晝則發熱夜則安靜是陽氣自旺於陽分也晝則安靜夜則發熱煩躁是陽氣下陷入陰中也名曰熱入血室晝夜發熱煩躁是重陽無陰也當亟瀉其陽峻補其陰

立齋曰脉浮或弱而熱或惡寒者陽氣虛也宜補氣○脉澀而熱者血虛也宜補血○脉浮數發熱而痛者邪在表也宜散之○脉沉數發熱而痛者邪在裏也當下之○午前熱者補血爲主○午後熱者補氣爲主○左手脉小於右手而熱者用血藥多於氣藥○右手脉小於左手而熱者用氣藥多於血藥

發熱煩躁 三十一

王太僕曰大寒而甚熱之不熱是無火也當治其心大熱而甚寒之不寒是無水也熱動復止倐忽往來時動時止是無水也當補其腎故心盛則生熱腎盛則生寒腎虛則寒動於中心虛則熱收於內又熱不勝寒是無火也寒不勝熱是無水也夫寒之不寒責其無水熱之不熱責其無火熱之不久責心之虛寒之不久責腎之弱治者當深味之

立齋曰瘡瘍發熱煩躁或出血過多或膿潰大泄或汗多亡陽或下多亡陰以致陰血耗散陽無所依浮散於肌表之間而非火也○若發熱無寐者血虛也用聖愈湯兼汗不止氣虛也急用獨參湯○發熱煩躁肉瞤筋惕血氣俱虛也用八珍湯○大渴而赤脉洪大而虛陰虛發熱也用當歸補血湯○肢體微熱煩躁面赤脉沉而微陰盛發躁也用四君加薑附

作嘔 三十二

立齋曰：若熱惡寒而嘔者，宜温養胃氣。○脉細腸鳴腹痛，滑瀉而嘔者，宜托裏温中。○若寒惡熱而嘔者，宜降火。○脉實便秘而嘔者，宜瀉火。○若不詳究其源，而妄用攻毒之藥，則腫者不能潰，潰者不能斂矣。雖丹溪曰：腫瘍時嘔，當作毒氣攻心治之；潰瘍時嘔，當作陰虚補之。殊不知此大槩之言耳。况今之熱毒内攻而嘔者，十纔一二；脾胃虚寒或痰氣而嘔者，十居八九，故不可執以爲言也。○又曰：凡癰瘍腫赤痛甚，煩躁脉實而嘔者，爲有餘，當下之；若腫硬不潰，脉弱而嘔者，乃陽氣虚弱，當補之；若嘔吐少食者，乃胃氣虚寒，當温補脾胃；若痛傷胃氣，或感寒邪穢氣而嘔者，雖在腫瘍，當助胃壯氣。若妄用攻伐，多致變證不治。

薛氏樞要曰：瘡瘍作嘔，不可泥於熱毒内攻，而槩用敗毒等藥

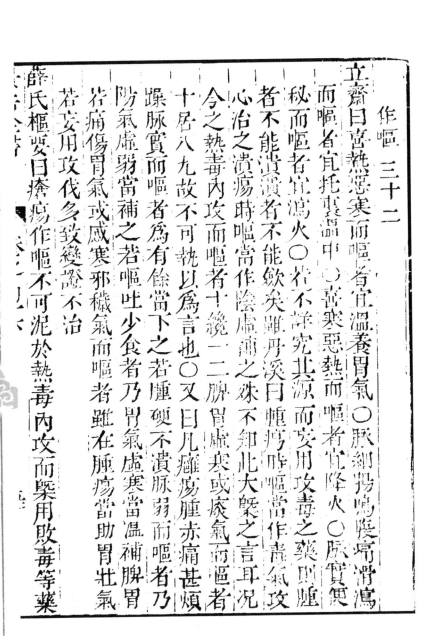

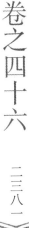

○如熱甚焮痛邪氣實也仙方活命飲解之○作膿焮痛胃氣虛也托裏消毒散補之○膿熟脹痛氣血虛也先用托裏散後用鍼以泄之○焮痛便秘熱蘊於內也內疏黃連湯導之○若因寒藥傷胃而嘔者托裏健中湯○胃寒少食而嘔者托裏益中湯○中虛寒淫而嘔者托裏溫中湯○肝木乘脾而嘔者托裏抑清湯○胃脘停痰而嘔者托裏清中湯○脾虛自病而嘔者托裏益黃湯○鬱結傷脾而嘔者托裏越鞠湯○又曰大凡諸瘡作嘔若飲冷便秘是熱毒也黃連消毒散解之○飲冷便實是胃火也竹葉石膏湯清之○懶食飲湯是⑨謂虛也補中益氣湯補之○大便不實喜飲熱湯是脾胃虛寒也六君加炮薑以溫之○常見脾胃虛弱者用前散反心膈陰冷致嘔而咳舌生瘡乃腎水枯涸虛火炎上也其證甚惡急用加減八味丸亦有得生者

熱毒作嘔證如劉貴患腹癰焮痛煩躁脉實作嘔河間云瘡瘍者火之屬須分內外以治其本若脉沉實者先當疏其內以絶其源又曰嘔噦心煩脉沉而實腫硬木悶或皮肉不變邪氣在內宜用內疏黄連湯治之然作嘔脉實毒在內也遂以前湯通利二三行諸證悉去更以連翹消毒散而愈○金臺王時亨年踰四十患骨毒焮痛作嘔服托裏消毒藥愈甚予用涼膈散二劑頓退更以四物湯加芩連四劑而消薛按

胃疾作嘔證如顧浩室人年踰四十患發背治以托裏藥而潰忽嘔而瘡痛胃脉弦緊彼以爲餘毒內攻東垣云嘔吐無時手足厥冷臟腑之虛也丹溪云潰後發嘔不食者濕氣侵于內也又云膿出而反痛此爲虛也今胃脉弦緊木乘土位其虛明矣予欲以六君子湯加酒炒芍藥砂仁藿香治之彼自服護心散嘔愈甚復邀始仍用前藥更以補氣血藥兩月而

愈○大抵濕氣內侵或感穢氣而作嘔者必喜溫而脉弱熱毒內攻而作嘔者必喜凉而脉數必須辨認明白亦有大便不實或腹痛或膨脹或嘔吐或吞酸變腐此皆腸胃虛寒也以理中湯治之如不應加熟附子二三片○予嘗飲食少思吞酸變腐諸藥不應惟服理中湯及附子理中丸有效蓋此證皆因中氣虛寒不能運化鬱滯所致故用溫補之劑使中氣溫和自無此證矣○張生患潦瘡作嘔由中氣虛弱潦毒侵之予以六君子湯加砂仁藿香酒炒芍藥治之彼不信另服連翹消毒散嘔果甚復邀治仍以前藥各用麻油調鐵銹末塗之而愈 薛按

戴氏名元禮衛院使曰如惡心者無聲無物欲吐不吐欲嘔不嘔雖曰惡心實非心經之病皆在胃口上宜用生薑蓋能開胃豁痰也

作渴　三十二⑩

薛氏曰人病疽多有愈後發渴而不救者十有八九或先渴而後患疽者尤爲難治急用加減八味丸可免前患若疽安而渴者服此丸則渴止疽安而未渴者預服此丸則永不生渴或未發疽而先發渴者服此不惟渴止且疽亦不作氣血加壯眞神劑也○又曰癰疽已安之後或未安之際口舌燥黄如雞內金者乃腎水枯竭心火上炎此證最惡古人云玉華池竭七朝亡若誤投以丹藥則禍在反掌急用加減八味丸桑枝煎五味子湯以滋補之○又云一貴人病疽未安而渴作一日飲水數升予以加減八味丸治之諸醫大笑云此能止渴我輩當不復業醫皆用木瓜紫蘇烏梅人參茯苓百藥煎等劑服多而渴愈甚不得已用此藥三日渴止久服遂不服渴飲食加倍健於少壯蓋此藥非出鄙見自爲兒時聞先

君言有人病渴用渴藥累年不愈一名醫使服此藥降心火生腎水爲最家藏此方親用嘗驗患者當知所鑒詳外科精要

馬益卿曰癰疽作渴乃氣血兩虚宜用參芪以補氣當歸地黄以養血或用黄芪六一湯或用忍冬丸其方以忍冬藤入瓶内加無灰酒微火煨一宿取出晒乾少加甘草俱爲末仍用餘酒調糊爲丸梧子大每服百餘丸溫酒下兼治五痔諸瘻

氣

立齋曰尺脉大或無力而渴者宜滋陰降火○上部脉沉實而渴者宜瀉火○上部脉洪數而渴者宜降火○胃脉數而渴者宜清胃火○氣虚不能生津液而渴者宜補中氣○脉大無力或微弱而渴者宜補氣血○膿血大泄或瘡口出血而渴者宜大補氣血如不應急用獨參湯

薛氏樞要曰瘡瘍作渴若焮腫發熱便利調和者上焦熱也用

竹葉石膏湯○腫痛發熱大便秘澁者內臟熱也用四順清凉飲○焮腫痛甚者熱毒蘊結也用仙方活命飲○漫腫微痛者氣血虛熱也用補中益氣湯○若胃火消爍而津液短少者用竹葉黃芪湯○若胃氣虛弱不生津液者用補中益氣湯○若胃氣受傷內無津液者用七味白术散○若腎水乾涸作渴或口舌乾燥者用加減八味丸○或先口乾作渴小便頻數而後患疽或疽愈後作渴飲水或舌黃乾硬小便數而疽生者尤甚惡也苟能逆知其因預服加減八味丸補中益氣湯以滋化源可免是患○心法曰予治瘡瘍作渴不問腫潰但脉數發熱而渴以竹葉黃芪湯治之○脉不數不發熱或脉數無力而渴或口乾以補中益氣湯○若脉數而便秘以清凉飲○若尺脉洪大按之無力而渴以加減八味丸若治口燥舌黃飲水不歇此丸尤效

瀉痢三十四

立齋曰瘡瘍大便泄瀉或因寒涼尅伐脾氣虧損或因脾氣虛弱食不尅化或因脾虛下陷不能升舉或因命門火衰不能生土或因腎經虛弱不能禁止或因脾腎虛寒不能司職所主之法若寒涼傷脾六君加木香砂仁送二神丸○脾虛下陷用補中益氣送二神丸○命門火衰用八味丸料送四神丸○腎虛不禁用當附湯加吳茱萸五味○脾腎虛寒用參附湯送四神丸○病機云脈沉而細身不動作睛不瞭瞭飲食不下鼻準氣息者當附湯主之身重肉脫不舉者參附湯主之○仲景云下痢腸鳴當溫之脈遲緊痛未止當溫之大孔痛當溫之心痛當救裏可與理中附子四逆輩○精要云癰疽嘔瀉腎脈虛者不治凡此難治之證如按前法治之多有可生者

御醫王彭峯之內年踰四十背疽不起發泄瀉作嘔食少厥逆脈息如無屬陽氣虛寒用大補劑加附子薑桂不應再加附子二劑瀉愈甚更以大附子薑桂各三錢參芪歸朮各五錢作一劑腸內如熱嘔瀉乃止手足漸溫脈息遂復更用大補而潰再用托裹而斂十年後仍患脾胃虛寒而歿薛按

大便秘結 三十五

立齋曰瘡瘍大便秘結若作渴飲冷其脈洪數而有力者屬實火宜用內疏黃連湯○若口乾飲湯其脈浮大而無力者屬氣虛宜用八珍湯○若腸胃氣虛血燥而不通者宜用十全大補湯培養之○若瘡證屬陽或因入房傷腎而不通者宜用前湯加薑附回陽多有得生者○若飲食雖多大便不通而肚腹不脹者此內火消爍切不可通之○若肚腹痞脹而直腸乾涸不通者宜用豬膽汁導之若誤行疏利復傷元氣

則不能潰斂○經曰腎開竅于二陰藏精於腎津液潤則大便如常若潰瘍有此因氣血虧損腸胃乾涸當大補為善設若不審虛實而一於踈利者鮮有不誤○若老弱或產後而便難者皆氣血虛也豬膽汁最效甚者多用之更以養血氣藥助之萬不可妄行攻伐

居賓甌傳夏患發背踏癰尺餘皆有小頭如鋪粟狀四日矣此真氣虛而邪氣實也遂隔蒜灸之服活命飲二劑其邪頓退乃純補其真陰又將生脈散以代茶飲瘡邪大退余因他往三日復視之飲食不入中央肉死大便秘結小便赤濁余曰中央肉死毒氣盛而脾氣虛也大便不通腸虛而不能傳送也小便赤濁脾虛而火下陷也治亦難矣彼始云莫非間斷補藥之過也余曰然乃急用六君子加當歸柴胡升麻飲食漸進大便自通外用烏金膏塗中央三寸許四圍紅腫漸消

中央黑腐漸去乃以歸脾湯用地黄丸與前藥間服將百劑而愈　薛按

小便淋澀不利二十六

立齋曰：陰虧小便淋澀頻數或莖中澁者，腎經虧損之惡證也，宜用加減八味丸以補陰○足脛逆冷者，宜用八味丸以補陽○若小便頻而黄者，宜用四物湯加參朮麥門五味以滋肺腎○若小便短而少者，宜用補中益氣加山藥麥門五味以補脾肺○若熱結膀胱而不利者，宜用五淋散以清熱○若脾氣燥熱而不能化者，宜用黄芩清肺飲以滋陰○若膀胱陰虛陽無以生者，宜用滋腎丸○若膀胱陽虛陰無以化者，宜用六味地黄丸。腎虛之患多傳此證，非滋化源則不救，若用黄栢知母反瀉其陽，是速其危也○若老人陰痿思色，精氣內敗，莖中痛而不利者，用加減八味丸加車前子牛膝不應更加附子多有復生者○若精已竭而復耗之大小便中牽痛愈痛則愈便愈便則愈痛以前藥加附子亦有復生者○王太僕云無陰則陽無以化無陽則陰無以生當滋其化源若專用淡滲復損真陰乃速其危也

發痙 三十七

立齋曰瘡瘍發痙因氣血虧損或爲外邪所搏或內虛鬱火所致其形則牙關緊急四肢勁强或腰背反張肢體抽搐其有汗而不惡寒者曰柔痙風能散氣故有汗也其無汗而惡寒者曰剛痙寒能濇血故無汗也皆由亡血過多筋無所養故傷寒汗下過多與潰瘍產後多患之乃敗證也若大補氣血多有可治者若作風治速其危矣

痙論法俱詳見雜證謨卷十二痙證門所當參閱

無寐 三十八

立齋曰：瘡瘍潰後無寒發熱煩躁，血虛也，聖愈湯。○自汗不無寒，氣虛也，四君加黄芪、五味子。○發熱煩躁，肉瞤筋惕，氣血虛也，八珍湯。○大渴面赤，脉洪大而浮，陰虛發熱也，當歸補血湯。○肢體微熱，煩躁面赤，脉沉微，陰盛發躁也，四君加薑附。

瘡瘍出血三十九

立齋曰：瘡瘍出血，因五臟之氣虧損，虛火動而錯經妄行也。當求其經，審其因而治之。○若肝熱而血妄行者，宜四物加炒山梔、芩、朮、丹皮。○肝虛而不能藏血者，六味地黄丸。○心虛而不能主血者，四物加炒黄連、丹皮、苓、朮。○脾虛熱而不能統血者，四君子加炒梔子、丹皮。○若脾經鬱結，用歸脾湯加五味子。○脾肺氣虛，用補中益氣湯加五味子。○氣血俱虛，用十全大補湯。○陰火動者，用六味丸加五味子。○大凡失血過多見煩熱發渴等證勿論其脉急用獨參湯以補氣經云血生於氣苟非參芪歸朮甘溫等劑以生心脾之血決不能愈若發熱脉大者不治○凡患血證皆當以犀角地黃湯爲主

戒忌調護　四十

李氏云病疽之人當戒酒麪炙煿醃臘生冷油膩雞鵝魚腥之類若起居七情尤當深戒務令臥室潔淨馨香使氣血流暢仍忌僧道孝子產婦經婦及雞犬貓畜之類若背疽難於隱凡宜用綠荳十斗作一袋隱伏其上以解毒凉心也○又曰大凡臟腑已利瘡毒已潰氣血既虛最當調護若發熱而服涼藥無不致禍

立齋曰綠荳性寒主丹毒煩熱風疹或金石所發實熱煩渴飲食如常澀滯純熱者極宜用之否則不可輕用也○又門人

瘍食肉乃自棄也瘡瘍之毒發於營氣今反助之與自棄
異雖用藥二治亦不能愈
東垣云胃爲五臟之根本胃氣一傷諸證皆虛七惡蜂起可不
愼哉
愚按瘡瘍當忌葷腥然以愚見言之則惟熱火證及疔毒陽癰
則毫不可犯宜切愼也至若營衛大虛而毒不能化肉不能
長凡宜溫宜補等證豈亦不宜滋補乎故古人號黃芪爲羊
肉則既宜黃芪未有不宜羊肉者惟豬肉牛肉醇酒及傷脾
助濕等物則不可不忌

陰陽證變　四十一

太監劉關患發背腫痛色紫診其脉息沉數陳良甫云脉數發
熱而痛者發於陽也且瘡瘍赤甚則紫即火極似水也詢之
嘗服丹石藥半載乃積溫成熱所致遂以內踈黃連湯再服

稍平更用排膿消毒藥及豬蹄湯太一膏而愈經曰色與脉當相參應治之者在明亢害承制之理陰陽變化之機焉耳

○舉人潘光甫年四十患腦疽焮腫診其脉沉靜予謂此陽證陰脉斷不起已而果然蓋瘡瘍之證雖屬心火尤當分表裏虛實果元氣充實内有實火者寒劑或可責效若寒涼過度使胃寒脾弱陽證變陰或結而不潰潰而不斂陰陽乖戾水火交爭死無日矣　薛按

論列方　外科上

參附湯　補三八
薑附湯　熱三二　外三三
托裏散　外四三
四君子湯　補一
八珍湯　補十九
獨參湯　補二六
六君子湯　補五
四物湯　補八
聖愈湯　補九一
理中湯　熱一

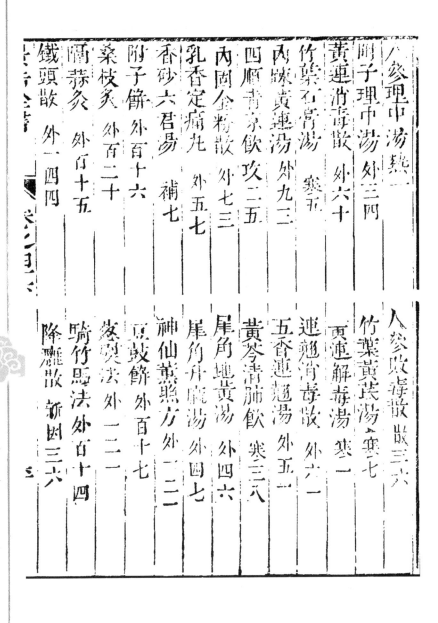

校注

①物：疑当作『勿』。
②願：四库本作『顾』，当从。
③絍：同『纴』。穿，引。
④脾：据文义，疑作『胛』。
⑤翼：通『翌』。
⑥凥：同『居』。
⑦脾：据文义，疑作『胛』。
⑧隔：四库本作『膈』，可从。
⑨謂：据上文体例，疑当作『胃』。
⑩二：据上下文体例，当作『三』。
⑪□：藜照楼本此处模糊，四库本作『止』。

會稽 張介賓 會卿著
會稽 曾 超 謙菴訂

外科鈐 下

發背 四十二

發背屬督脈膀胱經凡陰虛火盛或醇酒厚味或鬱怒房勞或丹石熱毒皆能致之若腫赤痛甚脈洪數而有力者熱毒之證也爲易治若漫腫微痛色黯作渴脈雖洪數而無力者陰虛之證也爲難治若不腫不痛或漫腫色黯脈微細者陽氣虛甚也尤爲難治大抵發背之證其名雖多總惟陰陽二證爲要若發一頭或二頭其形焮赤腫高發熱疼痛頭起者爲癰屬陽易治若初起一頭如粟不腫不赤悶痛煩躁大渴便

秘睡語咬牙四五日間瘡頭不計其數瘡口各含如粟形如蓮蓬故名蓮蓬發積日不潰按之流血至數日或八九日其頭成片所含之物俱出通結一衣揭去又結其口共爛爲一瘡其膿內攻其色紫黯者爲痼屬陰難治且此證不可大痛又不可①痛若見煩悶者多不治總之瘡瘍雖云屬火然未有不由陰虛而致者故經云督脉經虛從腦而出膀胱經虛從背而出故不可專治于火

陳良甫曰背疽之源有五一天行二瘦弱氣滯三怒氣四腎氣虛五飲冷酒食炙煿服丹藥

立齋曰大抵發背之證雖發熱疼痛形勢高大煩渴不寧但得脉息有力飲食頗進可保無虞其膿一潰諸證悉退多有因膿不得外泄以致疼痛若用敗毒寒藥攻之反致誤事若有膿急針之膿一出苦楚即止膿未成而熱毒作痛者可用解

毒之藥亦有腐潰只餘者若無惡證則按以大補之劑肉長易生亦無所妨惟忌腫不高色不赤不焮痛脈無力不飲食腫不潰腐不爛膿水清或膿多不止皆屬元氣虛也爲難治宜峻補之其或膿血既泄腫痛尤甚膿水臭敗煩躁時嗽腹痛渴甚瀉利無度小便如淋乃惡證也皆不可治

又灸法曰予嘗治發背不問日期陰陽腫痛或不痛或痛甚但未成膿或不潰者即與灸之隨手取效或麻木者明灸之毒氣自然隨火而散或瘡頭如黍者灸之不效亦有數日色尚微赤腫尚不起痛不甚膿不作者尤宜多灸勿拘日期更服甘溫托裏藥切忌寒涼之劑其有勢未定者或先用箍藥圍之若用烏金膏點患處尤妙凡人初覺發背赤熱腫痛先辨其頭者但以濕紙覆其上立候視之其紙有先乾處即是結癰頭也取大蒜切成片如二三錢厚薄安於頭上用大艾

痓灸之三壯換一蒜片痛者灸至不痛不痛灸至痛時方止
最要早覺早灸爲上一日二日十灸十活三日四日六七活
五日六日三四活過七日則難爲力矣若有十數頭作一處
生者即用大蒜研成膏作薄餅鋪頭上聚艾於蒜餅上燒之
亦能活也若背上初發赤腫一片中間有一片黃粟米頭子
便用獨蒜切去兩頭取中間半寸厚者正安于瘡上灸十四
壯多至四十九壯若如此惡證惟隔蒜灸及塗烏金膏有效
又治法曰腫硬痛深脉實者邪在内也可下之○腫高焮痛
脉浮者邪在表也宜托之○焮痛煩躁或咽乾火在上也宜
瀉之○腫高或不作膿者邪氣凝結也宜解之○腫痛飲冷
發熱睡語者火也宜清之○不作膿或不潰不斂者陽氣虚
也宜補之○瘀肉不腐或積毒不解者陽氣虚也宜助陽氣
○膿多或清者氣血俱虚也宜峻補之○脉浮大或濇而肌

肉遲生者氣血俱虚也宜補之○右關脉弱而肌肉遲生者宜補脾胃

又諸毒治法曰如頭痛有表證者宜先服人參敗毒散一二劑○如焮痛發熱脉數者用金銀花散槐花酒神功托裏散○如疼痛腫硬脉實者以清涼飲仙方活命飲苦參丸○腫硬悶疼痛發熱煩躁飲冷便秘脉沉實者内疏黄連湯或清涼飲○大便已通欲其作膿宜仙方活命飲托裏散蠟礬丸外用神異膏○如飲食少思或不甘美用六君子湯加藿香連進三五劑更用雄黄解毒散洗患處每日用烏金膏塗瘡口處候有瘡口即用紙作撚蘸烏金膏紝入瘡内○若有膿爲脂膜間隔不出或作脹痛者宜用針引之腐肉堵塞者去之若瘀肉腐動用豬蹄湯洗之○如膿稠或痛飲食如常瘀肉自腐用消毒與托裏藥相兼服之仍用前二膏塗貼○

若腐肉已離好肉者宜速去之○如膿不稠不稀微有疼痛飲食不甘瘀肉腐遲便用桑柴灸之亦用托裏藥○若瘀肉不腐或膿清稀不焮痛者急服大補之劑亦用桑柴灸之以補接陽氣解散鬱毒○當觀患症稍重未成膿者不用蒜灸之法及膿熟不開或待腐肉自去則多致不救○大抵氣血壯實或毒少輕者可假藥力或自腐潰若怯弱之人熱毒中隔內外不通不行針灸藥無全功矣○此證若膿已成急宜開之否則重者潰通臟腑腐爛筋骨若使透膈則不可治輕者延潰良肉難於收功因而不斂者多矣

又諸瘡治法曰若腫焮作痛寒熱作渴飲食如常此形氣病氣俱有餘也先用仙方活命飲後用托裏消毒散解之○漫腫微痛或色不赤飲食少思此形氣病氣俱不足也用托裏散調補之○不作膿或膿成不潰陽氣虛也托裏散倍加肉

桂參芪○膿出而反痛或膿清稀氣血俱虛也八珍湯○惡寒形寒或不收斂陽氣虛也十全大補湯○晡熱內熱或不收斂陰血虛也四物加參朮○作嘔欲嘔或不收斂胃氣虛也六君加炮薑○食少體倦或不收斂脾氣虛也補中益氣湯加茯苓半夏○肉赤而不斂血熱也四物加山梔連翹○肉白而不斂脾虛也四君加酒炒芍藥木香○小便頻數者腎陰虧損也加減八味丸○大抵瘡毒熱甚若妄用攻劑怯弱之人必損元氣因而變證者衆矣

又三證治法曰若初患未發出而寒熱疼痛作渴飲冷此邪氣內蘊也仙方活命飲若口乾飲熱漫腫微痛此元氣內虛也托裏消毒散若飲食少思肢體倦怠此脾胃虛弱也六君子湯如未應加薑桂其有死者乃邪氣盛而真氣虛而不能發出也在於旬餘之間見之○若已發出用托裏消毒散不腐

潰用托裏消毒散如不應急宜温補脾胃其有死者乃真氣虛而不能腐潰也亦於一二何之間見之○若已腐潰用托裏散以生肌如不應急温補脾胃其有死者乃脾氣虛而不能收斂也亦於月餘見之此二證雖不見於經籍余嘗治而歷驗者

千金方灸法治發背已潰未潰者用淡豆豉以水和搗成硬泥依腫大小作餅三四分厚如已有瘡孔勿覆瘡孔上但四布豆餅列艾其上灸之使微熱勿令破肉如熱痛急少起之日灸二度如先有瘡孔孔出汁即瘥

一驗透膈法凡背瘡人潰欲驗穿透內膜者不可用皂角散嚏法但以紙封患處令病者用意呼吸如紙不動者未穿透也倘用取嚏法鼓動內膜則反致穿透愼之愼之

郗景周弘岡背患疽腫而不潰脉大而浮此陽氣虛弱而邪氣

壅滯也用托裏散倍加參芪反內熱作渴脉洪大鼓指此虛火也用前散惡加肉桂脉證頓退仍用托裏而愈若以爲熱毒而用寒藥則誤矣○上舍張克恭患此內服外敷皆寒涼敗毒遍身作痛欲嘔少食晡熱內熱惡寒畏寒余曰遍身作痛營衛虛而不能營於肉裏也欲嘔少食脾胃虛寒而不能消化飲食也內熱晡熱陰血內虛而陽氣陷於陰分也惡寒畏寒陽氣虛弱而不能衛於肌肉也此皆由脾胃之氣不足所致遂用補中益氣湯諸證漸退更以十全大補湯腐肉漸潰又以六君子湯加芎歸肌肉頓生而愈○府痒彭碧溪患腰疽服寒涼敗毒之藥色黯不痛瘡頭如鋪黍背重不能安寢耳聵目白面色無神小便頻澁作渴迷悶氣粗短促脉浮數重按如無余先用滋水之藥一劑少頃便利渴止背即輕爽乃砭出瘀血以艾半觔許明灸患處外敷烏金膏內服參

芪歸术肉桂等藥至數劑元氣稍復自疑肉桂辛熱一日不用手足並冷大便不禁仍用肉桂及補骨脂二錢肉豆蔻一錢大便復常其肉漸潰更用當歸膏以生肌肉八珍湯以補氣血而愈○上舍蔡東之患此余用托裏之藥而潰瘡口尚未全斂時值仲冬且兼咳嗽余曰瘡口未斂脾氣虛也咳嗽不止肺氣虛也法當補其母一日與之全蝎見忌羊肉余曰補可以去弱人參羊肉之類是也故宜食之遂每日不徹旬餘而瘡斂嗽亦頓愈矣○一男子年踰五十患發背色紫腫痛外皮將潰寢食不安神思甚疲用桑柴灸患處出黑血即鼾睡覺而諸證如失服仙方活命飲二劑又灸一次膿血皆出更進二劑腫痛大退又服托裏消毒散數劑而斂大凡勢熾甚本宜峻劑攻之但年老血氣衰弱况又發在肌表者專於攻毒則胃氣先損必反誤事　但褚挍

予長男於二週患背疽治按在腫瘍條中　新按

一論外通用方

神仙薰照法　外一二三

腦疽　四十三

立齋曰：腦疽屬膀胱經積熱，或濕毒上壅，或陰虛火熾，或腎水虧損，陰精消涸所致。○若腫痛未作膿者，宜除濕消毒。○大痛或不痛或麻木者，毒甚也，隔蒜灸之，更用解毒藥。○腫痛便秘者，邪在內也，宜泄之。○不甚痛或不作膿者，虛也，托裏爲主。○膿成脹痛者，針之，更以托裏。○上部脈數實而痛者，宜降火。○上部脈數虛而痛者，宜滋陰降火爲主。○尺部脈數而作渴者，宜滋陰降火。○脈數而虛細無力，或膿清，或不斂，或膿多者，大補血氣。○不作膿或不潰者，托裏藥主之。○煩躁飲冷，脈實而痛者，宜瀉火。

又治法曰初起腫赤痛甚煩渴飲冷脉洪數而有力乃濕熱上壅當用黄連消毒散並隔蒜灸以除濕熱○若漫腫微痛渴不飲冷脉洪數而無力乃陰虚火熾當用六味丸及補中益氣湯以滋化源○若口舌乾燥小便頻數或淋漓作痛乃腎水虧損急用加减八味丸及前湯以固根本而引火歸經○若不成膿不腐潰陽氣虚也四君加歸芪○若不生肌不收斂脾氣虚也十全大補湯○若色黯不潰或潰而不斂乃陰精消涸名曰腦爍爲不治若攻補得宜亦有可愈○大凡腫焮痛甚宜活命飲隔蒜灸之以解散瘀血拔引鬱毒但艾炷宜小而少若欲其成膿腐潰生肌收斂並用托裏爲主

李氏曰腦疽及頸項有疽不可用隔蒜灸恐引毒上攻宜灸足三里穴五壯氣海穴三七壯仍服凉血化毒之藥或以騎馬穴法灸之凡頭項咽喉生疽古法皆爲不治若用此法多有

生者如五香連翹漏蘆等湯國老膏萬金散皆可選用樞要

一老人患此色赤腫痛脉數而有力與黄連消毒散二劑少退更與清心蓮子飲四劑而消○一男子腫痛脉數以荆防敗毒散二劑而痛止更以托裏消毒藥而消○一男子焮腫疼痛發熱飲冷脉洪數與凉膈散二劑而痛止以金銀花散四劑而潰更以托裏藥而愈○一老婦禀壯實潰而痛不止脉實便秘以清凉飲二劑而痛止更以托裏消毒藥而愈○一婦人冬間患此腫痛熱渴余用清熱消毒散潰之而愈次年三月其舌腫大遍身發疔如葡萄不計其數手足尤多乃脾胃受毒也先各刺出黑血隨服奪命丹七粒出臭汗瘡熱益甚便秘二日與大黄芩連各三錢升麻白芷山梔薄荷連翹各二錢生甘草一錢水煎三五沸服之大小便出臭血甚多下

體稍退乃磨入犀角汁再服舌本及齒縫出臭血諸毒乃消更以犀角地黃湯而愈○一婦人患前證口乾舌燥內服清熱外敷寒涼色黯不焮胸中氣噫此內真寒而外假熱也彼疑素有痰火不欲溫補余以參芪各五錢薑桂各二錢一劑頓消又用大補藥而愈○一男子頭項俱腫雖大潰腫痛益甚兼作瀉煩躁不睡飲食少思其勢可畏診其脈則毒尚在與仙方活命飲二劑腫痛退半與二神丸及六君子湯加五味子酸棗仁四劑諸證少退飲食少進睡亦少得又與參芪白术散數服飲食頓進再與十全大補湯加金銀花白芷月餘而瘥　薛按

耳瘡四十四

立齋曰耳瘡屬少陽三焦經或足厥陰肝經血虛風熱或肝經燥火風熱或腎經虛火等因○若發熱焮痛屬少陽厥陰風

熱用柴胡清肝散○若內熱痒痛皆二經血虛用當歸川芎散○若寒熱作痛屬肝經風熱用小柴胡湯加山梔川芎○若內熱口乾屬腎經虛火用加味地黃丸如不應用加減八味丸餘當隨證治之

愚按薛氏所治耳證凡氣虛者以補中益氣湯加山梔黃芩血虛者用八珍湯加柴胡丹皮肝火血虛者用梔子清肝散怒動肝火者用加味逍遙散肝脾受傷者朝用加味歸脾湯暮用加味逍遙散此其治之大約也○予嘗治一儒者年近三旬素有耳病每年常發發必腫潰至乙亥二月其發則甚自耳根下連頸項上連頭角耳前耳後莫不腫痛諸醫之治無非散風降火至一月後稠膿鮮血自耳迭出每二三日必出一酒鍾許然膿出而腫全不消痛全不減枕不可近食不可加氣體俱困自料其危延余治之察其形氣已大不足察其

病體則腫痛如舊仍若有餘察其脈息則或見弦急或見緩弱此非實熱可知然脈不甚鼓而或時緩弱亦得潰瘍之體尚屬可治遂先以六味湯二三劑而元氣稍振繼以一陰煎加牛蒡子茯苓澤瀉仍倍加白蒺藜爲君服五十餘劑外用降癰散晝夜敷治兩月而後愈蓋此證雖似潰瘍有餘而實以脾腎不足上實下虛一奇證也故存識之　新按

鬢疽　四十五

立齋曰鬢疽屬肝膽二經怒火或風熱血虛所致○若焮痛或發熱者宜祛風清熱○焮痛發寒熱或拘急者發散表邪○作膿焮痛托裏消毒○膿已成作痛者針之○不作膿或膿成而不潰者俱宜托裏○不斂或膿清者宜峻補之

又治法曰若發熱作渴者用柴胡清肝散○腫焮痛甚者仙方活命飲○若大勢已退餘毒未散用參芪歸术爲主佐以

川芎白芷金銀花以速其膿膿成仍用參芪之類托而潰之○若欲其生肌收斂腎虛者六味丸血虛者四物加參芪脾血燥者四物湯或水不能生木者六味地黃丸氣虛者用補中益氣湯皆當滋其化源爲善

痄腮四十六

立齋曰痄腮屬足陽明胃經或外因風熱所乘或內因積熱所致若腫痛寒熱者白芷胃風湯○內熱腫痛者升麻黃連湯○外腫作痛內熱口乾者犀角升麻湯○內傷寒涼不能消潰者補中益氣湯○發熱作痛大便秘結清涼飲○表裏俱解而仍腫痛者欲作膿也托裏散○若飲食少思胃氣虛弱者六君子湯○肢體倦怠陽氣虛弱也補中益氣湯○膿毒既潰腫痛不減熱毒未解也托裏消毒散○膿出而反痛氣血虛也參芪內托散○發熱晡熱陰血虛也八珍湯○惡寒

發熱氣血俱虛也十全大補湯○若焮腫痛連耳下者屬手足少陽經當清肝火○若連頤及耳後者屬足少陰經虛火當補腎水○此證而有不治者多治風熱執用尅伐之劑耳

瘰癧四十七

瘰癧之病屬三焦肝膽等經風熱血燥或肝腎二經精血虧損虛火內動或恚怒憂思氣逆于肝膽二經二經常多氣少血故怒傷肝則木火動而血燥腎陰虛則水不生木而血燥血燥則筋病肝主筋也故累累然結若貫珠其候多生於耳前後連及頤頷下至缺盆及胸腋之側又謂之馬刀其初起如豆粒漸如梅李核或一粒或三五粒按之則動而微痛不甚熱久之則日以益甚或頸項強痛或午後微熱或夜間口乾飲食少思四肢倦怠或堅而不潰或潰而不合皆由氣血不足故往往變為勞瘵外素秘炎矣用苛虛熱則生癧病機矣

瘰癧不係膏粱丹毒火熱之變總因虛勞氣鬱所致止宜以益氣養營之藥調而治之其瘡自消蓋不待汗之下之而已也若不詳脉證虛實之異而槩用追蝕攻下及流氣飲十宣散之屬則必犯經禁病禁以致血氣愈損必反爲敗證矣若脉洪大以元氣虛敗爲不治若面色㿠白爲金剋木亦不治若眼內赤脉貫瞳人見幾條則幾年死使不求本而妄用伐肝之劑則誤矣蓋伐肝則脾土先傷脾傷則損五臟之源矣可不慎哉

齊氏曰瘰癧結核初覺時宜內消之如經久不除氣血漸衰肌寒肉冷或膿汁清稀毒氣不出瘡口不合聚腫不赤結核無膿外證不明者並宜托裏膿未成者使膿早成膿已潰者使新肉早生血氣虛者托裏補之陰陽不和托裏調之大抵托裏之法使瘡無變壞之證所以宜用也

丹溪曰瘰癧必起於足少陽一經不守禁忌延及足陽明經食味之厚鬱氣之久曰毒曰風曰熱皆此三端拓引變換須分虛實實者易治虛者可慮此經主決斷有相火且氣多血少婦人見此若月水不調寒熱變生稍久轉爲潮熱自非斷慾食淡神醫不能療也

立齋曰燃癧脈沉數者邪氣實也宜泄之○腫痛憎寒發熱或拘急者邪在表也宜發散○因怒結核或腫痛或發熱者宜疎肝行氣○腫痛脈浮數者祛風清熱○脈澀者補血爲主○脈弱者補氣爲主○腫硬不消者補氣血爲主○抑鬱所致者解鬱結調氣血○潰後不斂者屬氣血俱虛宜大補○虛勞所致者補之○因有核而不斂者腐而補之○脈實而不斂或不消者下之

又治法曰若寒熱燃痛者此肝火風熱而氣病也用小柴胡

湯以清肝火並服加味四物湯以養肝血○若寒熱既止而核不消散者此肝經火燥而血病也用加味逍遥散以清肝火六味地黄丸以生腎水○若腫高而稍軟面色痿黄皮膚壯熱膿已成也可用針以决之及服托裏之劑○若經久不愈或愈而復發膿水淋漓肌肉羸瘦者必純補之劑庶可收歛否則變成九瘻內經曰陷脉爲瘻留連肉腠即此病也外用豆豉餅琥珀膏以驅散寒邪補接陽氣內服補中益氣湯六味丸以滋腎水培肝木健脾土亦有可愈者

又治法曰大抵此證原屬虛損若不審虛實而犯經禁病禁則鮮有不誤○常治此證先以調經解鬱更以隔蒜灸之多自消如不消即以琥珀膏貼之○俟有膿即針之否則變生他處設若兼痰兼陰虛等證只宜加兼證之劑不可干擾餘經○若氣血已復而核不消却服散堅之劑至月餘不應氣

血亦不覺損力進必效散或遇仙無比丸其毒一下即止二藥更服益氣養營湯以調理之○若瘡口不斂宜用豆豉餅灸之用琥珀膏貼之○若氣血俱虛或不慎飲食起居七情者俱不治○然此證以氣血爲主氣血壯實者不用追蝕之劑彼亦能自腐但取去之亦使易於收斂○若氣血虛者不先用補劑而數用追蝕之藥適足以敗之矣○若發寒熱服內有赤脉貫瞳人者不治

灸瘰癧法取肩尖肘尖骨縫交接處各一穴即手陽明經肩顒曲池二穴也各灸七壯在左灸左在右灸右左右俱病者俱灸之余常用之甚效薛氏以曲池云肘髎似亦未的也

又薛氏經驗方云治瘰癧已成未成已潰未潰者以手仰置肩上微舉起則肘骨尖自見即是灸處灸以三四十壯爲度更服益氣養營湯灸三次瘡自除如患三四年不愈者辰時

灸至中時三炷即愈更服補劑按此法乃單灸曲池以多爲貴也然但用前法則已妙矣倘有未應者又當以此法參之

○又曰此治瘰癧之秘法凡男子婦人若因恚怒傷肝氣血壅遏而不愈者宜灸此穴以疏通經絡如取此穴當以指甲掐兩肘兩肩四所患處覺有酸麻方是其穴

又法灸瘰癧未成膿者用大蒜切片三錢厚安患處用艾壯於蒜上灸之每三五壯即換蒜再灸每日灸十數蒜片以拔鬱毒如破久不合更用江西豆豉爲末以唾津和作餅如前灸之以助陽氣內服補藥外貼琥珀膏或太乙膏瘡口自合

○又或瘡口已破核不腐則瘡口不能斂或貼琥珀膏不應須用針頭散傅之以去腐肉再以如神散傅之更服益氣養營湯若氣血虛者先服益氣養營湯待血氣稍充方用針頭散仍服前湯

一男子患血腫硬久不消亦不作膿服散堅敗毒藥不應令灸
肩尖肘尖二穴更服益氣養營湯月餘而愈○一婦人久潰
發熱月經每過期且少用逍遙散兼前湯兩月餘氣血復而
瘡亦愈但一口不收斂針頭散更灸前穴而痊常治二三年
不愈者連灸三次兼用托裏藥必愈○一婦人因怒結核腫
痛察其氣血俱實先以必效散下之更以益氣養營湯三十
餘劑而消常治此證虛者先用益氣養營湯待其氣血稍足
乃用必效散取去其毒仍進前藥無不效者○田氏婦年踰
三十瘰癧已潰不愈與八珍湯加柴胡地骨皮夏枯草香附
貝母五十餘劑形氣漸轉更與必效散二服瘡口遂合惟氣
血未平再與前藥三十餘劑而愈後田生執此方不問虛實
槩以治人殊不知散中斑猫性毒雖治瘰癧多服則損元氣
若氣血實者先用此下之而投補劑或可愈若虛而用下藥

或用追蝕藥腐肉雖去而瘡口不合反致難治俱薛按

更佳

治瘰癧痰核方　凡瘰癧初起未甚者即宜服此或加夏枯草

用忍冬花蒲公英各四五錢以水二碗同煎湯朝夕代茶飲

之十餘日漸消然此藥但可治標若欲除根必須灸肩髃曲

池二穴

疔瘡 四十八

薛氏曰夫疔瘡者以其瘡形如丁蓋之狀者是也古方之論凡

有十種華元化之論有五色疔千金方說疔有十三種以至

外臺秘要神巧萬全其論頗同然皆不離熱毒氣客於經絡及

五臟內蘊熱毒凡初生一頭凹而腫痛青黃赤黑無復定色

令人煩躁悶亂或憎寒頭痛或嘔吐心逆以針刺瘡不痛無

血是其候也多因肥甘過度不慎房酒以致邪毒蓄結遂生

疔瘡內經曰膏粱之變足生大疔此之謂也其治之法急以艾炷灸之若不覺痛者針疔四邊皆令血出以奪命丹或回生丹從針孔紝之上用膏藥貼之仍服五香連翹湯漏蘆湯等劑疏下之爲效○若或針之不痛無血者以猛火燒鐵針通紅於瘡上烙之令如焦炭取痛爲效亦紝前藥用膏藥貼之經一二日膿潰根出服托裏湯散依常療之以取平復○如針之不痛其人眼黑或見火光者不可治也此邪毒之氣入于臟腑故也○養生方云人汗入肉食食之則生疔瘡不可不愼也

立齋曰此證多由膏粱厚味之所致或因卒中飲食之毒或感四時不正之氣或感蛇蟲之毒或感死畜之穢各宜審而治之其毒多生於頭面四肢形色不一或如小瘡或如水泡或疼痛或麻木或寒熱作渴或嘔吐惡心或肢體拘急並宜臨

若灸之痛則灸至不痛不痛灸至痛若灸而不痛則明灸之及針疔四畔去惡血以奪命丹一粒入瘡頭孔內仍以膏藥貼之並服解毒之劑或用荆防敗毒散○若針之不痛無血者宜用燒針治如前齊氏之法○若不省人事或牙關緊急者以奪命丹爲末葱酒調灌之候醒更服敗毒散或奪命丹甚效○若生兩足者多有紅絲至臍生兩手者多有紅絲至心腹生唇面口內者多有紅絲入喉皆爲難治急宜用針於血絲盡處挑破使出惡血若紅絲近心腹者更挑破瘡頭去惡水以泄其毒亦以膏藥貼之多有生者○若患於偏僻下部之處藥力所難到者若專假藥力則緩不及事惟灸之則大有回生之功○疔之名狀雖有十三種之不同而治法但當審其元氣虛實邪之表裏庶不誤人於夭札也若專治於疏利表散非爲無益而反害之○凡人暴死者多是疔毒急

取燈遍照其身若有小瘡即是其毒宜急灸之并服奪命丹等藥亦有復甦者

又曰脉浮數者散之○脉沉實者下之○表裏俱實者解表攻裏○麻木或大痛及不痛者並灸之更兼攻毒

操江張恒山左足次指患之痛不可忍遂隔蒜灸三十餘壯即能舉步彼欲速愈自敷涼藥遂致血凝肉死毒氣復熾再灸百壯服活命飲出紫血其毒方解腳底通潰腐筋爛肉甚多及將愈予因考績北上又誤用生肌藥反助其毒使元氣虧損瘡口難歛予回用托裏藥補之喜其稟實且客處至三月餘方瘥○表甥居富右手小指患之或用針出血敷以凉藥掌指腫三四倍六脉洪大此真氣奪則虛邪氣勝則實也先以奪命丹一服活命飲二劑勢稍退余因他往或又遍刺出血腫延臂腕如大瓠手指腫大數倍不能消潰乃真氣愈虛

而邪氣愈盛也余因用大劑參芪歸朮之類及頻灸遍手痱勢漸消後大便不實時常泄氣此元氣下陷以補中益氣湯加補骨脂肉豆蔻吳茱萸五味子又以生脈散代茶飲大便漸實手背漸潰又用大補藥五十餘劑漸愈

時毒 薛按 四十九

齊氏曰時毒者爲四時邪毒之氣而感之於人也其候發于鼻面耳項咽喉赤腫無頭或結核有根令人憎寒發熱頭疼肢體甚痛恍惚不寧咽喉閉塞人不識者將謂傷寒原夫此疾古無方論世俗通謂丹瘤病家惡言時毒切恐傳染經曰人身忽經變赤狀如塗丹謂之丹毒此風熱惡毒所爲自與時毒不同蓋時毒者感四時不正之氣初發狀如傷寒五七日之間乃能殺人若至十日之外則不治自愈也治宜辨之先診其脉凡滑數浮洪沉緊弦濇皆其候也但浮數者邪在表

也沉濇者邪氣深也察其毒之甚者急服化毒丹以攻之實熱便秘者大黃湯下之其有表證者犀角升麻湯以發之或年高氣鬱者五香連翹湯主之○又於鼻內嗜通氣散取十餘嚏作效若嗜藥不嚏者不可治之如嚏出膿血者治之必愈凡左右看病之人日日用嗜藥嚏之必不傳染切須記之其病人每日用嚏藥三五次以泄熱毒此治時證之良法也○凡經三四日不解者不可太下猶宜和解之以犀角散芩連消毒飲甚者連翹湯之類至七八日大小便通利而頭面腫起高赤者可服托裹散托裏黃芪湯如腫甚者宜砭患處出惡血以泄其毒氣○此病若五日已前精神昏亂咽喉閉塞語言不出頭面赤腫食不知味者必死之候治之無功矣然而此疾有陰有陽有可汗者有可下者嘗見粗工但云熱毒只用寒藥殊不知病有微甚治有逆從不可不審矣

羅謙甫云泰和二年先師臨濟源稅時四月民多疫癘初覺憎寒體重次傳頭面腫盛目不能開上喘咽喉不利舌乾口燥俗云大頭天行親戚不相訪問染之多不救張縣令姪亦得此病至五六日醫以承氣加板藍根下之稍緩翌日其病如故下之又緩終莫能愈漸至危篤或曰李明之存心於醫可請治之遂請診視具說其由先師曰夫身半已上天之氣也身半已下地之氣也此邪熱客於心肺之間上攻頭目而爲腫盛用承氣下之以瀉胃中之實熱是誅伐無過也殊不知適其所至爲故遂處一方用黃芩黃連味苦寒瀉心肺間熱以爲君橘紅苦平玄參苦寒生甘草甘寒人參甘平瀉火補氣以爲臣連翹鼠粘子薄荷葉苦辛平板藍根味苦寒馬勃白殭蠶味苦平行少陽陽明二經氣不得伸桔梗味辛溫爲舟楫不令下行升麻柴胡苦辛以散表邪共爲細末半用湯

調時時服之半蜜爲丸噙化之服盡良愈因嘆曰往者不可追來者猶可及凡他所有病者皆書方以貽之全活甚衆時人皆曰此方天人所製遂刊於石以傳永久命曰普濟消毒飲

薛立齋曰此感四時不正之氣邪客心肺之間上攻頭目而爲患與膏粱積熱之證不同硝黃之劑非大便秘實者不可用若不審其因不辨其表裏虛實而槩用攻之必致有誤○裏實而不利者下之○表實而不解者散之○表裏俱實而不解者解表攻裏○表裏俱解而不消者和之○腫甚欲潰者砭去惡血更用消毒之劑○不作膿或不潰者托之○飢年普患者不宜用峻利藥當審而治之

又治法曰若脈浮者邪在表也用葛根牛蒡湯屏角升麻湯人參敗毒散之類以發之若脈沉濇者邪在裏也用梔子仁

湯五利大黃湯之類以下之○表裏俱病而腫不退者用羌活升麻湯甚者從出惡血并用通關散搐鼻內取嚏以泄其毒○表裏俱不解而內外俱實者防風通聖散○欲其作膿者用托裏消毒散欲其收斂者用托裏散此法最爲穩當○常見饑饉之際芻蕘之人多患之乃是胃氣有損邪氣從之爲患也故凡以凶荒勞役而患此者多宜安裏爲主或用普濟消毒飲最善

一老人冬月頭面耳項俱腫痛甚便秘脈實此表裏俱實病也與防風通聖散不應遂從患處出黑血仍投前藥即應又以荆防敗毒散而瘳蓋前藥不應者毒血凝聚上部經絡藥力難達故也惡血既去其藥自效或拘用寒遠寒及年高畏用硝黃而用托裏與夫尋常消毒之劑或不砭泄其毒專假藥力鮮不危矣○一男子頭面腫痛服硝黃敗毒之劑愈甚診

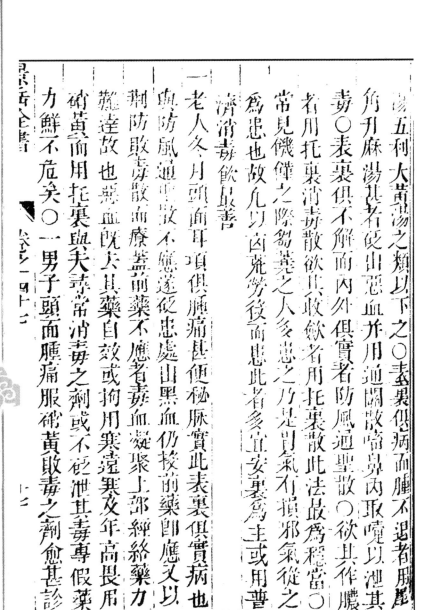

之脉浮數其邪在表尚未解散用荆防敗毒散加玄參牛蒡子二劑勢退大半以葛根牛蒡子湯四劑而痊　薛按

肺癰肺痿　五十

此證初起邪結在肺者惟桔梗杏仁煎爲治此之第一方在新因三三

齊德之曰肺者五臟之華蓋也處於胸中主於氣候於皮毛勞傷血氣腠理虛而風邪乘之內感於肺也故汗出惡風咳嗽短氣鼻塞項强胸脇脹滿久久不瘥已成肺痿也○風中於衛呼氣不入熱至於營則吸而不出所以風傷皮毛熱傷血脉風熱相搏氣血稽留蘊結於肺變成瘡疽○診其脉候寸口脉數而虛者肺痿也數而實者肺癰也若欲知其有膿否脉見微緊而數者未有膿也緊甚而數者已有膿也○肺痿之候久嗽不已汗出過度重亡津液便如爛瓜下如豕膏小

飢數而不渴渴者自愈欲飲者將瘥此由肺多唾涎而無膿者肺痿也○肺痿之候口乾喘滿咽燥而渴甚則四肢微腫欬唾膿血或腥臭濁沫胸中隱隱微痛者肺癰也○又聖惠曰中脘隱隱微痛者肺疽也此肉微起者肺瘡也中府者穴名也是以候始萌則可救膿成則多死○又內經曰血熱則肉敗營衛不行必將為膿大凡肺瘡當咳嗽短氣胸滿時唾膿血久久如粳米粥者難治若嘔膿而不止者亦不可治其嘔膿而自止者將自愈其脈短而濇者自痊浮大者難治其面色當白而反面赤者此火之剋金皆不可治○仲景曰上氣面浮腫肩息其脈浮大不治又加痢尤甚

薛立齋曰肺癰治法要略先以小青龍湯一貼以解其風寒邪氣然後以葶藶大棗瀉肺湯桔梗湯葦莖湯見金匱要略隨證用之以取膿此治肺癰之例也終以內補黃芪湯以補益之除

氣此治潰瘍之例也○又曰肺癰已破入風者不治或用太乙膏丸服以搜風湯吐之若吐膿血狀如肺癰口臭他方不應者宜消風散入男子髮灰清米飲調下兩服可除

仁齋曰凡勞傷血氣腠理不密外邪所乘內感於肺或入房過度腎水虧損虛火上炎或醉酒炙煿辛辣厚味薰蒸於肺或欬唾痰涎汗下過度重亡津液皆能致之其候惡風欬嗽鼻塞項強胸脇脹滿呼吸不利咽燥作渴甚則四肢微腫欬唾膿血若吐痰臭濁膿血腥穢胸中隱隱微痛右手寸口脈數而實者爲肺疽若唾涎沫而無膿脈數而虛者爲肺痿也

又治法曰大抵勞傷血氣則腠理不密風邪乘肺風熱相搏蘊結不散必致欬嗽若誤用汗下過度則津液重亡遂成斯證○凡喘嗽氣急胸滿者表散之○欬嗽痰壅者和解之○欬血胸膈隱痛唾痰腥臭者宜排膿散○喘急恍惚痰盛者

宜平肺○唾膿脉短濇者宜補之
又治法曰若欬嗽喘急者小青龍湯○欬嗽胸脹者葶藶大
棗瀉肺湯○欬膿腥濁者桔梗湯○欬嗽短氣或小便短少
者佐以參芪補肺湯○體倦食少者佐以參朮補脾湯○欬
唾痰壅者腎虛水泛也六味地黃丸○口乾咽燥者虛火上
炎也加減八味丸○此證皆因脾土虧損不能生肺金肺金
不能生腎水故始成則可救膿成則多死苟能補脾肺滋腎
水庶有生者若專攻其瘡則脾胃益虛鮮有不誤者矣
陸司廳子春間欬嗽唾痰腥穢胸滿氣促皮膚不澤項強脉數
此肺疽也蓋肺系在肺肺傷則系傷故牽引不能轉側肺乃
氣之本其華在毛其竅在皮治以黃芪當歸川芎白芷貝母
知母麥冬瓜蔞仁桔梗防風甘草兼以蠟礬丸及太乙膏治
之膿盡脉濇而愈○一男子面白神勞欬而胸膈隱痛其脉

滑數余以爲肺癰欲用桔梗湯不信仍服表藥致欬嗽愈甚唾痰腥臭始悟乃服前湯四劑欬嗽少止又以四順散四劑而膿穢更以托裏藥數劑而愈○一男子欬嗽喘急發熱煩躁面赤咽痛脉洪大用黃連解毒湯二劑少退更以梔子湯四劑而安○一男子患肺痿欬嗽喘急吐痰腥臭胸滿咽乾脉洪數用人參平肺散六劑及飲童便諸證悉退更以紫苑茸湯而愈前湯雖云專治虛火常治瘡瘍欬膿疼痛發熱作渴及肺痿肺癰發熱口渴者尤效○一男子面赤吐膿發熱作渴煩躁引飲脉洪數而無力兩尺尤先用加減八味丸加麥冬大劑一服熱渴頓止但脾肺虛久覺面神爽索食再劑諸證頓減仍用前藥更以人參五錢麥冬二錢五分五味二錢水煎代茶日飲一劑月餘而安此證面赤者難治面白者當補脾肺治者宜之○一婦人素血虛發熱欬嗽或用痰火

之劑後吐膿血面赤脉數其勢甚危此膿成而氣血虛也余用八珍湯以補元氣用桔梗湯以治肺證因得漸愈○一儒者患肺癰鼻流清涕欬吐膿血胸膈作脹此風邪外傷也先用消風散加亂髮灰二服而鼻利又用四君加甘草及桔梗湯而愈後因勞役欬嗽吐膿小便滴瀝面色黃白此脾土不能生肺金肺金不能生腎水也用補中益氣湯六味地黃丸而愈○一儒者患肺癰二十年嗽久不愈氣喘不利睡臥不寧咯吐膿血甚虛可畏其主已棄矣余以寧肺散一服少愈又服而止大半乃以寧肺湯數劑而痊所謂有是病必用是藥若治前散性澁而不用何以得愈 薛按

乳癰乳巖五十一 婦人門亦有乳證當互察之

立齋曰乳房屬足陽明胃經乳頭屬足厥陰肝經男子房勞恚怒傷於肝腎婦人胎產憂鬱損于肝脾皆能致之○若因暴

怒或見口氣所吹腫痛者宜疏肝行氣○焮痛發寒熱者發散表邪○焮腫痛甚者清肝消毒並宜隔蒜灸○未成膿者疏肝行氣○不作膿或不潰者托裏爲主○潰而不斂或膿清者宜大補脾胃氣血爲主

又治法曰若膿出及痛或作寒熱氣血虛也十全大補湯○體倦口乾中氣虛也補中益氣湯○晡熱內熱陰血虛也八珍湯加五味子○欲嘔作嘔胃氣虛也補胃爲主或用香砂六君子湯○食少作嘔胃氣虛寒也前湯加炮薑○食少泄瀉脾氣虛寒也理中湯或加人參附子○若勞役以致腫痛氣血未復也八珍湯倍用參芪歸朮○若因怒氣以致腫痛肝火傷血也八珍湯加柴胡山梔○若肝火血虛而結核不消者四物湯加柴胡升麻○若肝脾氣血俱虛而結核者四君子加芎歸柴胡升麻○鬱結傷脾而結核者歸脾湯兼神

效瓜蔞散○若爲兒所吹而發腫焮痛須吮通揉散否則成癰矣若病餘證亦當治以前法○若婦人鬱怒傷肝脾而結核不痒不痛一二載始潰者名曰乳巖最難治療

又治法曰若忿怒傷肝厚味積熱以致氣不行竅不通乳不出則結而爲腫爲痛此陽明之血熱甚則肉腐爲膿若膿一成即針出之以免遍潰諸囊之患○亦有所乳之子膈有滯痰口氣焮熱含乳而睡熱氣所吹遂成腫痛於初起時須吮嚥使通或忍痛揉散之失治必成癰患宜用青皮以疏厥陰之滯石膏以清陽明之熱甘草節以行污濁之血瓜蔞子以消腫導毒或加沒藥橘葉皂角針金銀花當歸更宜隨證消息加減而治仍用少酒佐之更用隔蒜灸之其效尤捷若有膿即針之否則通潰難於收歛

乳癰用蒲公英忍冬藤入少酒煎服即欲睡是其功也及覺而

痛安矣（見外科心法）

一婦人患乳癰寒熱頭痛與荆防敗毒散一劑更與蒲公英一握搗爛入酒二三盞再搗取汁熱服柤熱罨患處而消丹溪云此草散熱毒消腫核又散滯氣解金石毒之聖藥○一婦人左乳內腫如桃不痛色不變發熱漸消瘦以八珍湯加香附遠志青皮柴胡百餘劑又間服神效瓜蔞散三十餘劑膿潰而愈常見患者責效太速或不解七情及藥不分經絡虛實者俱難治大抵此證四十以外者尤難治蓋因陰血日虛也○一婦人因怒左乳內腫痛發熱表散太過致熱益甚以益氣養榮湯數劑熱止膿成欲用針彼不從遂腫脹大熱發渴始針之膿大泄仍以前湯月餘始愈○一男子左乳腫硬痛甚以仙方活命飲二劑而痛止更以十宣散加青皮四劑膿成針之而愈此證若膿成未破瘡頭有薄皮剝起者用代

針之當點起皮處以膏藥貼之膿亦自出但不若及時針之則不致大潰如膿出不利更納入搜膿化毒之藥若膿血未盡輒用生肌之劑反助邪氣縱早合必再發不可不慎也○

一產婦因乳少服藥通之致乳房腫脹發熱作渴欲瀕傷寒以玉露散補之而愈夫乳汁乃氣血所化在上爲乳在下爲經若衝任之脉盛脾胃之氣壯則乳汁多而濃衰則少而淡所乳之子亦弱而多病此自然之理亦有屢產有乳再產却無或大便澀滯乃亡津液也三因論云產婦乳脉不行有二有血氣盛閉而不行者有血氣弱澀而不行者虛當補之盛當疎之盛者當用通草漏蘆土瓜根輩虛者當用煉成鍾乳粉猪蹄鯽魚之屬槩可見矣　俱薛按

一婦人久鬱右乳內結三核年餘不消朝寒暮熱飲食不甘此乳巖也乃七情所傷肝經血氣枯槁之證宜補氣血解鬱結

藥治之遂以益氣養營湯百餘劑血氣漸復更以木香餅灸之喜其謹疾年餘而消若用克伐之劑以復傷血氣則一無可保者○一妾乃放出宮人乳內結一核如栗欲用前湯彼不信乃服瘡科流氣飲及敗毒散三年後大如覆碗堅硬如石出水不潰而殁○大抵鬱悶則脾氣阻肝氣逆遂成隱核不痛不痒人多忽之最難治療若一有此宜戒七情遠厚味解鬱結更以養血氣之藥治之庶幾可保全否則不治亦有數載方潰而陷下者皆曰乳巖蓋其形似巖穴而最毒也慎之則可保十中之一二　薛按

胃脘癰　五十二

立齋引聖濟總錄云胃脘癰由寒氣隔陽熱聚胃口寒熱不調故血肉腐壞以氣逆於胃故胃脈沉細以陽氣不得上升故人迎熱甚令人寒熱如瘧身皮甲錯或欬嗽或嘔膿唾血若

脉見洪數膿已成也急宜排之○或脉遲緊其膿未就有瘀血也急下之否則邪毒內攻腐爛腸胃矣丹溪云內疽者因飲食之毒七情之火相鬱而發用射干湯主之愚當以薏苡仁湯牡丹皮散太乙膏選用之亦效若吐膿血飲食少思宜助胃壯氣爲主而佐以前法不可專治其瘡

腹癰五十三

立齋曰腹癰謂瘡生於肚腹或生於皮裏膜外屬膏粱厚味七情鬱火所致○若漫腫堅硬肉色不變或脉遲緊未成膿也四君加芎歸白芷枳殼或托裏散○腫軟色赤或脉洪數已成膿也托裏消毒散○膿成而不外潰者氣血虛也亟針而刺之○焮腫作痛者邪氣實也先用仙方活命飲隔蒜灸以殺其毒後用托裏以補其氣○若不初起欲其內消當助胃壯氣使根本堅固而以行經活血之藥佐之若用尅伐之劑欲

其消散則膿者不能潰潰者不能斂若用疎利之藥下其膿血則少壯者多爲難治老弱者立見危亡若有食積痰氣類此者當辨而治之

進士邊雲推腹痛惡寒脉浮數余曰浮數之脉而反惡寒瘡疽之證也不信數日後復請視之左尺洪數余曰內有膿矣仍不信至小腹痛脹連及兩臂始悟余曰膿潰臂矣氣血俱虛何以收斂急服活命飲一鍾臂潰出一孔出膿斗許氣息奄奄用大補藥一劑神思方醒每去後以藥從瘡出痛不可當小腹間如有物上挺即發痙不省人事煩躁脉大舉按皆實省而細察之脉雖洪大按之如無以十全大補倍加參芪至四斤更加附子二枚煎膏服之而痙止又用十全大補湯五十餘劑而瘡愈斂○上舍周一元患腹癰三月不愈膿水清稀朝寒暮熱服四物黃柏知母之類食少作瀉痰涎上湧服二陳枳

實之類痰涎愈甚胸膈痞悶謂余曰何也余曰胃寒者熱血氣虛也食少作瀉脾腎虛也痰涎胸痞脾肺虛也惡心因胃氣虛而邪氣實也當先壯其胃氣使諸臟有所稟而邪自退矣遂用六君加黃芪當歸數劑諸證漸退又用十全大補湯肌肉漸斂更用補中益氣湯調理而愈　薛按

腸癰　五十四

孫眞人云腸癰爲病小腹重强按之則痛小便如淋時時汗出復惡寒身皮甲錯腹皮急如腫甚者腹脹大轉側有水聲或繞臍生瘡或膿從臍出或大便膿血脉洪數者已有膿也血下則安若妄治者必殺人

陳無擇曰腸癰爲病身甲錯腹皮急按之濡如腫狀腹無聚積身無熱脉數此爲腸內有膿久積陰冷所成也故金匱有用附子温之其脉遲緊者膿未成可下之當有血洪數者膿已

成不可下此以内結熱所成也故金匱有用大黄利之

千金方灸法曲兩肘正肘頭銳骨灸百壯下膿血而安

立齋曰此證因七情飲食所致○治法脉遲緊者未有膿也宜牡丹皮湯下之○脉洪數者已有膿也用薏苡仁湯排之○小腹疼痛小便不利膿壅滯也用牡丹皮散主之○若臍間出膿者不治經云腸癰爲病不可驚驚則腸斷而死故患是者其坐臥轉側極宜徐緩時少飲薄粥及服八珍湯固其元氣靜養調理庶可保全其生

一男子裏急後重下膿脹痛此脾氣下陷也用排膿散蠟礬丸而愈後因勞役寒熱體倦用補中益氣湯而安○一婦人膿成腹脹痛小便不利脉滑數此膿毒内潰也服太乙膏丸三錢膿下升許脹痛頓退更以神效瓜蔞散二劑而全退又以蠟礬丸及托裏藥十餘劑而安○一產婦小腹疼痛小便不

利以薏苡仁湯二劑痛止更以四物湯加桃仁紅花下瘀血升許而愈○一婦人產後惡露不盡小腹患痛服瓜子仁湯下瘀血而痊凡瘀血停滯宜急治之緩則腐化爲膿最難治療若使流注骨節則患骨疽失治多爲敗證 薛按

附骨疽 五十五

附骨疽一證近俗呼爲貼骨癰凡疽毒最深而結聚於骨際者皆可謂之附骨疽然尤惟兩股間肉厚處乃多此證蓋此證之因有勞傷筋骨而殘損其脉者有恃酒力勞而困爍其陰者有憂思鬱怒而留結其氣者有風邪寒濕而湊滯其經者凡人於環跳穴處無故酸痛久而不愈者便是此證之兆速當因證調治不可遲也蓋其初起不過少陽經一點逆滯逆而不散則以漸而壅壅則腫腫則潰至其延漫則三陰三陽無不連及而全腿俱潰然此證無非元氣大虧不能運行故

致留滯不散而後至決裂誠危證也若潰後脉和雖見困弱之甚只以大補氣血爲主皆可保全若潰後脉反洪亢而煩躁不寧發熱口渴則必不可治○至若治此之法凡以勞傷筋骨而致者宜大營煎兼大防風湯治之○若酒色傷陰者宜八味丸六味丸或右歸丸兼大防風湯主之○若憂思鬱怒結氣者宜瘍科流氣飲或五香連翹湯兼大防風湯主之○若風寒外襲者宜五積散兼大防風湯主之○大抵此證初起即宜用大營煎溫補氣血或兼仙方活命飲通行毒氣有火者宜速用連翹歸尾煎以解散其毒仍宜速用隔蒜灸或豆豉餅蒜頭灸之以速散其毒最爲捷法其有濕熱痰飲等證當並求後法以治之庶免大害也○若環跳久痛不已或見臂股微腫度其已成勢不能散只宜速用托補等固根本使其速起速潰則根本既實雖困亦無大害必用易潰易

毒而易愈也若脉見滑數按之軟熟膿已成也速宜針之無使久留以防深蝕之患其有不明利害苟圖目前或因坐俟消散再傷元氣或用寒凉敷藥以遏其毒氣必致日延日甚而元氣日敗則一潰不可收拾矣考諸方書俱未詳及此證故悉其所因并附治按於後

立齋曰附骨疽有因露臥風寒深襲於骨者有因形氣損傷不能起發者有因克伐之劑虧損元氣不能發出者有因外敷寒藥血氣凝結於内者凡此皆宜灸熨患處解散毒氣補接元氣温補脾胃爲主○若飲食如常先用仙方活命飲解毒散鬱隨用六君子湯補托營氣若體倦食少但用前湯培養諸臟使邪不得勝正○若膿已成即針之使毒氣不得内侵帶生用針亦無妨如用火針亦不痛且使易斂○其隔蒜灸能解毒行氣葱熨法能助陽氣行壅滯此雖不見於方書予

常用之大效其功不能盡述惟氣血虛敗者不應

又曰大抵此證雖云腫有淺深感有輕重其所受皆因真氣虛弱邪氣得以深襲若真氣壯實邪氣焉能爲患也故附骨癰疽及鶴膝風證惟腎虛者多患之前人用附子者以溫補腎氣而又能行藥勢散寒邪也亦有體虛之人秋夏露臥爲冷氣所襲寒邪伏結多成此證不能轉動乍寒乍熱而無汗按之痛應骨者是也若經久不消極陰生陽寒化爲熱而潰也若被賊風所傷患處不甚熱而洒淅惡寒不時汗出熨之痛止少者須大防風湯及火龍膏治之若失治則爲彎曲偏枯有堅硬如石者謂之石疽若熱緩積日不潰肉色赤紫皮肉俱爛名緩疽其始末皆宜服前湯欲其驅散寒邪以補虛托裏也

又曰此證亦有產後惡血未盡臍腹刺痛或流於四肢或注

於股內疼痛如錐或兩股腫痛此由冷熱不調或思慮動作氣所壅遏血蓄經絡而然宜没藥丸治之亦有經血不行流注四肢或股內疼痛如錐或因水濕所觸經水不行而腫痛者宜當歸丸治之凡惡血停滯為患非輕治之稍緩則流注為骨疽多致不救

一婦人腿腫痛遇寒痛益甚月餘不愈諸藥不應脉弦緊此寒邪深伏於內也用大防風湯及火龍膏治之而消○一男子腿根近環跳穴患痛徹骨外皮如故脉數而滯滑此附骨疽膿將成也用托裏藥六劑腫起作痛脉滑數其膿已成針之出碗許更加補劑月餘而瘳○一男子患附骨疽腫硬發熱骨痛筋攣脉數而沉用當歸拈痛湯而愈○一男子腿內患癰漫腫作痛四肢厥逆咽喉閉塞發寒熱諸治不效乃邪鬱經絡而然也用五香連翹湯一劑諸證少退又服之大便行

二次諸證悉退而愈〇一男子先腿痛後四肢皆痛遊走不定至夜益甚服除濕敗毒之劑不應其脈滑而濇此濕痰濁血爲患以二陳湯加蒼朮羌活桃仁紅花牛膝草烏治之而愈凡濕痰濕熱或死血流注關節非辛溫之劑開發腠理流通隧道使氣行血和焉能得愈〇王時亭室產後腰間腫痛兩腿尤甚此由瘀血滯於經絡而然也不早治必作骨疽遂與桃仁湯二劑稍愈更以没藥丸數服而痊 薛按

一魏生者年三十餘素多勞碌忽患環跳酸痛數日後大股漸腫延予視之曰此附骨疽也速當治之與以活命飲二劑未及奏效而腫益甚因慌張亂投或清火或解毒遂致嘔惡發熱飲食不進其勢甚危然後懇求相救遂以參芪內托散大加炮薑數劑而嘔止食進且腫軟熟知其膿成速令針之針處出膿不多復以九味異功煎與之遂得大潰日漸出膿

潰者五六處而腿肉盡去止剩皮骨矣潰後復嘔惡發熱不食遂以十全大補湯及九味異功煎相間與之然後熱漸退食漸進稍有生色然足筋短縮但可竪膝仰臥左右挨緊毫不能動動則痛極自分已成廢物此後凡用十全大補湯八十餘劑人參一斤而腿肉漸生筋舒如故復成一精壯男子此全得救本之功也○一男子陳姓者年近三旬素不節慾忽見環跳酸痛月餘不愈予曰此最可畏恐生癰毒之患彼不信又謀之一瘍醫反被其誚曰此等胡説真可笑也筋骨之痛亦常事耳不過風熱使然何言癰毒遂用散風清火等藥至半年後果見微腫復來求治予曰速用托補以救根本尚不進也彼又不信而謀之瘍醫曰豈有膿瘍未潰而遽可温補耶復用清火消毒之劑及其大潰而危再延余視則脉證俱敗方信予言而痛悔前失已無及矣○一膏粱子茅姓

者年未三旬素以酒色爲事亦患此證早令服藥執拗不從
及其腫而膿成令速針之亦畏痛不從而偏聽庸流敷以苦
寒解毒之藥不知膿既已成尤不可解但有愈久愈深直待
自潰而元氣盡去不可收拾矣　新按

臀癰　五十六

馬益卿曰臀癰證臀居小腹之下此陰中之陰也道遠位僻雖
曰多血然氣運不到血亦罕來中年之後尤慮患此纔有腫
痛參之脉證但見虛弱便與滋補氣血無虧可保終吉
立齋曰凡治此者毋傷脾胃切損脾氣但當以固根本爲主○
若焮痛尺脉緊而無力者托之○腫硬痛甚者隔蒜灸之更
以解毒○不作膿者托裏爲主○不作膿而痛者解毒爲主
○不潰或潰而不斂者托裏爲主
又治法曰若腫硬作痛者形氣虛而邪氣實也用托裏消毒

散○微膿微痛者形氣病氣俱虛也用托裏散補之○欲作膿者用內托羌活湯○若痛甚者用仙方活命飲○大勢既退亦用托裏消毒散○若脾虛不能消散或不潰不斂者六君子加芎歸黃芪○若陰虛不能消散或作渴便淋者六味丸加五味子○若陽虛不能潰或膿清不能斂者用補中益氣湯○氣血俱虛者十全大補湯○若腫硬未成膿者用隔蒜灸及活命飲○潰後宜豆豉餅及補中益氣十全大補二湯○若灸後大勢已退餘毒未消須用葱熨以補其氣以消餘毒為善

又曰凡毒氣已退不起者但可補其血氣使膿速成而針去之不可用內消之論○若腫高而軟者發於血脈腫下而堅者發於筋骨肉色不變者發於骨髓也○膿血大泄之後當大補氣血為先雖有他證以末治之

逕按陳和峯脾胃不健常服消導之劑左腿股及臂患腫余曰此脾氣虛而下注非瘡毒也當用補中益氣倍加白术彼哉於衆人云白术能潰膿乃專以散腫消毒爲主而腫益甚體益倦余用白术一味煎飲而消○一儒者楊啓元左臂患此敷貼凉藥腫徹內股服連翹消毒散左體皆痛余以爲足三陰虧損用補中益氣湯以補脾肺用六味丸加五味子以補肝腎股內消而臂間潰又用十全大補湯而瘡口斂○一儒者焮腫痛甚此邪毒壅滯用活命飲隔蒜灸而消後因飲食勞倦腫痛復作寒熱頭痛此元氣虛而未能復也與補中益氣湯頓用葱熨法兩月而愈○一男子患臂癰作膿而痛以仙方活命飲二劑痛止更以托裏消毒散膿潰而瘥○一翁人臂癰膿成不潰以十全大補湯數劑始托起乃針之又二十餘劑而愈　薛按

流注 五十七

立齋曰：流注之證，多因鬱結，或暴怒，或脾氣虛，濕氣逆於肉理，或腠理不密，寒邪客於經絡，或濕痰，或閃撲，或産後瘀血流注關節，或傷寒餘邪未盡爲患，皆因真氣不足，邪得乘之，故氣凝血聚爲患也。然此證或生於四肢關節，或生於胸腹腰臀，或結塊，或漫腫，或痛，或不痛，悉宜用葱熨法及益氣養營湯固其元氣，則未成者自消，已成者自潰，可全愈也。若不補氣血及節飲食、慎起居、戒七情，而專用寒涼克伐者，俱不治。

又治法曰：常治此證，凡暴怒所致，胸膈不利者，調氣爲主○抑鬱所致而不痛者，宜調經脉，補氣血○腫硬作痛者，行氣和血○潰而不斂者，補氣血爲主○傷寒餘邪未盡者，和而解之○脾氣虛，濕熱凝滯肉理者，健脾除濕爲主○閃跌瘀血凝滯爲患者，和血氣，調經絡○寒邪所襲，筋攣骨痛，或遍身痛宜溫經絡養血氣○若久而不斂瘡口無陽者宜豆豉餅或附子餅灸之以祛散寒邪接補陽氣或外用琥珀膏貼之○若內有膿管或生瘀肉而不斂者用針頭散腐之自愈錠子尤效

醫林集要云骨疽乃流注之敗證也如用涼藥則內傷其脾外冰其血脾主肌肉脾氣受傷飲食必減肌肉不生血爲脉絡血受冰則氣血不旺而愈滯宜用理脾脾健則血自生而氣自運行矣○又有白虎飛尸留連周朞或展轉數歲冷毒朽骨出盡自愈若附骨腐者可痊正骨腐則爲終身廢疾矣○有毒自手足或頭面腫起或兼疼痛上至頸項骨節等處如瘰癧貫珠此風濕流氣之證也宜以加減小續命湯及獨活寄生湯治之○有兩膝腫痛起或至遍身骨節疼痛者此風濕痺又名歷節風宜附子八物湯治之○又有結核在項腋

或兩乳傷欲兩胯軟肉處名曰瘰癧屬冷證也又有小兒宿痰失道致結核於頸項臂膊胸背之處亦冷證也俱宜熱藥敷貼○已上諸證皆緣於腎腎主骨腎虛則骨冷而爲患也所謂骨疽皆起於腎亦以其根於此也故用大附子以補腎氣腎實則骨有生氣而疽不附骨矣

一男子臂腫一塊微痛脉弦緊以流氣飲四劑而消○一婦人暴怒腰腫一塊胸膈不利時或氣走作痛用方脉流氣飲數劑而止更以小柴胡湯對四物加香附貝母月餘而愈○一婦人稟弱性躁脇臂腫痛胸膈痞悶服流氣敗毒藥反發熱以四七湯數劑胸寬氣利以小柴胡湯對四物加陳皮香附腫痛亦退大抵婦人情性執著不能寬解多被七情所傷遂至遍身作痛或肢節腫痛或氣塡胸滿或如梅核塞喉嚥吐不出或痰涎壅盛上氣喘急或嘔逆惡心甚者渴悶欲

絶產婦多有此證宜服四七湯先調滯氣更以養血之藥若因憂思致小便白濁者用此湯吞青州白丸子屢效○一老人傷寒表邪未盡股內患腫發熱以人參敗毒散二劑熱止灸以香附餅又小柴胡湯加二陳羌活川芎歸术枳殼數劑而散○一男子腿患潰而不斂用人參養營湯及附子餅更以補劑煎膏貼之兩月餘而愈○一男子腿患腫肉色不變不痛脉浮而滑以補中益氣湯加半夏茯苓枳殼木香飲之以香附餅熨之彼謂氣無補法乃服方脉流氣飲虛愈甚復求治以六君子湯加芎歸數劑飲食少進再補劑月餘而消夫氣無補法俗論也以其爲病痞塞似難於補殊不知正氣虛而不能運行則邪氣滯而爲病經云壯者氣行則愈怯者弱者則著而爲病苟不用補法元氣何由而行乎○一婦人腿患筋攣骨痛諸藥不應脉遲緊用大防風湯二劑頓退

又二劑而安又一婦人亦然先用前湯二劑更服黑丸子而痊此二患若失治必潰成敗證○一男子臀癰患之潰不斂勞氣弱以益氣養營湯服黑丸子及木香生地黄作餅覆患處熨之月餘膿成針之仍服前藥而愈○一男子臀癰筋攣骨痛年餘方潰不斂診其脉更虛以內塞散一料少愈以十全大補湯及附子餅灸之而愈精要云留積經久極陰生陽寒化爲熱以此潰多成瘻宜早服內塞散排之○一男子臀患出腐骨三塊尚不斂發熱作渴脉浮大而澁乃氣血俱損須多服生血氣之藥庶可保全彼惑於火尚未盡仍用凉藥內服外敷幾危始求治其形甚瘁其脉愈虛先以六君子湯加芎歸月餘飲食漸進以八珍湯加肉桂三十餘劑瘡色乃赤更以十全大補湯外以附子餅灸之僅年而瘥　薛按

鶴膝風　五十八

凡肘膝腫痛臂胻細小者名為鶴膝風以其象鶴膝之形而名之也或止以兩膝腫大胻腿枯細不能屈伸俗又謂之鼓槌風總不過風寒濕三氣流注之為病也然腫痛者必有邪滯枯細者必因血虛凡治此者必宜以養氣滋血為主有風者兼散其風有寒濕者兼去其寒濕若果由邪鬱成熱者必宜兼清火自無不愈其有痢後而成者又名痢後風此以瀉痢亡陰尤宜壯腎凡寒勝者宜三氣飲五積散或大防風湯之類主之濕勝者宜五苓散理中湯之類主之熱勝者宜保陰煎大秦艽湯之類主之若以陽氣不足而敗及四肢者非右歸丸理陰煎及八味地黃丸之類不可

立齋曰鶴膝風乃調攝失宜虧損足三陰經風邪乘虛而入以致肌肉日瘦內熱減食肢體攣痛久則膝大而腿細如鶴之膝故爾名之○若傷於脾胃者用補中益氣湯為主若傷於

肝腎者六味地黃丸爲主若欲其作膿或潰後者十全大補湯爲主皆佐以大防風湯○初起者須用葱熨法可以消散○若津涸口乾中氣不足也補中益氣湯加五味子○頭暈頭痛陽氣不升也補中益氣湯加蔓荊子○發熱内熱陰血虛弱也用四物參芪白朮○畏寒憎寒陽氣虛弱也用十全大補湯○飲食少思胸膈膨脹脾胃虛痞也用四君子湯○面色痿黃飲食少思脾胃虛弱也用六君子湯○膿水清稀肌肉不生氣血俱虛也用八珍湯○熱來復去有時而動無根虛火也用十全大補湯○形瘦嗜臥寢息發熱痰盛作渴小便頻數五臟虛損也用六味丸○臍腹疼痛夜多漩溺腳膝無力頭暈吐痰腎氣冷敗也用八味丸○發熱大渴不欲近火面目赤色脈大而虛血虛發躁用當歸補血湯○或有猶後而患者亦治以前法餘當臨證制宜

又曰夫立方之義各有所宜凡體氣虛弱邪入骨界遏絕隧道若非用附桂辛溫之藥開散關節腠理之寒邪通暢隧道經絡之氣血決不能愈且本草云附子治寒濕痿躄拘攣膝痛不能行步以白朮佐之爲寒濕之聖藥又云桂通血脉消瘀血堅骨節治風痹骨攣脚軟宣導諸藥及十全大補湯以治前證不但不可去桂亦不可不加附子無此二味何以行參芪之功健芎歸之性而補助血氣使之宣通經絡扶大虛之證以收必效之功哉况前證在骨節之間關鍵之地治之不速使血氣循環至此鬱而爲膿從此而泄氣血瀝盡無可生之理矣亦有秋夏露臥爲寒所襲③焮熱內作遂成附骨疽亦有賊風搏於肢節痛徹於骨遇寒尤甚以熱熨之則少減尤當以大防風湯治之更以蒜搗爛攤患處用艾鋪蒜上燒之蒜壞再易皮膚倘破無妨若經久不消則極陰生陽潰而

出水必致偏枯或痿痹證宜服內藥散及附子餅灸之或脉大或發瀉者俱不治以其元氣虛而邪氣實也

張上舍患前證伏枕半載流膿三月彼云初服大防風湯去附子將潰服十宣散今用十全大補湯而去肉桂俱不應視其脉證甚弱予以十全大補湯每貼加熟附子一錢服三十餘劑少愈乃去附子五分又服三十餘劑將愈却全去附子更三十餘劑而痊○一男子左膝腫大三月不潰予謂體虛之人風邪襲於骨節使氣滯而不行故膝愈大而腿愈細名曰鶴膝風遂以大防風湯三十餘劑而消○州守張天澤左膝腫痛胸膈痞悶飲食少思時欲作嘔頭暈痰壅日晡益倦此脾肺氣虛也用葱熨及六君加炮薑諸證頓退飲食少進用補中益氣加蔓荊子頭目清爽間與大防風湯十餘劑又用補中益氣湯三十餘劑而消　薛按

多骨疽　五十九

立齋曰多骨疽者由瘡瘍久潰氣血不能營於患處邪氣陷襲久則爛筋腐骨而脫出屬足三陰虧損之證也用補中益氣湯以固根本○若陰火發熱者佐以六味丸壯水之主以鎮陽光○陽氣虛寒者佐以八味丸益火之源以消陰翳○外以附子餅葱熨法祛散寒邪補接營氣則骨自脫瘡自斂也○夫腎主骨若腎氣虧損其骨漸腫荏苒歲月潰而出骨亦用前法若投以剋伐之劑復傷真氣鮮有不誤者

下疳瘡　六十

下疳一證本肝腎濕熱證也若無外因而病者不過去其濕熱或滋真陰濕熱既清其瘡自愈無足慮也惟感觸淫毒而患者毒有淺深則病有微甚皆宜用百草煎湯洗外以螵蛸散敷之則輕者自愈若濕熱甚而爲腫爲痛者宜用芍藥蒺藜

煎兼而治之。如毒甚者，必用槐花蕊方為可。○若下疳之毒，自少陰直入精宮者，不易愈，即治亦難。然必使毒盡發出，而後下疳始愈。既見瘡毒，即當於本證條下求法治之。

○余嘗治一少年，因偶觸穢毒，遽患下疳，始潰龜頭，敷治不效，隨從馬口延入尿管，以漸而深，直至肛門，逐節潰爛，形如魚骨。每過夜則膿結馬口，脹不得出，潰而通之，則先膿後尿，敷洗皆不能及，甚為危懼。余嘗遇一山叟，傳得槐花蕊方，因以治之，不十日而莖根漸愈，半月後即自內達外，退至馬口而全愈。疳愈後，即見些微瘡癬，復與五加皮飲十餘劑而全愈。向彼傳方者曰：此方善治淫瘡，熱毒悉從小便泄去，所以能治此疳。但服此者，可免終身瘡毒後患。然猶有解毒奇驗，則在瘡發之時，但見通身忽有雲片紅斑，數日而沒者，即皆瘡毒應發之處，瘡毒已解，而瘡形猶見，是其驗也。予初未之

信及此人瘡發之時瘡固不多而遍身紅班果見凡兩日而
沒予始知瘡之有奇一至如此　新抄
立齋曰下疳屬肝經濕熱下注或陰虛火燥治法腫痛發熱者血虛而有熱也四物湯加柴胡山梔○腫痛寒熱者肝經濕熱也小柴胡湯加龍膽草黃連○腫痛便澁者濕熱壅滯也龍膽瀉肝湯○腫爛腐潰者氣血虛而有火也八物湯加山梔柴胡○日晡熱甚者陰血虛而有火也小柴胡湯加參朮芎歸○日晡倦怠者陽氣虛而下陷也補中益氣湯○有經久不愈而發寒熱者腎水不能生肝木也宜六味丸○若筋縮或縱或為痒痛或出白津此筋疳也用龍膽瀉肝湯○氣虛者補中益氣湯加炒山梔炒龍膽○陰虛火燥者用六味丸○莖中痒出白津用補中益氣湯與清心蓮子飲間服○
蓋此證肝經陰虛為本腫痛寒熱等證為標須用六味丸以

生肝血凡脾土虛不能生金水而見一切肝證者當佐以補中益氣湯加麥門冬以滋化源

一男子腫痛不消一男子潰而腫痛發熱小便秘澁日晡或熱一小兒腫痛諸藥不應俱以小柴胡湯吞蘆薈丸數服而愈○一小兒十五歲患前證雜用消毒之藥虛證悉具二年餘矣詢之乃稟所致用萆薢湯月餘諸證漸愈又用補陰八珍湯補中益氣二湯而痊○庠吉士劉華甫或莖中作痛或窾出白津或小便秘澁先用小柴胡湯加山梔澤瀉黃連木通膽草茯苓二劑以清肝火導濕熱諸證漸愈後因勞倦忽然寒熱此元氣復傷也用補中益氣而安又用六味丸以生肝血滋腎水而全愈○一男子玉莖腫痛小便如淋自汗甚苦時或尿血少許尺脉洪數按之則濇先用清心蓮子飲加牛膝山梔黃柏知母柴胡數劑少愈更以滋腎丸一劑而痊玉

機微義曰如自汗小便少不可以藥利之既已自汗則津液外亡小便自少若再利之則營衛枯竭無以制火而煩熱愈甚當俟熱退汗止小便自行也兼此證乃陽明經病大忌利小便　仙薛按

海藏治下疳久不愈方

橡斗子二個合盛黄丹令滿以亂髮厚纏定燒烟盡為度同研為細末先以葱白熱漿水洗瘡膿盡次上藥甚者不過三次如神

又下疳方　下疳瘡內毒盛者必須治內方愈外治者須穩劑散或此方亦佳

人中白生用　宫粉煅黄　紅丹飛灶

右等分為末先用藥湯或鹽湯茶洗淨然後敷藥每日二三次或用猪油或用蜜水調敷之

便毒 六十二

便毒論治如薛氏之法固已詳矣然又惟邪盛不虛者宜瀉毒而患者為最多每每先起下疳下疳未已便毒繼之此濕熱積毒之為患也凡初起腫痛尚未成膿而元氣尚強者速宜先去其毒惟會膿散或牡蠣散為最善○若已成膿則或針或砭惟速去其膿隨因證調補使速收口為善○若初起一核其痛微其勢漫者此有二證一以邪輕一以元氣虛弱毒深而然若邪輕者只用會通膏加麝香貼之無有不散或降癰散亦可若元氣虛弱而毒深者既不肯散又不早潰愈久必愈甚最為可畏及其潰後多不能收輕則為漏重則殞命此惟大補元氣方不致害○若焮腫痛甚膿已將成勢不能消宜用降癰散留頭圍之則勢可斂痛可解膿可速成而潰也

立齋曰便癰屬足厥陰肝經內熱外寒或勞役過度或房慾不

節或慾火不遂或強固其精或肝經濕熱而致大抵多患於勞役不足精氣俱虛之人俗云一石米瘡此言百日方可愈若大補血氣不旬日可愈何用百日蓋瘡之收斂在乎血氣之盛也亦有內蘊熱毒而生者須辨虛實及成膿與否不可槩投攻藥凡婦人患此者多在兩拗腫痛或腹中結塊小便澁滯苟治者得法患者又能調攝無足慮也當見治此證者槩用大黃之類下之以求內消或其膿成令膿從大便而出鮮有見其痊也人多欲內消者蓋恐收口之難也若知補養血氣不旬日而收矣何難之有若膿既成豈有可消之理如而用克伐之劑必致難治

又曰便癰者血疝也俗呼爲便毒言於不便處爲癰也乃足厥陰之經絡及衝任督脈亦屬肝之傷絡此氣血流通之道路今壅而腫痛是則熱毒所致宜先疏導其滯更以托裏之

劑此臨證制宜之法也

又治法曰內熱外寒者牛黃解散○濕熱壅滯者宜用龍膽瀉肝湯疎肝導滯○慾心不遂致逆精氣者先用五苓散加大黃疎其逆滯後用地黃丸以補肝腎血氣之精○或慾不節者宜六味丸料○勞倦過度者補中益氣湯

一男子患便毒焮腫作痛大小便秘脉有力以玉燭散二劑頓退更以龍膽瀉肝湯四劑而消○一男子臖未成大痛服消毒托裏等藥不應診之脉洪大毒尚在以仙方活命飲一劑痛止又劑而消○一儒者腫痛便濇用八正散二劑以清肝火導濕熱而腫痛愈再以小柴胡加芎歸澤瀉山梔二劑以清火補血而小便利○一男子已潰而痛不止小便秘濇此肝火未解也與小柴胡加黃柏知母芎歸痛止便利更以托裏當歸湯而瘡斂若毒未解而痛不止者須用活命飲○府

卒洗尼文年二十左拗患之余以腎陰虛先用托裏藥潰而將愈因入房發熱作渴右邊亦作痛膿水清稀虛證悉至脉洪大而無力勢甚可畏用十全大補加附子一錢脉證頓退再劑全退後用大補湯三十劑而愈○一男子腫而不潰此因陽氣虛弱用參芪歸术以補托元氣用白芷皂刺柴胡甘草以排膿清肝數劑而潰以八珍加柴胡補其氣血將痊而愈○存元凌待之虛而服克伐藥幾至危殆余用托裏健脾藥而愈秀才王文遠因勞苦患之服小柴胡湯而表證散後用托裏藥膿成針之而旬日愈又倒劇官膿清脉弱以大補之藥而已愈因新婚復發自用連翹消毒散致瀉痢不止竟致不救可見此證屬不足者多矣非補不可大抵便毒屬肝經初起堅硬肝主筋故也五七日後當赤軟膿成故也若尚堅硬乃元氣不能腐化往往人見堅硬只欲內消反服攻

散藥多致虛虛之禍前此治者即其驗也○一婦人兩拗腫痛小腹痞滿小便數白帶時下寒熱往來小水淋瀝余謂脾氣滯而血病用龍膽瀉肝湯漸愈又用加味逍遙散六味丸而全愈○一婦人小腹內如有所梗兩拗並人門俱腫小便淋瀝經候不調內熱作渴飲食少思腹內初如雞卵漸大脈洪數而虛左關尤甚屬肝膽鬱結之證也用加味歸脾湯肝火退而脾土健間以逍遙散下蘆薈丸而愈俱薛按

楊梅瘡六十二

楊梅瘡一證以其腫突紅爛狀如楊梅故爾名之其在西北人則名爲天泡瘡東南人又謂之廣東瘡凡毒輕而小者狀類茱萸故名茱萸瘡毒甚而大者泛爛可畏形如綿花故名綿花瘡大都此證必由淫毒傳染而生蓋此淫穢之毒由精泄之後氣從精道乘虛直透命門以灌衝脈所以外而皮毛內

而骨髓凡衝脈所到之處則無處不到此其爲害最深最惡設初起時去毒不淨或治失其宜而隨至敗爛殞命者葢不少矣或至二三十年之後猶然發爲瘋毒或至爛頭或至爛鼻或四肢幽隱之處臭爛不可收拾或遺毒兒女致患終身其惡如此靜而思之則有見此惡道而不爲寒心知避者其愚亦甚矣故凡治之之法最當知要切不可不慎也○亦有不因淫毒傳染偶中濕熱而患者此不過在皮毛肌肉之間清去濕熱自當痊愈無足慮也

一今人每遭此患或畏人知或畏毒甚而大用攻擊峻利等藥多致邪毒未除而元氣先敗或成勞瘵或即殞命或愈久愈甚以致敗壞不能收斂皆元氣先敗之故也余見之多矣故凡被此病者切不可驚慌亦不可妄肆攻擊但按法漸解其毒務使元氣毫無損傷則正能勝邪雖毒無害若正不勝邪

則黴毒亦能殺人此其要也不可不察

一廣瘡治法凡其初起而元陽未傷毒亦未甚宜速逐其毒使從小便利去其毒惟換肌消毒散爲第一其次則五加皮飲亦妙或兼火邪者宜秘仙方遺糧湯或血氣多鬱者宜土茯苓膏凡此諸藥或十日或半月見效且無不見效○一凡生瘡毒者宜服槐花蕊至二三升則毒從小便泄去可免終身之患眞神方也有按在下部猪條中○一此瘡初起時多有先下疳久使毒而後瘡出其症爲一套若便毒勢甚腫痛熱秘而元氣素强者即宜用會膿散或牡蠣散先去其毒之大勢而後用前方諸藥亦要首尾慢○一此瘡或久而不愈或元氣素弱或因剋伐致虛但見有正不勝邪之勢則當酌其輕重或以純補元氣爲主凡脾腎陰陽氣血皆宜隨證用方但使氣血得復則邪毒無容最忌見不眞而執兩端則終歸無益

亦是要着○一飲食宜否有謂宜忌口者有謂不宜忌口者而任其發透總之亦有其需蓋痘毒初染毒本未甚此時只宜清利使毒漸消爲善若食發物則愈發愈多而毒愈甚矣此則宜忌之時也若瘡毒已久元氣已弱膿汁既多血氣既耗斯時也非以藥食滋補則日見消敗何以收效此則不宜忌者也宜忌不宜忌并亦宜補不宜補之法耳使不知辨安能無誤○一瘡生頭面或遍身不便處欲其速愈但用點藥則二三日可以脫落真神妙者也但此惟治標之法耳方在新因四十二○一瘡毒久留發爲瘋毒亦名楊梅瘋漏或蝕筋或腐骨潰爛不收甚爲患候近來治法惟五寶丹爲最效及徐東皋楊梅瘋漏方或秘傳水銀膏宜擇用之

立齋曰天泡瘡屬元氣不足邪氣所乘亦有傳染而患受證在肝腎二經故多在下體發起有先筋骨痛而後患者有先患

而後痛者，有發出亦作痛，熱毒熾甚也。瘡微作痒，毒將殺也。
瘡色白而不結痂，陽氣虛也。色赤而不結痂，陰血虛也。搔痒
脉虛浮，氣不相榮也。搔痒脉浮數，血不相榮也。脊背間或頸
間作痒，膀胱陰虛也。陰器股內作痒，肝經血虛也。陰囊作痒
重墜，肝經陰虛濕熱也。小便頻數短少色赤，肝經陰虛也。小
便頻數短少色白，脾肺氣虛也。面目搔痒，或變赤，外邪相搏
也。若眉間痒，或毛落，肝膽血燥也。飲食少思，口乾飲湯，胃氣虛
也。飲食不化，大便不實，脾氣虛也。清晨或夜間泄瀉，脾腎虛
也。

又治法曰：若表實者，先用荊防敗毒散解散之。○裏實者，先
用內疏黃連湯通導之。○表裏俱實者，防風通聖散雙解之。
○邪熱在肝經者，龍膽瀉肝湯清解之。○後用換肌消毒散
爲主。愈後再無筋骨疼痛之患。氣虛者四君子湯，血虛者四

物湯氣血俱虛者八珍湯俱加對證之藥治之自無不愈○若治失其法有傷眼目腐爛玉莖拳攣肢體者但用九味蘆薈丸以清肝火六味丸以生腎水蠲痺消毒散以養血祛邪亦有可生者○若服輕粉等藥反收毒於内以致迭發或槩服防風通聖散氣血愈虛因而不治者多矣○凡有腫硬或作痛外用蒜灸及敷神異膏内服補藥並效

一男子遍身皆患脈浮而數以荊防敗毒散治之表證乃退以仙方活命飲六劑瘡漸愈更飲萆薢湯月餘而愈○一男子下部生疳諸藥不應延及遍身突腫狀似番花筋攣骨痛至夜尤甚此肝腎二經濕熱所致先以導水丸五服次以龍膽瀉肝湯數劑再與除濕健脾之藥外貼神異膏吸其膿隔蒜灸拔其毒而愈○一童子玉莖患之延及小腹數枚作痛發熱以小柴胡湯吞蘆薈丸更貼神異膏月餘而安○一儒者

患前證先玉莖作癢出水後陰囊股內小腹脇脅發小瘡或
乾或膿窠誤服祛風等藥肢體倦怠惡寒發熱飲食漸減大
便不實脉見浮弦兩尺浮數此腎水虛熱肝木乘脾土也用
六味地黃丸補中益氣湯爲主佐以換肌消毒散而愈○一
人患此服攻毒等藥患處凸而色赤作痛肢體倦怠惡寒發
熱脉浮而虛此元氣復傷而邪氣實也用補中益氣湯二劑
而愈○進士劉華甫患之數月用輕粉硃砂等藥頭面背臂
各結一塊二寸許潰而形氣消弱寒熱口乾舌燥唇裂小便
淋漓痰涎上壅飲食少思此脾胃傷諸臟弱而虛火動也先
用六君子二十餘劑又用補中益氣湯加山藥山茱萸麥門
五味服之胃氣復而諸證愈惟小便未清痰涎未止用加減
八味丸而瘥○一男子患楊梅瘡後兩腿一臂各潰二寸許
一穴膿水淋漓少食無睡久而不愈以八珍湯加茯神棗仁

炒服每日以蒜搗爛塗患處灸良久隨貼膏藥數日少可卻用豆豉餅灸之更服十全大補湯而愈○一婦人患之皆愈惟兩腿兩臁各爛一塊如掌兼筋攣骨痛三載不愈諸藥不應日晡熱甚飲食少思以萆薢湯兼逍遙散倍用茯苓白朮數劑熱止食進貼神異膏更服八珍湯加牛膝杜仲木瓜三十餘劑而痊○一婦人患此燃輕粉藥於被中熏之致遍身皮塌膿水淋漓不能起居以滑石黃柏綠豆粉末等藥鋪席上令可臥更服神功托裏散月餘而痊　俱薛按

囊癰　六十三

立齋曰囊癰屬肝腎二經陰虛濕熱下注也○腫痛未作膿者疏肝導濕○腫硬發熱者清肝降火○已潰者滋陰托裏○大抵此證屬陰道虧濕熱如利所致故滋陰除濕藥不可缺常治腫痛小便秘澀者用除濕為主滋陰佐之○腫痛已退

便利已和者除濕滋陰藥相兼用之○欲其成膿用托裏爲主滋陰佐之候膿成即針之仍用托裏滋陰○濕毒已盡者專用托裏○如膿清或多或斂遲者用大補之劑及豆豉餅灸之○若潰後虛而不補少壯者成漏老弱者不治○膿清作渴脉大者亦不治

又法曰若小便澁滯者先用分利以泄其毒繼補陰以令其自消○若濕熱退而仍腫痛宜補陰托裏以速其膿○膿腫而便秘者熱毒蘊閉也先用托裏消毒散後用針以泄之膿去即解○若膿去而腫痛不減者熱毒未解也用清肝益營湯○口乾而小便數者腎經虛熱也六味丸○內熱晡熱者肝經血虛也四物加參朮○體倦食少者脾氣虛熱也補中益氣湯○膿水清稀者氣血俱虛也十全大補湯○此證雖大潰而彌丸懸露治得其法旬日間肉可漸生而愈若專攻

其瘡陰道發虛則腫者不能潰潰者不能斂少壯者多成漏疾老弱者多致不起○亦有患痔久漏而串及於囊者當兼治其痔切忌寒藥尅伐虧損胃氣

馬益卿曰囊癰者濕熱下注也有作膿者此濁氣下流入滲道因陰道或虧水道不利而然膿盡自安不藥可也惟在善於調攝耳○又有因腹腫漸流入囊腫甚而囊自裂開睾丸懸掛水出以麩炭末敷之外以紫蘇包裹仰卧而養之○癰疝入囊者予嘗治數人悉以濕熱入肝經施治而用補陰佐之雖膿潰皮脫睾丸懸掛皆不死

一男子患此未作膿而腫痛以加味龍膽瀉肝湯二劑少愈更以四物湯加木通知母黃柏而愈○一男子漱腫痛甚小便澁發熱脈數以龍膽瀉肝湯倍用車前子木通茯苓四劑勢去其半仍以前湯止加黃柏金銀花四劑又減二三便利如

常惟一處不消此欲成膿也再用前湯加金銀花白芷皂角刺六劑微腫痛脈滑數乃膿已成令針之腫痛悉退投滋陰托裏藥及紫蘇末敷之而愈〇一膏粱之客陰囊腫脹小便不利此中焦積熱乘虛下注先用龍膽瀉肝湯加黃檗牛膝四劑漸愈後用補陰八珍湯加柴胡山梔而愈後不守禁忌前證復作仍用補陰八珍湯補中益氣湯六味丸而痊又因勞倦發熱日用四物黃柏知母之類虛證悉具瘡口大開余謂五臟氣血俱虛也朝用補中益氣夕用六君加當歸各五十餘劑瘡口始斂又用六味丸調補全愈〇儒者陳時用考試不利一夕飲燒酒入房其妻不納翌日陰囊腫脹焮痛遣人求治與以清肝火除濕熱之劑城門夜閉不及歸服翌日報云夜來陰囊悉腐玉莖下面貼囊者亦腐此肝火挾酒毒而濕熱熾盛也仍以前清火除濕之劑加參芪歸术四劑腐

肉盡脫睾丸懸掛用大補氣血並塗當歸膏囊莖全復而愈
○一男子醉而入房陰囊腫脹大如斗小腹脹悶小水淋漓
發熱口乾痰涎壅盛此膀胱陰虛酒毒所乘也用六味丸料
加車前牛膝作飲下滋腎丸諸證頓退再加五味麥冬二劑
而愈却以補中益氣加麥冬五味調理而瘥若全用淡滲復
損真陰決致不起　俱薛按

懸癰　六十四

立齋曰懸癰謂瘡生於玉莖之後穀道之前屬足三陰虧損之
證輕則爲漏瀝盡氣血而亡重則内潰而卽殞大抵此證原
屬肝腎陰虛故不足之人多患之雖一於補猶恐不治況膿
成而又尅伐不死何俟即寒涼之劑亦不可過用恐傷胃氣
惟製甘草一藥不損血氣不動臟腑其功甚捷最宜用之不
可忽也○焮腫或發熱者清肝解毒腫痛者解毒爲主○腫

痛而小便赤澁者肝經濕熱也宜分利清肝○不作膿或不潰者氣血虚也宜補之

又治法曰凡初起濕熱腫痛或小便赤澁宜先以雙解一二劑及隔蒜灸更飲龍膽瀉肝湯○焮腫痛甚宜仙方活命飲以製甘草佐之○若發熱腫痛者以小柴胡湯加車前黄栢芎歸○若不成膿或膿成不潰者八珍湯補之○若膿已成者急針之○已潰者用八珍湯加製甘草柴胡稍酒炒黄栢知母○小便澁而脉有力者仍用龍膽瀉肝湯加製甘草○小便澁而脉無力者清心蓮子飲加製甘草○膿清不歛者用大補之劑間以豆豉餅灸之○久而不歛者用附子餅灸之○欲其生肌收歛腎虚者六味地黄丸血虚者四物加參术氣虚者四君加芎歸脾虚者補中益氣湯氣血俱虚者八珍湯並十全大補湯若用寒涼消毒則誤矣

陳良甫曰治穀道前後生癰謂之懸癰用粉草一兩截斷以澗水浸潤炙令透內細剉用無灰酒煎服有人患此已破服兩劑瘡即合

一弱人莖根結核如大豆許勞則腫痛先以十全大補湯去桂加車前麥冬酒製黃柏知母少愈更服製甘草漸愈仍以四物車前之類而消○一男子患此焮痛發熱以龍膽瀉肝湯二劑及製甘草四劑而潰再用滋陰之劑而愈若或膿未成以葱炒熟敷上冷即易之隔蒜灸之亦可數日不消或不潰或潰而不歛以十全大補湯加柴胡梔爲主間服製甘草並效若不保守必成漏矣○一儒者患懸癰服坎離丸及四物黃栢知母之類不應脉浮洪按之微細余以爲足三陰之虛用托裏散及補陰八珍湯漸愈又用六味丸補中益氣湯調補化源半載而痊大凡瘡瘍等證若腎經火氣亢盛致陰水

不能生化而患陰虛發熱者宜用八味丸補其火其藥能化水中之火今火氣衰而水自生若陽氣衰弱致陰水不能生化而患陰虛發熱者宜用六味丸取其酸濕能生火中之水使陽氣旺而陰自生況此證屬腎經精氣虧損者十有八九屬脾經腎經陽氣亢盛者十無一二然江南之人患此者多屬脾經陰血虧損元氣下陷須服補中益氣湯升補陽氣使陽生而陰長若嗜慾過多虧損真陰者宜用六味丸補腎經元氣以生精血仍用補中益氣湯以培脾肺之生氣而滋腎水經云陰虛者脾虛也但治誤認爲腎經火證用黃栢知母之類復傷脾肺絕其化源反致不起惜哉○通府張敬之患前證久不愈日晡熱甚作渴煩而喘或用四物湯黃栢知母之類病益甚肢體倦少食大便不實小便頻數謂余曰何也余曰此脾虛之證前藥復傷而然遂用補中益氣加茯苓半夏數劑

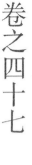

飲食漸進前證漸愈更加麥冬五味調理乃痊經曰脾屬太陰爲陰土而主生血故東垣云脾虛元氣下陷發熱煩渴肢體倦怠等證用補中益氣湯以升補陽氣而生陰火若誤認爲腎虛火盛而用四物黃栢知母之類反傷脾胃生氣是虛其虛矣況黃栢知母乃瀉陽損陰之劑若非膀胱陽火盛而不能生陰水以致發熱者不可用也俱薛按

脫疽六十五

立齋曰脫疽以疔患於足或足趾重者潰脫故名之亦有患於手指者名曰蛀節疔重者腐去本節輕者筋攣此證因膏粱厚味酒麪炙煿積毒所致或不慎房勞腎水枯竭或服丹石補藥致有先渴而後患者有先患而後渴者皆腎水虧涸不能制火也此證形勢雖小其惡甚大不問腫潰皆須隔蒜灸之不痛者宜明灸之庶得少殺其毒凡初發而色黑不潰者

不治毒延入腹者不治色黑不痛者亦不治色赤作痛自潰
者可治若失解其毒以致肉死色黑者急斬去之亦有因修
手足口咬等傷而致者若元氣虛弱或犯房事或外塗寒涼
內服克伐損傷脾胃以致患處不潰或黑延上足亦多致死
重者須當用脚刀轉解周骨輕拽去之使筋隨骨出而毒得
洩亦不痛否則毒筋內斷雖去而仍潰且偏僻之處氣血罕
到藥難導達況攻毒之劑必先傷脾胃及損元氣不若灸法
爲良重者須解去爲善故孫真人云在肉則割在指則截使
不如此則必致夭殁而害尤甚矣況患處已壞雖解不痛又
何憚而不爲乎患者當知之○若女人患此又多因扎縛血
脈不通遂成死肉惟當壯其脾胃行其經絡生其血氣則愈
又治法曰色赤作痛者元氣虛而濕毒壅盛也先用隔蒜灸
更用解毒藥如活命飲托裹散之屬仍速用補劑如十全大

補湯加減八味丸則壽氣不致上侵元氣不致虧損庶可保
生○作渴者宜滋陰降火色黑者不治

崔氏方治手足甲疽或因修甲傷肉或因損足成瘡潰爛上脚
用綠礬置鐵板上煅沸色赤如溶金色者爲眞沸定取出研
末以鹽湯洗而摻之

一男子足指患之焮痛色赤發熱隔蒜灸之更以人參敗毒散
去桔梗加金銀花白芷大黃二劑痛止又用十宣散去桔梗
官桂加天花粉金銀花數劑而痊○一男子足指患之色紫
不痛隔蒜灸五十餘壯尚不知痛又明灸百壯始痛更投仙
方活命飲四劑乃以托裏藥潰脫而愈○一膏粱之人先作
渴足熱後足大指赤痛六脉洪數而無力左尺爲甚予謂此
足三陰虛證當滋化源爲主彼反服除濕敗毒等劑元氣益
虛色黯延足余乃朝用補中益氣湯夕用補陰八珍湯冬三

十餘劑及桑枝灸，潰而膿清，作渴不止，遂朝以補中益氣湯送八味丸，夕用十全大補湯，三十餘劑而瘥。是時同患此證者，服敗毒之藥者，俱不救。○一膏粱人，年逾五十，亦患此，色紫黑，腳焮痛，喜其飲食如故，動息自寧，爲瘡善證，可治。遂以連翹消毒散六劑，更以金銀花、甘草節、瓜蔞二十餘劑，患指潰脫，再以當歸、川芎、連翹、生地、金銀花、白芷二十餘劑而愈。○一膏粱者，左足指患一泡，麻木色赤，次日指黑，五日其足黑冷，不知疼痛，脉沉細，此脾胃受毒所致，以飛龍奪命丹二服，翌日令割去足上死肉，割後骨始痛而可救，遂以十全大補湯治之而愈。蓋死肉乃毒氣盛而拒絕營氣所致，況至陰之下，氣血難達，經曰：風淫末疾，即此是也。向若攻伐之，則元氣愈虛，邪氣愈盛，乘虛上侵，必致不救。俱薛按

脚發 六十六

立齋曰腳發之證屬足三陰精血虧損或足三陽濕熱下注若色赤腫痛而潰膿者屬濕熱下注爲可治若色微赤微腫而膿清者屬精血虧損爲難治若黑黯不腫痛不潰膿煩熱作渴小便淋漓者陰敗未傳惡證也爲不治○治法濕熱下注者先用隔蒜灸活命飲以解蘊毒次服益氣湯六味丸以補精氣若色黯不痛者着肉灸桑枝灸以行壅滯助陽氣更用十全大補湯八味丸以壯脾土滋化源 多有復生者若專治其瘡復傷生氣吾未見其生者

閣老靳介菴腳指縫作痒出水腫焮腳面敷止痒之藥不應服除濕之藥益甚余以爲陰虛濕熱下注用六味地黃丸補中益氣湯而愈○大參李北溪左足赤腫作痛此足三陽經濕熱下注先用隔蒜灸與活命飲一劑其痛頓止灸患處出水赤腫頓消次用托裏消毒散四劑灸患處出膿而愈○一儒

者患此腫硬色白兩月餘矣此足三陰虧損爲外寒④所侵也用大防風湯及十全大補湯兼服而消後場虛不利飲食勞倦前證復作盜汗內熱飲食不化便滑肌瘦此脾土虛寒而命門火不能相生用八味丸益氣湯百餘劑喜其年壯得愈○一男子腳心發熱作渴引飲或用四物芩連知柏之類腹痛作嘔煩熱大渴此足三陰虧損前藥復傷脾胃也尤用六君加炮薑數劑而脾胃醒再用補中益氣加茯苓半夏而脾胃健乃以加減八味丸兼服半載而愈○一儒者腳心發熱作痒以滾湯浸漬而出水肌體骨立作渴吐痰此脾腎虛而水泛爲痰也服益氣湯六味丸年餘元氣復而諸證愈俱薛案

足跟瘡

立齋曰足跟乃督脉發源之所腎經所過之地若飲食失節起居失宜虧損足三陽經則成瘡矣○若漫腫寒熱○體倦少

食觸脾虛下陷也用補中益氣湯○若晡熱作痛頭目不清屬脾虛陰火也前湯並六味丸○若痰涎上升或口舌生瘡屬腎水乾涸也前湯並加減八味丸○凡此皆當滋其化源若治其外則誤矣俗云兎嚙瘡者蓋獵人被兎咬脚跟成瘡久而不斂必氣血瀝盡而死若人脚跟患此亦終難愈因名兎嚙也

一男子素不慎起居內熱引飲作渴體倦兩足發熱後足跟作痛或用清熱除濕之劑更加發腫又服敗毒之藥焮赤痛甚復用清熱祛毒潰裂番張狀如赤榴熱痛如錐內熱晡熱此以足三陰虧損朝用十全大補湯夕用加減八味丸外敷當歸膏兩月餘而愈其服消毒等藥而發者不能收斂○太卄陳汝鄰兩腿痠軟或赤或白足跟患腫或痛或痒後痛而或如無皮或如皺裂日晡至夜脹痛焮熱用補中益氣湯加八

味丸料補其肝腎而愈〇一男子患足跟瘡腫痛服消毒散搽追蝕藥虛證蠭出形體骨立自分必死余用十全大補湯兼山藥山茱萸兩月餘而愈〇一婦人兩足發熱兩跟作痛日晡熱甚余以爲肝腎血虛用加味逍遙散六味地黃丸五十餘劑而愈〇楊錦衣脚跟生瘡如豆許痛甚狀似傷寒以還少丹內塞散治之稍可次因納寵作痛反服攻毒藥致血氣愈弱腿膝痿弱而死蓋足跟乃二蹻發源之處腎經所由之地若瘡口不合則蹻氣不能發生腎氣由此而泄故爲終身之疾況彼瘡先得於虛復不知戒雖大補氣血猶恐不及安可服暴悍攻毒之藥以戕賊之乎　吳蘚按

腎藏風瘡　六十八

立齋曰腎藏風屬腎虛風邪乘於臁脛以致皮膚如癬或漸延上腿久則延及遍身外證則搔痒成瘡膿水淋漓眼目昏花

內證則口燥舌乾腰腿倦怠吐痰發熱盜汗體瘦治法用六味丸爲主佐以四生散若脚腎虛極可用補中益氣湯爲主佐以六味丸四生散爲善

欽天薛衙翁年六十有一兩臁患之膿水淋漓發熱吐痰四年矣此腎臟風證也與六味丸四生散而瘥年餘復作延及遍身日晡益甚痰渴盜汗唇舌生瘡兩目昏赤皆腎經虛火而水泛爲痰也用加減八味丸而愈三年後小便淋瀝莖中澀痛此思色精不出而內敗也用前丸及補中益氣湯加麥門五味而愈　薛按

一儿腎囊瘙痒抓破成瘡俗名腎上風也其治之法但以黃丹枯礬生牡蠣共爲末搽搽即愈或以蛇床子同白礬煎湯洗之亦可

臁瘡　六十九

立齋曰臁瘡生於兩臁初起赤腫久而腐潰或浸淫瘙癢破而膿水淋漓蓋因飲食起居虧損肝腎或因陰火下流外邪相搏而致外臁屬足三陽濕熱可治內臁屬足三陰虛熱難治○若初起惡寒壯熱焮腫作痛者屬濕熱人參敗毒散○若漫腫作痛或不腫不痛者屬陰虛用補陰八珍湯若膿潰或淋漓體倦食少內熱口乾者屬脾虛用補中益氣湯加茯苓酒炒白芍藥○若午後熱或作痛頭目不清者屬陰火前湯加酒炒黑黃柏及六味地黃丸○若午後發熱至子時方止是血虛前湯加芎歸熟地○若鬱結傷脾而甚者用歸脾湯加柴胡山梔○若怒動肝火而甚者用補中益氣湯加川芎山梔黃芩○若內熱口乾肢體倦怠或痰涎上升或口舌生瘡屬脾腎虛熱用六味地黃丸補中益氣湯○若患處黑黯肢體畏寒飲食少思屬脾腎虛敗用八味地黃丸若誤用攻伐復

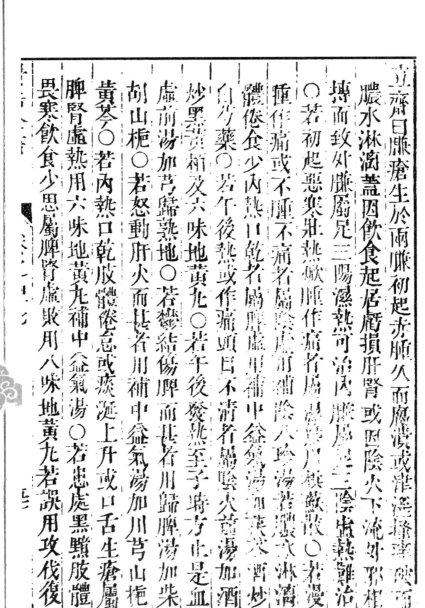

損胃氣絶其化源治亦難矣

鴻臚翟少溪兩臁生瘡漸至遍身發熱吐痰口燥咽乾盗汗心煩溺赤足熱日晡益甚形體日瘦此腎經虛火也用六味丸不一月諸證悉退三月元氣平復○陳湖陸懋誠素因陰虛過飲入房發熱腿痛似臁瘡用發表之劑兩腿腫黯熱氣如霧欲發痙脉皆洪數兩尺尤大余曰屬足三陰虛酒濕所乘元氣損而邪益甚耳用十全大補加山藥山茱萸附子一劑脉證頓退却去附子又二劑全愈 薛按

天泡瘡 七十

天泡瘡形如水泡皮薄而澤或生頭面或生遍身乃太陰陽明風熱所致故見於皮毛肌肉之間宜清血涼血熱衛則愈如兼表邪而發熱脉數者宜荆防敗毒散如火盛者或加芩連連翹金銀花玄參之屬如焮腫疼痛脉數便結者此表裏俱

實也宜防風通聖散雙解之如外多毒水以金黃散敷之然有不愈

赤白遊風 七十一

立齋曰赤白遊風屬脾肺氣虛腠理不密風熱相搏或寒閉腠理內熱拂鬱或因虛火內動外邪所乘或肝火血熱風熱所致治法若風熱用小柴胡湯加防風連翹○血熱用四物湯加柴胡山梔丹皮○風熱相搏用荆防敗毒散○內熱外寒用加味羌活湯○胃氣虛弱用補中益氣湯加羌活防風及消風散○血虛用加味逍遙散○陰虛逍遙散六味丸○肝腎虛熱用六味丸則火自息風自定癢自止若用祛風辛熱之劑則肝血愈燥風火愈熾元氣愈虛腠理不閉風客內淫腎氣受傷相火翕合血隨火耗反爲難治矣

一男子翕閤發疙瘩此元氣虛而外邪所侵也先用九味羌活

湯二劑又用補中益氣加羌防而愈後不愼起居盗汗晡熱口乾唾痰體倦懶言用補中益氣湯加減八味丸而愈〇一婦人身如丹毒搔破膿水淋漓熱渴頭暈日晡益甚用加味逍遥散而愈〇一女子赤暈如霞作癢發熱用加味小柴胡湯加生地連翹丹皮而愈　俱薛按

翻花瘡　七十二

立齋曰翻花瘡者由瘡瘍潰後肝火血燥生風所致或瘡口胬肉突出如菌大小不同或出如蛇頭長短不一治法當滋肝補氣外塗藜蘆膏胬肉自入須候元氣漸復膿毒將盡塗之有效不然雖入而復潰若誤用刀針蝕藥灸火其勢益甚或出血不止必致寒熱嘔吐等證須大補脾胃爲善

判官張承恩內股患癰將愈翻出一肉如菌余曰此屬肝經風熱血燥當清肝熱養肝血彼爲不然乃內用降火外用追蝕

飪而復翻翻而復飪其肉益大元氣益虛始信余言遂内用梔子清肝散外用藜蘆膏而痊○一上舍素膏粱善怒耳下結一核從潰而瘡口翻張如菌焮連頭痛或胸脇作脹或内熱寒熱或用清熱消毒之藥年餘未瘥余用補中益氣湯六味地黄丸而全愈○一男子背瘡斂如豆許翻出肉寸餘用消飪割繫法屢去屢大此肝經血虛風熱余用加味逍遥散三十餘劑涂藜蘆膏而消又用八珍湯倍用參芪歸术而斂○一婦人素善怒臂患瘡瘡口出肉長二寸許此肝脾鬱怒氣血虛而風内動也用加味逍遥散涂藜蘆膏而愈後因怒患處脹悶遍身汗出如雨此肝經風熱風能散氣故耳仍服前散並八珍湯而愈　俱薛按

痔漏七十三　附臟毒下血按

丹溪云漏瘡須先服補藥以生氣血即參芪歸术芎大劑爲主

外以泡附子爲末唾津和爲餅如三錢厚安瘡上以艾炷灸之漏大艾炷亦大漏小艾炷亦小但灸令微熱不可令痛乾則易之如困則止來日如前再灸直至肉平爲效亦有用附片灸之以補氣血藥作膏貼之

立齋曰痔屬肝脾腎三經凡陰精虧損者難治多成漏證若肺與大腸二經風熱濕熱者熱退自愈若不守禁忌者亦成漏證此因醉飽入房筋脉橫解精氣脫泄熱毒乘虛流注或淫極強固其精以致木乘火勢而侮金或炙煿厚味過多或勞傷元氣陰虛火熾皆成斯疾。若破而不愈即成漏矣有串臀者有串陰者有串腸者有穢從瘡口而出者形雖不同治頗相似。其腸頭腫成塊者濕熱也作痛者風熱也大便燥結者火也潰而爲膿者熱勝血也當各推其所因而治之

治法曰凡初起焮痛便秘小便不利者宜清熱涼血潤燥疏

風○若氣血虛而爲寒涼傷損者宜調養脾胃滋補陰精○大便秘澁或作痛者潤燥除濕○肛門墜痛者瀉火導濕○下墜腫痛而癢者祛風勝濕○小便澁滯腫痛者清肝導濕○其成漏者養元氣補陰精爲主○大凡痔漏下血服涼血藥不應者必因中氣虛不能攝血非補中升陽之藥不能愈切忌寒涼之劑○亦有傷濕熱之食成腸澼而下膿血者宜苦寒之劑內疎之○脈弦絕澁者難治滑大柔和者易治○經云因而飽食筋脈橫解腸澼爲痔其屬肝脾腎也明矣若有患痔而兼疝患疝而兼下疳皆屬肝腎不足之變證但用地黃丸益氣湯以滋化源爲善若專服寒涼治火者無不致禍

一男子患痔成漏每登廁則痛以秦艽防風湯加條芩枳殼四劑而愈以四物加升麻芩連荆防不復作○一男子患痔漏

每登厠則肛門下脫作痛良久方收以秦艽防風湯數劑少愈乃去大黄加黄芪川芎芍藥而痛止更以補中益氣湯二十餘劑後再不脫○一儒者膿血淋漓口乾作渴晡熱便血自汗盜汗余謂此肝脾陰虛也不信仍服四物芩連知柏之類食少滿嘔余先用補中益氣湯加茯苓半夏炮薑脾胃漸醒後用六味丸朝夕服兩月餘諸證悉愈○一男子患此服寒涼之劑侵晨去後不實食少體倦口乾作渴小腹重墜余用補中益氣湯而下墜頓止用四神丸而食進便實用地黄丸而瘡尋愈 俱薛按

男子臟毒下血服涼藥敗毒藥不惟不能止且飲食日減成體愈倦脈數而澁先以補中益氣湯數劑少止更以六君子湯加升麻炮薑四劑而止乃去升麻加芎歸月餘脾胃亦愈

嘗治積熱成風下血者先以敗毒散散之胃寒氣弱者用四

君子湯或參苓白朮散補之而效○一男子臟毒下血脾氣素弱用六君子湯加芎歸枳殼地榆槐花治之而愈後因謀事血復下諸藥不應余意思慮傷脾所致遂投以歸脾湯四劑而痊大抵此證所致之由不一當究其因而治之丹溪云芎歸湯一劑乃調血之上品熱加茯苓槐花冷加白茯苓木香此則自根自本之論也雖然血氣出於穀氣故大腸下血以胃藥收功宜四君子湯或參苓白朮散以枳殼散小烏沉湯和之胃氣一回血自循經絡矣○凡腸風者邪氣外入隨感隨見臟毒者蘊積毒久而始見○又云人惟坐臥風濕醉飽房勞生冷停寒酒麵積熱以致營血失道滲入大腸此腸風臟毒之所由作也挾熱下血者清而色鮮挾冷下血者濁而色黯清則為腸風濁則為臟毒先便而後血者其來遠先血而後便者其來近治法大要先當解散脾胃風邪熱則

敗毒散冷則不換金正氣散加川芎當歸後隨其冷熱治之

○一婦人素患痔漏每因熱則下血數滴以四物湯加黃連治之即愈後爲大勞痔發腫痛經水不止脈洪大無力此勞傷血氣火動而然也用八珍湯加芩連蒲黃二劑而止後去蒲黃芩連加地骨皮數劑而安丹溪曰婦人崩中者由臟腑傷損衝任二脈血氣俱虛故也若勞動過極臟腑俱傷以致衝任氣虛不能約制經血故忽然而下謂之崩中暴下治宜大補氣血之藥舉養脾胃微加鎮墜心火之劑以治其心補陰瀉陽經自正矣　俱薛按

論外通用方

枯痔水澄膏　外二百三十　　如神千金方　外二三三

三品錠子　外二二四　　羊膽膏　外二三五

熊膽膏　外二二七　　水銀棗子膏　外二二六

蝸牛膏 外二二八

一方 凡痔瘡初起痛痒不止以舊布鞋底烘熱頻頻熨之冷則再烘再熨其痛痒則止

一灸法

命門灸七壯治五種痔漏○長強灸隨年壯治五痔便血最效

一法 治痔疾大如胡瓜貫於腸頭發則疼痛僵仆先以荆芥湯洗之次以艾灸其上三五壯若覺一道熱氣貫入腸中必大瀉鮮血穢血一時許覺痛甚後其疾乃愈

跌打損傷 七十四

凡跌打損傷或從高墜下惡血流於內不分何經之傷皆肝之所主蓋肝主血也故凡敗血凝滯從其所屬而必歸於肝多在脇肋小腹者皆肝經之道也若其壅腫痛甚或發熱自汗

皆當斟酌其虛實而以調血行經之藥治之

一脈法如內經曰肝脈搏堅而長色不青當病墮若搏因血在脇下令人喘逆○金匱云寸口脈浮微而濇然當亡血若汗出設不汗出者當身有瘡被刀斧所傷亡血故也○脈經云金瘡出血太多其脈虛細沉小者生浮數實大者死○欲刺出血不止其脈來大者七日死滑細者生○從高頓仆內有瘀血腹脹脈堅强者生小弱者死○破傷有瘀血在內者脈堅强實則生虛小弱則死○若血亡過多者脈細小則生浮大數實則死皆爲脈病不相應故也

治法凡胸滿脇脹者宜行血○老弱者宜行血活血○腹痛者宜下血○瘀肉不潰或潰而不斂宜大補氣血○若打撲墜墮稍輕別無瘀血等證而疼痛不止者惟和氣血調經脈其痛自止更以養氣血健脾胃則無有不效○亦有痛傷胃

氣作嘔或不飲食者以四君子湯加當歸砂仁之類調之○若有瘀血不先消散而加補劑則成實實之禍設無瘀血而妄行攻利則致虛虛之禍故凡治此證須察所患輕重有無瘀血及元氣虛實不可槩行攻下致成敗證蓋打撲墜墮皮肉不破肚腹作痛者必有瘀血在內宜以復元活血湯攻之老弱者四物湯加紅花桃仁穿山甲補而行之若血去多而煩燥此血虛也名曰亡血宜補其血如不應當以獨參湯補之○一凡損傷不問老弱及有無瘀血停積俱宜服熱童便以酒佐之推陳致新其功甚大若脇脹或作痛或發熱煩燥口乾喜冷惟飲熱童便一甌勝服他藥他藥雖亦可取效但有無瘀血恐不能盡識反致誤人惟童便不動臟腑不傷氣血萬無一失嘗詢之諸營操軍常有墜馬傷者何以愈之俱對曰惟服熱童便即愈此其屢試之驗亦明矣然惟胃虛作

嘔吹中寒泄瀉者不可服○大凡腫痛或傷損者以葱搗爛炒熱罨之或用生薑葱白同搗爛和麪炒熱罨之尤妙或用生薑陳酒糟同搗爛炒熱罨之亦可○外治損傷諸方如秘傳正骨丹浚藥降聖丹當歸導滯散黑丸子本事接骨方十味浚藥丸洗損傷等十餘方俱有妙用所當詳察

立齋曰予於壬申年被重車碾傷悶昏良久復蘇胸滿如築氣息不通隨飲熱童便一碗胸寬氣利惟小腹作痛與鄰銀臺徐東濠先生與復元活血湯一劑便血數升腫痛悉退更服養血氣藥而痊○戊辰年公事居庸見覆車被傷者七八人仆地呻吟⑤一人未蘇予俱令以熱童便灌之皆得無事

杖瘡　七十五

杖瘡一證凡其甚者必以瘀血為患血瘀在外者浅則砭之深則刺之內潰者開之腐肉者取之血瘀在內者宜以活血流

氣之藥和之甚者利之行之此治血凝之法也然其受刑之時號叫則傷氣忍痛則傷血悲憤則傷志血氣情志俱傷虛所必至若不培補則氣血日虛矣況脾主肌肉脾氣受傷則飲食必減血脈損壞則肌肉俱病故凡既傷之後但察其虛多滯少者則宜以參芪歸术熟地甘草之屬專理脾氣以托氣血脾健則元氣日復肌肉自生可保無虞矣其有傷筋骨而作痛者宜没藥降聖丹治之若牙關緊急或腰背反張者以玉真散治之無不效總之此證宜先察其有瘀無瘀及形氣虛實酌而治之凡諸變證治法有未盡者宜與前跌打損傷條互參通用○外杖瘡四方見外科方中

文刑部用聯伏　闕諫而廷受杖瘀血已散壞肉不潰用托裏之藥稍潰而膿清此氣血虛也非大劑參芪不能補支若亦善醫以為恐腹痛于強之而飲食稍思遂加大補劑飲食日

進內潰膿稍而愈○又治江翰林諸公與交同事者九人皆先散其瘀血漸用排膿托裏之藥俱愈○吳鳳北京人因杖瘡臀膝通潰膿瘀未出時發昏憒此膿毒內作而然也急頃開之昏憒愈甚此虛也以八珍湯一服少可數服死肉自腐頓服之令用豬蹄湯洗淨以神效當歸膏塗貼再以十全大補湯兩月而愈若更投破血之劑則危矣 薛按

破傷風 七十六

病機云破傷風者有因卒暴傷損風襲之傳播經絡致使寒熱更作身體反張口噤不開甚者邪氣入臟○有因諸瘡不瘥營衛俱虛肌肉不生瘡眼不合邪亦能外入於瘡爲破傷風之候○有諸瘡不瘥舉世皆言著灸爲上是爲燒瘡而不知火熱客毒逐經爲變不可勝數微則發熱甚則生風而搐或角弓反張口噤目斜○亦有破傷不灸而病此者因瘡結

白痂瘡口閉塞，氣難通泄，故陽熱易爲鬱結，熱甚則生風也。

徐用誠曰：此論所因有四：一者因瘡口入風，似屬外因；一者因灸生熱，似屬不內外因；一者因瘡口閉塞，內熱生風，似屬內因也。○又云：破傷風證，古方藥論甚少，豈非以此疾與中風同論，故不另立條目也。惟河間論與傷寒表裏中三法同治，其言病因，有因外傷於風者，有因灸者，有因內熱所作者，然與中風相似也。但中風之人，尚可淹延歲月，而破傷風者，犯之多至不救。蓋中風有在經、在腑、在臟之異，獨入臟者最難治。破傷風或始而出血過多，或瘡早閉合，瘀血停滯，俱是陰虛受病，乃五臟之所主，故此風所傷，始雖在表，即隨必傳入臟，故多死也。此病或因瘡口出露，或因瘡口閉塞，皆能爲之。若病已十分安全而忽有此，大抵皆由內氣虛而有鬱熱者乃得之；若內氣壯實而無鬱熱者，雖害而無所害也。

立齋曰大法破傷中風風熱燥甚怫鬱在表而裏氣尚平者必善伸數欠筋脉拘急時或惡寒或筋惕而搐脉浮數而弦皆表證也宜以辛熱治風之藥開散結滯是與傷寒表熱怫鬱而以升麻湯辛熱發散者同也然凡用辛熱開其風熱結滯者宜以寒藥佐之則免其藥雖中病而風熱轉甚也如治傷寒發熱用麻黄桂枝而加黄芩知母石膏之類是也若近世以甘草滑石葱豉寒藥發散甚妙○若表病不已漸傷入裏裏又未太甚而脉在肌肉者宜以退風熱開結滯之寒藥調之或微加治風辛熱亦得猶傷寒在半表半裏而以小柴胡和解之意也○若裏熱已甚而舌强口噤項背反張驚搐惕搦涎唾稠粘胸腹滿塞或便溺閉結或時汗出脉洪數而弦然出汗者由風熱甚於裏而表邪已罷腠理疏泄心火内盛故汗出也法宜除風散結以寒藥下之後用退風熱開鬱滯

之寒藥調之熱熱退結散則風自愈矣○凡治此者亦宜用按摩導引之法及以藥斡開牙關勿令口噤使粥藥得下也

一婦人臂癰將愈患破傷風發熱搐搦脈浮數予以當歸地黄湯治之彼不信乃服發散敗毒藥果甚始信而服之數劑而痊○一男子背瘡未斂以膏藥剪孔貼之患破傷風證而殁此先失於内補外邪襲其虚耳余見此證貼膏藥剪孔欲其通氣而反患破傷風搽斂藥生肌欲其收口而反助餘毒以致殁者多矣可不愼哉 薛按

破傷風通用方

蒴藋酒 外二五六　防風湯 外二五六

蜈蚣散 外二六四　大芎黄湯 外二六一

羌活湯 外二五九　白术防風湯 外二五八

玉眞散 外二六二　敷藥 外二五五

養血當歸地黃湯 外二六三

類破傷風 七十七

立齋曰大凡瘡瘍潰後筋糜肉爛膿血大泄陽隨陰散或筋脉拘急惡寒惕搦甚者舌强口噤項背反張痰涎壅盛便閉汗出不時發熱此氣血俱虛而變見若此雖與破傷風相類而主治之法但當大補血氣若果有風證亦須以大補氣血爲主而兼以治風之藥設若不審是非而妄藥之則誤矣

司徒邊華泉肩患瘡而發熱目直或瞤脉類中風日晡熱甚脉益數此足三陰氣血虧損虛火妄動也用參芪歸术炙甘草加酒炒黑黃柏五味麥冬肉桂四劑而愈又數劑而斂○一儒者患腿瘡深蓄於内肉色不變久不穿潰針出膿瘀五碗許惡證騈臻全類中風此脾胃虛而變證也用六君子湯加當歸炮薑及聖愈湯各四劑而安又勞心不寐用歸脾湯而

愈 薛按

班疹丹毒 七十八

班疹一證雖已有正門詳載然彼以小兒麻瘄爲言其有非麻瘄而無論大人小兒忽患班疹小瘡者此雖與彼相類而實有小異也是亦不可不辨而治之蓋多由風熱外感之證耳治此之法脉浮而身熱者表證者惟散風邪爲主脉浮而數者袪風兼清熱脉沉滑而無表證者清火爲主脉浮沉俱滑數而表裏兼見者宜表裏雙解之然惟小兒多有此證須察其表裏虛實斟酌而治之可也總之小兒脆弱宜安裏之藥多攻發之藥少秘則微泄之結則微導之但令邪氣不壅而散之易則證輕而兒自安矣大抵身温煖者順身涼者逆

王海藏曰前人云首尾俱不可下者何也曰首不可下者爲班未見於表下則邪氣不得伸越此脉證有表而無裏故禁首

不可下也尾不可下者為斑毒已顯於外內無根帶大便不秘本無一切裏證下之則斑氣陷逆故禁尾不可下也

潔古曰斑疹之病其為證各異發焮腫於外者屬少陽三焦相火也謂之斑小紅靨行皮膚之中不出者屬少陰君火也謂之疹凡見斑證若自吐瀉者多吉慎勿亂治謂邪氣上下俱出也若斑疹並出者其邪必甚小兒難勝是以多生別證也然首尾皆不可下

立齋曰凡小兒丹毒遍身俱赤不從砭治以致毒氣入腹則不救蓋此證乃惡毒熱血蘊蓄於命門遇君火而合起也如霞片者須砭去惡血為善如腫起赤色遊走不定者宜先以生麻油塗患處砭之以洩其毒凡從四肢起入腹者不治雖云丹有數種治有數法無如砭之為善常見患稍重者不用砭法俱不救

一婦人患斑作痒脉浮以消風散四劑而愈○一婦人患斑作痒脉浮數以人參敗毒散二劑少愈更以消風散四劑而安○一男子患斑色赤紫焮痛發熱喜冷脉沉實以防風通聖散一劑頓退又以荆防敗毒散加芩連四劑而愈○一老人患疹色微赤作痒發熱以人參敗毒散二劑少愈以補中益氣湯加黄芩山梔而愈○一小兒患疹發熱作痛煩渴欲以清凉飲下之診其脉不實舉指不數此邪在經絡也不可下遂以解毒防風湯二劑而愈此證小兒多患之須詳審在表在裏及邪之微甚而治之○一兒作痒發熱以犀角散一劑作吐瀉此邪氣上下俱出也毒必自解少頃吐瀉俱止其疹果消吐瀉後脉見七至此小兒和平之脉也邪已盡矣不須治果愈　俱薛按

一男子患丹毒焮痛便秘脉數而實服防風通聖散不應令砭

患處去惡血仍用前藥而愈○一小兒腿患丹如霞遊走不定先以麻油塗患處砭出惡血毒即漸散更以神功托裏散一劑而安○一小兒患丹毒外勢雖輕內則大便不利此患在臟也服大連翹飲敷神功散而瘥○一小兒遍身皆赤砭之投解毒藥而愈○嘗治小兒丹毒便秘或煩躁者服五福化毒丹亦效　俱薛按

一白虎丹方治在外科方二九二

瘤贅　七十九

立齋曰內經云肝主筋而藏血心裹血而主脈脾統血而主肉肺司腠理而主氣腎統骨而主水○若怒動肝火血涸而筋攣者自筋腫起按之如筋久而或有赤縷名曰筋瘤若勞役火動陰血沸騰外邪所搏而為腫者自肌肉腫起久而有赤縷或皮俱赤者名曰血瘤若鬱結傷脾肌肉消薄外邪所搏

而爲瘤者自肌肉腫起按之實軟名曰肉瘤若勞傷肺氣腠理不密外邪所搏而壅腫者自皮膚腫起按之浮軟名曰氣瘤若勞傷腎水不能榮骨而爲腫者自骨腫起按之堅硬名曰骨瘤夫瘤者留也隨氣凝滯皆因臟腑受傷氣血乖違當求其屬而治其本○大凡屬肝膽二經結核宜八珍加山梔膽草以養氣血清肝火六味丸以養肺金生腎水○若屬肝火血燥須生血涼血用四物二地丹皮酒炒黑膽草山梔○若中氣虛者補中益氣湯兼服之○若治失其法脾胃虧損營氣虛弱不能濡於患處或寒氣凝於瘡口營氣不能滋養於患處以致久不生肌而成漏者悉宜調補脾氣則氣血壯而肌肉自生矣若不慎飲食起居及七情六淫或用寒涼蝕藥蛛絲纏芫花線等法以治其外則誤矣

按瘤贅一證如前薛論已盡其略然此于瘤之外又惟粉瘤爲

最多蓋此以腠理津沫偶有所滯聚而不散則漸以成瘤是亦粉刺之屬但有淺深耳深者在筋骨則漸大成瘤也余嘗聞之先輩曰瘤贅既大最畏其破非成膿者必不可開開則牽連諸經漏泄血氣最難收拾無一可活及詳考薛按所載數人凡其潰破者皆至不治誠信然也不可不知○玆紀予於三旬之外忽於臀下肛門前骨際皮裡生一小粒初如菉豆許不以爲意及半年而如黄豆矣又一年而如皂子復如栗矣此時乘馬坐椅皆有所礙而漸至痛矣然料此非敷藥可散又非煎藥可及使其日漸長大則如升如斗懸掛腰股間行動不便豈不竟成廢物乎抱憂殊甚謀之識者皆言不可割刺恐爲禍不小予熟籌數月莫敢妄動然竊計此時乘小不取則日後愈大愈難矣將奈之何嘗見人臂股間受箭傷者未必即死此之利害不過如是遂決意去之一日飲酒

微釅藥醋以柳葉針刺之所出者皆如豆腐白皮之屬蓋即粉瘤也刺後頓消予甚快然及兩日後則腫如熱癰予以會通膏貼三日膿潰而愈予又快然不兩日又腫起更熱更大予則大懼大悔謂前瘤發爲不可刺也然而無奈復以會通膏貼之又三日而大潰則潰出一囊如魚脬者然後收口全愈今愈後數十年此間仍有一小贅誠險證也向非予之勇決則此後不知作何狀使開之再遲則竟有不可收拾矣是以瘤不早治則不知所終此亦可爲治瘤者之鑑新按

一刺灸法治一人於眼皮下忽生一小瘤初如米粒漸大如豆其人疑畏求治於外科彼用攢針三四枚翻轉眼皮刺其內膜少少出血如此二三次其瘤日縮竟得盡消○又一人於手臂上生一瘤漸大如龍眼其人用小艾於瘤上灸七壯竟爾漸消不長亦善法也或用隔蒜灸之亦無不可○一凡於

不便處有生此物者當以此一法兩宜用之大都筋病宜灸血病宜刺或有以蓖蔴子南星樸硝之類敷而治者亦可暫消若欲拔根無如前法

一蛛絲纏法可治瘤贅未甚大者其法最妙予嘗見一人於腹上生一瘤其大如胡桃一治者取蛛絲撚成粗線纏扎其根數日其絲漸緊瘤根漸細屢易屢細不十日竟爾脫落誠奇法也可見諸線日鬆惟蛛絲日緊物理之妙有當格致者如此然亦纏治宜早若形勢既大恐不宜也

薛氏按曰一男子在腿外側近臀膊一塊上有赤縷三年矣飲食起居如常偶觸破湧出膿血發熱惡寒此膽經受證故發於腿外側診其脉左尺洪數左關弦洪此腎水不能生肝木用補中益氣湯六味地黃丸而痊○一男子小腹患之膿水淋漓此足三陰之證用補中益氣加麥門五味以培脾土用六

味地黃丸以生腎水更用蘆薈丸以清肝火而歛〇一老緇君腨患之三年其狀如紫桃下墜蓋目按之如水囊此肝脾之證膿瘀內潰而然耳遂刺出血膿目飾開以炒黑膽草山梔芎歸芍藥柴胡白朮茯苓等藥而愈

疣八十

立齋曰疣屬肝膽經風熱血燥或怒動肝火或肝客淫氣所致蓋肝熱水涸腎氣不榮故精亡而筋攣也宜以地黃丸滋腎水以生肝血爲善若用蛛絲纏螳螂蝕著艾灸必致多誤大抵此證與血燥結核相同故外用腐蝕等法內服燥血消毒則精血愈虛肝筋受傷瘡口翻突開張卒成敗證

府庠朱宏仁年二十右手背近中指患五疣中一大者如黃豆餘皆如聚黍拔之如絲長三四寸許此血燥筋縮也用清肝益榮湯五十餘劑而愈〇府庠沈姬文幼嚙指甲及長不能

自禁余曰此肝火血燥也又頸側常生小疣子屢散屢發又臂生一塊如綠豆大若觸碎則如斷束縷扯之則長縱之則縮後兩鬢發白點求治余曰子素肝病此部亦屬肝膽經也夫爪爲筋之餘膽行人身之側正與嚙爪生疣等證相應須滋補腎水以生肝膽則諸病自愈矣乃與六味地黄丸服之二年白點自退疣亦不生〇一男子小腹中一塊不時攻痛或用行氣化痰等藥不應猶以爲血鱉服行氣逐血之劑後手背結一疣子漸長寸許形如鱉狀肢體間如豆大者甚多彼疑鱉生子今發於外亦用行血虛證悉至左尺洪數關脉洪數而弦余以爲腎水不能生肝木以致肝火血燥而筋攣用六味地黄丸生腎水滋肝血三月餘諸證悉愈〇一婦人左手背並次指患五六枚如熟椹内熱晡熱月經素不及期余曰此因肝脾血虛而有熱也當調補二經使陰血生而諸

漸自愈不信乃用艾灸手即腫脹發熱手指皆攣兩脇項及胸乳間皆患瘡經行無期余用加味逍遙散少加炒黑黄連數劑漸愈乃去黄連更佐以歸脾湯各患漸愈又百餘劑經行如期再用地黄丸三料而痊 俱薛按

論列方 外科下

四物湯 補八
一陰煎 新補八
八正散 寒百十五
五苓散 和一八二
三氣飲 新熱十七
四七湯 和九七
六味丸 補一二一
二神丸 熱一五一
八珍湯 補十九
四順散 外一五四
五積散 散三九
四生散 外一八七
十宣散 痘十四
五寶丹 外一百五
四神丸 熱一五二
八味丸 補一二二

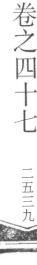

景岳全書　卷之四十七　目録

景岳全書四十七卷終

校注

①痛：据文义，疑作『不痛』。
②徹：撤除，撤去。
③炥（fú）：热气。
④場屋不利：指考试不第。
⑤唫：『吟』的异体字。
⑥□：藜照楼本此处模糊，四库本作『补』，可从。